全国高职高专院校药学类与食品药品类专业"十三五"规划教材

U0272758

中 药 学

第 3 版

（供中药学专业用）

主　编　陈信云　黄丽平
副主编　崔立勋　秦建设
编　者　（以姓氏笔画为序）

白　华（亳州职业技术学院）　　　　吕建军（山西药科职业学院）

刘喜华（广西卫生职业技术学院）　　杨春梅（福建生物工程职业技术学院）

张永豪（黔东南民族职业技术学院）　陈信云（福建生物工程职业技术学院）

郑慧芝（湖南食品药品职业学院）　　秦建设（重庆三峡医药高等专科学校）

黄丽平（安徽中医药高等专科学校）　崔立勋（黑龙江生物科技职业学院）

中国健康传媒集团
中国医药科技出版社

内 容 提 要

　　本书是全国高职高专院校药学类与食品药品类专业"十三五"规划教材之一，是依照教育部教育发展规划纲要等相关文件要求，根据《中药学》教学大纲的基本要求和课程特点编写而成。本书分总论、各论两部分。总论为第一章至第九章，内容上涵盖了中药基本理论中的中药的起源和发展、中药的产地与采集、中药的炮制、中药的应用、中药的性能、中药的配伍、用药禁忌、中药的用法和用药剂量等知识。各论是本书的主体，为第十章至第三十章，共收载常用中药465味，其中要求掌握131味，熟悉98味，了解76味，自学117味，附药43味。每章都有重点小结、目标检测，在重点小结中不仅对功用相似药物加以比较，而且还对本章进行了要点归纳总结，对117味自学药物以列表的形式作了简要的介绍。

　　本书供中药学专业及其相关专业高职层次教学使用，也可作为医药行业培训和自学用书。

图书在版编目（CIP）数据

　　中药学/陈信云，黄丽平主编 . —3 版 . —北京：中国医药科技出版社，2017.1
　全国高职高专院校药学类与食品药品类专业"十三五"规划教材
　ISBN 978-7-5067-8757-4

　Ⅰ.①中…　Ⅱ.①陈…②黄…　Ⅲ.①中药学-高等职业教育-教材　Ⅳ.①R28

　中国版本图书馆 CIP 数据核字（2016）第 294780 号

美术编辑　陈君杞
版式设计　锋尚设计

出版　**中国健康传媒集团**｜**中国医药科技出版社**
地址　北京市海淀区文慧园北路甲 22 号
邮编　100082
电话　发行：010-62227427　邮购：010-62236938
网址　www.cmstp.com
规格　787×1092mm $\frac{1}{16}$
印张　19½
字数　456 千字
初版　2008 年 1 月第 1 版
版次　2017 年 1 月第 3 版
印次　2021 年 1 月第 6 次印刷
印刷　北京市密东印刷有限公司
经销　全国各地新华书店
书号　ISBN 978-7-5067-8757-4
定价　**45.00 元**

获取新书信息、投稿、为图书纠错，请扫码联系我们。

全国高职高专院校药学类与食品药品类专业
"十三五"规划教材

出 版 说 明

全国高职高专院校药学类与食品药品类专业"十三五"规划教材（第三轮规划教材），是在教育部、国家食品药品监督管理总局领导下，在全国食品药品职业教育教学指导委员会和全国卫生职业教育教学指导委员会专家的指导下，在全国高职高专院校药学类与食品药品类专业"十三五"规划教材建设指导委员会的支持下，中国医药科技出版社在2013年修订出版"全国医药高等职业教育药学类规划教材"（第二轮规划教材）（共40门教材，其中24门为教育部"十二五"国家规划教材）的基础上，根据高等职业教育教改新精神和《普通高等学校高等职业教育（专科）专业目录（2015年）》（以下简称《专业目录（2015年）》）的新要求，于2016年4月组织全国70余所高职高专院校及相关单位和企业1000余名教学与实践经验丰富的专家、教师悉心编撰而成。

本套教材共计57种，均配套"医药大学堂"在线学习平台。主要供全国高职高专院校药学类、药品制造类、食品药品管理类、食品类有关专业［即：药学专业、中药学专业、中药生产与加工专业、制药设备应用技术专业、药品生产技术专业（药物制剂、生物药物生产技术、化学药生产技术、中药生产技术方向）、药品质量与安全专业（药品质量检测、食品药品监督管理方向）、药品经营与管理专业（药品营销方向）、药品服务与管理专业（药品管理方向）、食品质量与安全专业、食品检测技术专业］及其相关专业师生教学使用，也可供医药卫生行业从业人员继续教育和培训使用。

本套教材定位清晰，特点鲜明，主要体现在如下几个方面。

1.坚持职教改革精神，科学规划准确定位

编写教材，坚持现代职教改革方向，体现高职教育特色，根据新《专业目录》要求，以培养目标为依据，以岗位需求为导向，以学生就业创业能力培养为核心，以培养满足岗位需求、教学需求和社会需求的高素质技能型人才为根本。并做到衔接中职相应专业、接续本科相关专业。科学规划、准确定位教材。

2.体现行业准入要求，注重学生持续发展

紧密结合《中国药典》（2015年版）、国家执业药师资格考试、GSP（2016年）、《中华人民共和国职业分类大典》（2015年）等标准要求，按照行业用人要求，以职业资格准入为指导，做到教考、课证融合。同时注重职业素质教育和培养可持续发展能力，满足培养应用型、复合型、技能型人才的要求，为学生持续发展奠定扎实基础。

3.遵循教材编写规律，强化实践技能训练

遵循"三基、五性、三特定"的教材编写规律。准确把握教材理论知识的深浅度，做到理论知识"必需、够用"为度；坚持与时俱进，重视吸收新知识、新技术、新方法；注重实践技能训练，将实验实训类内容与主干教材贯穿一起。

4.注重教材科学架构，有机衔接前后内容

科学设计教材内容，既体现专业课程的培养目标与任务要求，又符合教学规律、循序渐进。使相关教材之间有机衔接，坚持上游课程教材为下游服务，专业课教材内容与学生就业岗位的知识和能力要求相对接。

5.工学结合产教对接，优化编者组建团队

专业技能课教材，吸纳具有丰富实践经验的医疗、食品药品监管与质量检测单位及食品药品生产与经营企业人员参与编写，保证教材内容与岗位实际密切衔接。

6.创新教材编写形式，设计模块便教易学

在保持教材主体内容基础上，设计了"案例导入""案例讨论""课堂互动""拓展阅读""岗位对接"等编写模块。通过"案例导入"或"案例讨论"模块，列举在专业岗位或现实生活中常见的问题，引导学生讨论与思考，提升教材的可读性，提高学生的学习兴趣和联系实际的能力。

7.纸质数字教材同步，多媒融合增值服务

在纸质教材建设的同时，还搭建了与纸质教材配套的"医药大学堂"在线学习平台（如电子教材、课程PPT、试题、视频、动画等），使教材内容更加生动化、形象化。纸质教材与数字教材融合，提供师生多种形式的教学资源共享，以满足教学的需要。

8.教材大纲配套开发，方便教师开展教学

依据教改精神和行业要求，在科学、准确定位各门课程之后，研究起草了各门课程的《教学大纲》（《课程标准》），并以此为依据编写相应教材，使教材与《教学大纲》相配套。同时，有利于教师参考《教学大纲》开展教学。

编写出版本套高质量教材，得到了全国食品药品职业教育教学指导委员会和全国卫生职业教育教学指导委员会有关专家和全国各有关院校领导与编者的大力支持，在此一并表示衷心感谢。出版发行本套教材，希望受到广大师生欢迎，并在教学中积极使用本套教材和提出宝贵意见，以便修订完善，共同打造精品教材，为促进我国高职高专院校药学类与食品药品类相关专业教育教学改革和人才培养作出积极贡献。

中国医药科技出版社

2016年11月

教材目录

序号	书　名	主　编	适用专业
1	高等数学（第 2 版）	方媛璐　孙永霞	药学类、药品制造类、食品药品管理类、食品类专业
2	医药数理统计*（第 3 版）	高祖新　刘更新	药学类、药品制造类、食品药品管理类、食品类专业
3	计算机基础（第 2 版）	叶　青　刘中军	药学类、药品制造类、食品药品管理类、食品类专业
4	文献检索	章新友	药学类、药品制造类、食品药品管理类、食品类专业
5	医药英语（第 2 版）	崔成红　李正亚	药学类、药品制造类、食品药品管理类、食品类专业
6	公共关系实务	李朝霞　李占文	药学类、药品制造类、食品药品管理类、食品类专业
7	医药应用文写作（第 2 版）	廖楚珍　梁建青	药学类、药品制造类、食品药品管理类、食品类专业
8	大学生就业创业指导	贾　强　包有或	药学类、药品制造类、食品药品管理类、食品类专业
9	大学生心理健康	徐贤淑	药学类、药品制造类、食品药品管理类、食品类专业
10	人体解剖生理学*（第 3 版）	唐晓伟　唐省三	药学类、药品制造类、食品药品管理类、食品类专业
11	无机化学（第 3 版）	蔡自由　叶国华	药学类、药品制造类、食品药品管理类、食品类专业
12	有机化学（第 3 版）	张雪昀　宋海南	药学类、药品制造类、食品药品管理类、食品类专业
13	分析化学*（第 3 版）	冉启文　黄月君	药学类、药品制造类、食品药品管理类、食品类专业
14	生物化学*（第 3 版）	毕见州　何文胜	药学类、药品制造类、食品药品管理类、食品类专业
15	药用微生物学基础（第 3 版）	陈明琪	药品制造类、药学类、食品药品管理类专业
16	病原生物与免疫学	甘晓玲　刘文辉	药学类、食品药品管理类专业
17	天然药物学	祖炬雄　李本俊	药学、药品经营与管理、药品服务与管理、药品生产技术专业
18	药学服务实务	陈地龙　张　庆	药学类及药品经营与管理、药品服务与管理专业
19	天然药物化学（第 3 版）	张雷红　杨　红	药学类及药品生产技术、药品质量与安全专业
20	药物化学*（第 3 版）	刘文娟　李群力	药学类、药品制造类专业
21	药理学*（第 3 版）	张　虹　秦红兵	药学类，食品药品管理类及药品服务与管理、药品质量与安全专业
22	临床药物治疗学	方士英　赵　文	药学类及药品经营与管理、药品服务与管理专业
23	药剂学	朱照静　张荷兰	药学、药品生产技术、药品质量与安全、药品经营与管理专业
24	仪器分析技术*（第 2 版）	毛金银　杜学勤	药品质量与管理、药品生产技术、食品检测技术专业
25	药物分析*（第 3 版）	欧阳卉　唐　倩	药学、药品质量与安全、药品生产技术专业
26	药品储存与养护技术（第 3 版）	秦泽平　张万隆	药学类与食品药品管理类专业
27	GMP 实务教程*（第 3 版）	何思煌　罗文华	药品制造类、生物技术类和食品药品管理类专业
28	GSP 实用教程（第 2 版）	丛淑芹　丁　静	药学类及药品经营与管理、药品服务与管理专业

序号	书　名	主　编	适用专业
29	药事管理与法规 *（第 3 版）	沈　力　吴美香	药学类、药品制造类、食品药品管理类专业
30	实用药物学基础	邱利芝　邓庆华	药品生产技术专业
31	药物制剂技术 *（第 3 版）	胡　英　王晓娟	药品生产技术专业
32	药物检测技术	王文洁　张亚红	药品生产技术专业
33	药物制剂辅料与包装材料	关志宇	药学、药品生产技术专业
34	药物制剂设备（第 2 版）	杨宗发　董天梅	药学、中药学、药品生产技术专业
35	化工制图技术	朱金艳	药学、中药学、药品生产技术专业
36	实用发酵工程技术	臧学丽　胡莉娟	药品生产技术、药品生物技术、药学专业
37	生物制药工艺技术	陈梁军	药品生产技术专业
38	生物药物检测技术	杨元娟	药品生产技术、药品生物技术专业
39	医药市场营销实务 *（第 3 版）	甘湘宁　周凤莲	药学类及药品经营与管理、药品服务与管理专业
40	实用医药商务礼仪（第 3 版）	张　丽　位汶军	药学类及药品经营与管理、药品服务与管理专业
41	药店经营与管理（第 2 版）	梁春贤　俞双燕	药学类及药品经营与管理、药品服务与管理专业
42	医药伦理学	周鸿艳　郝军燕	药学类、药品制造类、食品药品管理类、食品类专业
43	医药商品学 *（第 2 版）	王雁群	药品经营与管理、药学专业
44	制药过程原理与设备 *（第 2 版）	姜爱霞　吴建明	药品生产技术、制药设备应用技术、药品质量与安全、药学专业
45	中医学基础（第 2 版）	周少林　宋诚挚	中药学专业
46	中药学（第 3 版）	陈信云　黄丽平	中药学专业
47	实用方剂与中成药	赵宝林　陆鸿奎	药学、中药学、药品经营与管理、药品质量与安全、药品生产技术
48	中药调剂技术 *（第 2 版）	黄欣碧　傅　红	中药学、药品生产技术及药品服务与管理专业
49	中药药剂学（第 2 版）	易东阳　刘　葵	中药学、药品生产技术、中药生产与加工专业
50	中药制剂检测技术 *（第 2 版）	卓　菊　宋金玉	药品制造类、药学类
51	中药鉴定技术 *（第 3 版）	姚荣林　刘耀武	中药学专业
52	中药炮制技术（第 3 版）	陈秀瑗　吕桂凤	中药学、药品生产技术专业
53	中药药膳技术	梁　军　许慧艳	中药学专业
54	化学基础与分析技术	林　珍　潘志斌	食品药品类专业用
55	食品化学	马丽杰	食品营养与卫生、食品质量与安全、食品检测技术专业
56	公共营养学	周建军　詹　杰	食品与营养相关专业用
57	食品理化分析技术	胡雪琴	食品质量与安全、食品检测技术专业

* 为"十二五"职业教育国家规划教材。

全国高职高专院校药学类与食品药品类专业"十三五"规划教材

建设指导委员会

主 任 委 员　姚文兵（中国药科大学）

常务副主任委员　（以姓氏笔画为序）

王利华（天津生物工程职业技术学院）

王潮临（广西卫生职业技术学院）

龙敏南（福建生物工程职业技术学院）

冯连贵（重庆医药高等专科学校）

乔学斌（江苏医药职业学院）

刘更新（廊坊卫生职业学院）

刘柏炎（益阳医学高等专科学校）

李爱玲（山东药品食品职业学院）

吴少祯（中国健康传媒集团）

张立祥（山东中医药高等专科学校）

张彦文（天津医学高等专科学校）

张震云（山西药科职业学院）

陈地龙（重庆三峡医药高等专科学校）

郑彦云（广东食品药品职业学院）

柴锡庆（河北化工医药职业技术学院）

喻友军（长沙卫生职业学院）

副 主 任 委 员　（以姓氏笔画为序）

马　波（安徽中医药高等专科学校）

王润霞（安徽医学高等专科学校）

方士英（皖西卫生职业学院）

甘湘宁（湖南食品药品职业学院）

朱照静（重庆医药高等专科学校）

刘　伟（长春医学高等专科学校）

刘晓松（天津生物工程职业技术学院）

许莉勇（浙江医药高等专科学校）

李榆梅（天津生物工程职业技术学院）

张雪昀（湖南食品药品职业学院）

陈国忠（江苏医药职业学院）

罗晓清（苏州卫生职业技术学院）

周建军（重庆三峡医药高等专科学校）

昝雪峰（楚雄医药高等专科学校）

袁　龙（江苏省徐州医药高等职业学校）

贾　强（山东药品食品职业学院）

郭积燕（北京卫生职业学院）

曹庆旭（黔东南民族职业技术学院）

葛　虹（广东食品药品职业学院）

谭　工（重庆三峡医药高等专科学校）

潘树枫（辽宁医药职业学院）

委　　员　（以姓氏笔画为序）

王　宁（江苏医药职业学院）

王广珠（山东药品食品职业学院）

王仙芝（山西药科职业学院）

王海东（马应龙药业集团研究院）

韦　超（广西卫生职业技术学院）

向　敏（苏州卫生职业技术学院）

邬瑞斌（中国药科大学）

刘书华（黔东南民族职业技术学院）

许建新（曲靖医学高等专科学校）

孙　莹（长春医学高等专科学校）

李群力（金华职业技术学院）

杨　鑫（长春医学高等专科学校）

杨元娟（重庆医药高等专科学校）

杨先振（楚雄医药高等专科学校）

肖　兰（长沙卫生职业学院）

吴　勇（黔东南民族职业技术学院）

吴海侠（广东食品药品职业学院）

邹隆琼（重庆三峡云海药业股份有限公司）

沈　力（重庆三峡医药高等专科学校）

宋海南（安徽医学高等专科学校）

张　海（四川联成迅康医药股份有限公司）

张　建（天津生物工程职业技术学院）

张春强（长沙卫生职业学院）

张炳盛（山东中医药高等专科学校）

张健泓（广东食品药品职业学院）

范继业（河北化工医药职业技术学院）

明广奇（中国药科大学高等职业技术学院）

罗兴洪（先声药业集团政策事务部）

罗跃娥（天津医学高等专科学校）

郝晶晶（北京卫生职业学院）

贾　平（益阳医学高等专科学校）

徐宣富（江苏恒瑞医药股份有限公司）

黄丽平（安徽中医药高等专科学校）

黄家利（中国药科大学高等职业技术学院）

崔山风（浙江医药高等专科学校）

潘志斌（福建生物工程职业技术学院）

　　本书是全国高职高专院校药学类与食品药品类专业"十三五"规划教材之一。根据教育部教育发展规划纲要等相关文件要求和《中药学》教学大纲的基本要求，并考虑了本课程特点、社会实际需求与发展方向修订编写而成。读者定位是高中起点的三年制高职生和初中起点的五年制高职生，教学目的是使学生掌握中药职业岗位必备的中药基本知识、问病荐药知识和辨证治疗技能，并通过实训与自学实现本课程的知识目标与能力目标。

　　全书分总论、各论两部分。总论分为九章，较系统地介绍了中药的起源与发展、中药的产地和采集、中药的炮制、中药的应用、中药的性能、中药的配伍和用药禁忌及中药的用法和用药剂量等基本理论知识。各论是本书的主体，为第十章至第三十章，共收载常用中药465味，其中要求掌握131味，熟悉98味，了解76味，自学117味（以列表形式），附药43味。每章均有案例导入，开头以简要文字说明学习本章药物的知识要求和技能要求，并按含义、性能特点、分类、适应证、配伍应用、使用注意逐项叙述。然后将药物功效分为若干节，对具体药物的来源、处方用名、性味归经、功效应用、性能特点、用量用法、使用注意、现代研究、拓展阅读等项进行逐项阐述。每章都有目标检测、思考题和重点小结，在小结中不但对功用相似的药物加以比较，而且对本章还进行了要点归纳总结，对117味自学药物以列表的形式作了简要的介绍，以满足部分学生的知识需求，相应地提高学生的自学能力。

　　本书由来自全国10余所高职院校一线教师编写而成：总论部分由陈信云负责编写，黄丽平负责编写驱虫药与止血药，崔立勋负责编写解表药与补益药，秦建设负责编写祛风湿药与化痰止咳平喘药，张永豪负责编写清热药与活血化瘀药，吕建军负责编写平肝息风药与开窍药，刘喜华负责编写温里药与理气药，郑慧芝负责编写消食药与安神药，杨春梅负责编写泻下药，白华负责编写化湿药、利水渗湿药、收涩药、涌吐药、解毒杀虫燥湿止痒药和拔毒化腐生肌药。

　　本教材供全国高职高专院校中药学及其相关专业教学使用，也可供医药行业从业人员继续教育和培训使用。

　　在编写本书过程中，得到了福建生物工程职业技术学院、安徽中医药高等专科学校、广西卫生职业技术学院、黑龙江生物科技职业学院等多所院校领导和编委老师的大力支持和热情帮助。他们为本书的编写做了大量的工作，并提出了宝贵意见。在此一并表示感谢！

　　由于编者水平所限，书中如有不妥之处，衷心恳请专家、学者以及广大读者提出宝贵意见，以便再次修订时一并改正。

编　者
2016 年 11 月

总 论

总　论

第一章

中药的起源和中药学的发展

学习目标

知识要求　1. **掌握**　中药、中药学的概念。
　　　　　2. **熟悉**　各时期主要著作的成书年代、作者、载药数及主要贡献。
　　　　　3. **了解**　中药的起源和中药学的发展，以及现代中药学的成就。

中药是指在中医药理论指导下认识和应用的药物，也是人们对我国传统药物的总称。中药的认识和使用是以中医药理论为基础，具有独特的理论体系和应用形式，充分反映了我国历史、哲学、文化、自然资源等方面的若干特点。由于其来源以植物类药材居多，使用也最普遍，所以古往今来也习惯将其称为"本草"。历代本草类的典籍和文献资料十分丰富，且很多都较完整地保存和流传下来了，成为中华民族优秀文化宝库中的一个重要内容。及至近代，随着西方医药学在我国传播，本草学逐渐改称为"中药学"。

中药学是专门研究中药基本理论和各种中药的来源、采制、性能、功效、临床应用等知识的一门学科，是祖国医药学的一个重要组成部分，也是中医药各从业人员必备的专业知识。

第一节　中药的起源

人类对药物的认识，最初是与觅食活动紧密相连的，在原始时代，我们的祖先通过采食植物和狩猎，逐渐了解这些植物和动物，有的可以充饥果腹，有的可以减缓病痛，有的则引起中毒，甚至造成死亡。因而使人们懂得在觅食时要有所辨别和选择，逐渐认识到对某些自然产物的药效和毒性。我国古籍中记述的"神农尝百草一日而遇七十毒"的传说，生动地反映了人们认识药物的艰难过程。古人经过无数次有意识的试验、观察，逐步形成了最初的药学知识。

据医史学家的研究，原始社会人类用以充饥的食物大多是植物类，因此最先发现的药物也是植物药。随着生产力的发展，农耕、动物驯养、渔猎生产的进步，人们对药物和食物的认识不断提高，随之对植物药和动物药的认识也逐渐深化。原始社会晚期，随着采石、开矿和冶炼的兴起，又相继发现了矿物药。在这一时期，人们从野果与谷物自然发酵的启示中，逐步掌握了酒的酿造技术。至殷商时期，酿酒业已十分兴盛；而酒具有温通血脉、行药势、可作为溶媒等多方面的作用，故古人将酒誉为"百药之长"。

随着文字的出现，药物知识也有了文字记载。文物考古表明，在数千年的钟鼎文中，已有"药"字。《说文解字》将其训释为："治病草，从草，乐声"。明确指出了"药"即治病之物，并以"草"（植物）类居多的客观事实。西周时期宫廷已设有"医师"一职，"掌医之政令，聚毒药以供医事"。《诗经》中记载的植物和动物共300多种，其中不少是后世本草著作中收载的药物。《山海经》是一部包含古代地理学、方物志等内容的著作，其中载有120余种药物，并记述了它们的医疗用途。《万物》是1977年安徽阜阳出土汉简的一部分，其编撰年代约在春秋战国时期，所载药物70余种，各药所治疾病的记载较《山海经》更为进步，并有复方治疗的记载。有的学者认为，这是迄今发现最早的药物专编或本草古籍。20世纪70年代初出土的帛书《五十二病方》载方药约300个，涉及药物247种，对炮制、制剂、用法、禁忌等均有记述，说明中药的复方应用具有十分悠久的历史。

第二节　中药学的发展

一、秦汉时期

秦汉之际，药学已初具规模。西汉时期已有药学专著出现，如《史记·扁鹊仓公列传》载名医公孙阳庆曾传其弟子淳于意《药论》一书。从《汉书》中的有关记载可知，西汉晚期不仅已用"本草"一词指称药物学及药学专著，而且拥有一批通晓本草的学者。

通过境内外的交流，西域的红花、大蒜、胡麻，越南的薏苡仁等相继传入中国；边远地区的麝香、羚羊角、琥珀、龙眼等药源源不断地进入内地，都在不同程度上促进了本草学的发展。

现存最早的药学专著《神农本草经》（简称《本经》）就是此期的代表作。该书虽托"神农"之名，并非出于一时一人之手，而是古代劳动人民长期用药经验和集体智慧的结晶，其成书的具体年代虽尚有争议，但最后成书不晚于公元二世纪。《本经》共载药365种，原书早佚，目前的各种版本，均系明清以来学者考订、整理、辑复而成。它的主要贡献包括：①系统地总结了汉以前的药学成就，对后世本草学的发展具有十分深远的影响，成为我国医学经典著作之一。②初步奠定了中药理论的基础——其"序例"部分，言简意赅地总结了药物的四气五味、有毒无毒、配伍法度、服药方法、剂型选择等基本原则。③按药物有毒无毒、养身延年与祛邪治病的不同，分为上、中、下三品，即后世所称的"三品分类法"。每药之下，依次介绍正名、性味、主治功用、生长环境，部分药物之后还有别名、产地等内容。所记各药功用大多朴实有验，历用不衰，如黄连治痢，阿胶止血，人参补虚，乌头止痛，半夏止呕，茵陈退黄……《本经》为研究秦汉以至战国时期医药的情况，留下了宝贵的资料，对后世本草学的发展具有十分深远的影响，故被尊为"药学经典之著"。

二、魏晋南北朝时期

由于战乱，"文籍焚糜，千不遗一"，后人对这一时期本草学的了解还很不全面。但是，此间留下的本草书目仍有近百种之多。重要的本草著作，除《吴普本草》、《李当之药录》《名医别录》（以下简称《别录》）、《徐之才药对》外，首推梁·陶弘景所辑《本草经集注》，该书完成于公元500年左右。

《本草经集注》的主要贡献有：①对《本经》进行了整理和纠错。②首创了按药物分为玉石、草木、虫兽、果、菜、米食及有名未用七类，各类中又结合三品分类安排药物顺序。③反映了魏晋南北朝时期的主要药学成就。本书"序例"部分,首先回顾本草学的发展概况;接着对《本经》序例条文逐一加以注释、发挥,具有较高的学术水平。针对当时药材伪劣品较多的状况,补充了大量采收、鉴别、炮制、制剂及合理配方取量方面的理论和操作原则,还增列了"诸病通用药""解百毒及金石等毒例""服药食忌例"等,大大丰富了药学总论的内容。各论部分,首创按药物自然属性分类的方法,将所载730种药物,为便于保存文献资料原貌,陶氏采用朱写《本经》文,墨写《别录》文,小字作注的方式,对于药性,又以朱点为热,墨点为冷,无点为平。这在全凭手抄药书的时代,不失为一种事半功倍的方法。本书较全面地搜集、整理了古代药物学的各种知识,反映了魏晋南北朝时期的主要药学成就,并且标志着综合本草模式的初步确立。

南北朝时期雷敩著《雷公炮炙论》,叙述药物通过适宜的炮制,可以提高药效,减轻毒性或烈性,收录了300种药物的炮制方法。该书是我国第一部炮制学专著。

三、隋唐五代时期

隋唐时期,我国南北统一,经济文化日渐繁荣,交通、外贸更加发达,医药学也有较大发展。相继从海外输入的药材品种亦有所增加,丰富了我国药学宝库,各地使用的药物总数已达千种。另一方面,由于长期分裂、战乱等多种原因造成的药物品种及名称混乱,加之《本草经集注》在一百多年来的传抄中出现了不少错误,因此对本草学进行一次大规模的整理,既是当时的迫切需要,也是本草学发展的必然结果。唐显庆四年(公元659年)颁行了由李勣、苏敬等主持编纂的《新修本草》(又称《唐本草》),载药物共850种。该书的主要贡献有:①增加了药物图谱,这种图文对照的方法,开创了世界药学著作的先例,从而保证了其科学性和先进水平。②反映了唐代药学的高度成就。③是我国历史上第一部药典性(官修)本草。④开创了药典的先河,比公元1542年欧洲纽伦堡药典早出800余年,依靠了国家的行政力量和充分的人力、物力,全书卷帙浩博,无论形式上,还是内容上,都有创新。官方将本书规定为医学生必修课程之一。该书于公元731年即传入日本,并广为流传。日本古书《延喜式》中还有"凡医生皆读苏敬新修本草"的记载。可见该书对国内外医药发展起到了极大的促进作用,对后世药学的发展也有深远影响。

此期还有一些有代表性的著作:

《本草拾遗》,作者陈藏器,深入实践,增补了大量民间药物,将药物按功用概括为十类,即宣、通、补、泻、轻、重、滑、涩、燥、湿十种,成为日后中药和方剂按临床功效分类的发端。

《海药本草》,作者李珣,主要介绍海外输入药物及南药,扩充了本草学的内容,也反映出唐代对外来药物引进的情况和认识水平。

《食疗本草》,由孟诜原著,经张鼎改编增补而成,全面总结了唐以前的营养学和食治经验,是这一时期最有代表性的食疗专书,具有较高的科学性和实用性。

唐代已开始使用动物组织、器官及激素制剂。《唐本草》记载了用羊肝治夜盲症和改善视力的经验;记录了人胞作为强壮剂的效力;而用羊靥(羊的甲状腺)和鹿靥治甲状腺病,则见于《千金方》。酵母制剂在公元前即有记载,到了唐代已普遍用于医药,如《千金方》和甄权的《药性论》中都对神曲的性质功用有明确的叙述。

四、宋、金元时期

由于经济、文化、科学技术和商业、交通的进步,尤其是雕版印刷的应用,为宋代本草学的发展提供了有利条件。宋代开国一百年内,朝廷曾多次组织大型官修本草的编纂。公元973~974年刊行了《开宝本草》,1060年刊行《嘉祐补注本草》,1061年刊行《本草图经》。《本草图经》亦称《图经本草》，所附900多幅药图是我国现存最早的版刻本草图谱。而私人撰述的书籍，如唐慎微的《经史证类备急本草》（后世简称《证类本草》），则在此基础上研究整理了大量经史文献中有关药学的资料，内容丰富，载药总数已达到1558种，并于各药之后附列方剂以相印证，医药紧密结合。《经史证类备急本草》的主要贡献有：①增加了附方，这种方药兼收，图文并重的编写体例较前代本草又有所进步。该书以《嘉祐本草》为基础，将《本草图经》之图文融入其中。②它不仅具有很高的学术价值和实用价值，而且还具有很高的文献价值，研究整理了大量经史文献中有关药学资料，将247种方书、经史百家及佛书道藏等中有关药学的内容增补了进来。几乎包罗了北宋以前所有的药学资料，这些原书多已亡佚，全靠唐氏得以传世。正如李时珍所说："使诸家本草及各药单方，垂之千古，不致沦没，皆其功也。"

国家药局的设立，是北宋的一大创举，也是我国乃至世界药学史上的重大事件。1076年，宋政府在京城开封开设由国家经营的熟药所，其后又发展为修合药所（后改名为"医药和剂局"）及出卖药所（后改名为"惠民局"）。药局的产生促进了药材检验、成药生产的发展，带动了炮制、制剂技术的提高，并制定了制剂规范，《太平惠民和剂局方》即是这方面的重要文献。"秋石"是从人尿中提取的性激素制剂，它的制备方法最早见于《苏沈良方》。《宝庆本草折衷》则有"猪胆合为牛黄"的记载。此外，宋代用升华法制取龙脑、樟脑，蒸馏法制酒等，皆反映出这一时期中药制剂所取得的成就。

金元时期，医药学界的学术争鸣推动了药学理论的发展。这一时期的本草著作多出自医家之手，具有明显的临床药物学特征。如刘完素的《素问药注》《本草论》，张元素的《珍珠囊》《脏腑标本药式》《医学启源》，李东垣的《药类法象》《用药心法》，王好古的《汤液本草》，朱丹溪的《本草衍义补遗》等。上述本草的主要特点包括：①发展了医学经典中有关升降浮沉、归经等药物性能的理论，使之系统化，并作为药物记述中的重要内容。②大兴药物奏效原理探求之风。他们在宋人基础上，以药物形、色、气、味为主干，利用气化、运气和阴阳五行学说，建立了一整套法象药理模式。这一努力的结果，丰富了中药的药理内容，但其简单、机械的推理方式，又给本草学造成了一些消极后果。

元代忽思慧所著的《饮膳正要》是饮食疗法的专门著作，记录了不少回、蒙民族的食疗方药和元蒙宫廷食物的性质及有关膳食的烹饪方法，至今仍有较高的参考价值。

元代中外医药交流更加广泛，在药物相互贸易中，政府还派遣人员去各国采购。阿拉伯人、法兰西人开始来华行医。回回药物院的建立，更促进了中国医药和阿拉伯医药的交流。

五、明代

明代，随着医药学的发展，药学知识和技术的进一步积累，沿用已久的《证类本草》已不能满足时代的要求。弘治16年（1503年），刘文泰奉敕修订本草，花费两年时间编成《本草品汇精要》。全书42卷，载药1815种，所载药物的内容分名、苗、地、时、收、用、质、色、味、性、气、臭、主、行24项记述。这种分项解说的体例是本书的一大特色，但分项过于繁杂，反而招致一些混乱。本书绘有1385幅精美的彩色药图和制药图，是古代彩绘本草之珍品。该书是我国封建社会最后一部大型官修本草，但书成之后存于内府而未刊行流传，故在药学史上未产生什么影响，1936年始由商务印书馆据故宫旧抄本铅印出版。

伟大的医药学家李时珍（1518～1593年）以毕生精力，广收博采，实地考察，对本草学进行了全面的整理总结，历时27年编成了《本草纲目》。全书52卷，约200万言，收药

1892 种（新增 374 种），附图 1100 多幅，附方 11000 余首。主要贡献包括：①按药物的自然属性，分为 16 纲、60 类，是当时最完备的分类体系，各论具体分为金、玉、石、卤、草、谷、菜、果、木、服器、虫、鳞、介、禽、兽、人等 16 部，以下再分为 60 类。各药之下，分正名、释名、集解、正误、修治、气味、主治、发明、附方诸项，逐一介绍。②《本草纲目》集我国 16 世纪以前药学成就之大成。③在训诂、语言文字、历史、地理、植物、动物、矿物、冶金等方面也有突出成就，被誉为"十六世纪中国的百科全书"。本书 17 世纪初即传播海外，先后有多种文字的译本，对世界自然科学也有举世公认的卓越贡献。

这一时期的专题本草也取得瞩目成就。1406 年朱橚撰《救荒本草》，选择可供灾荒时食用之物 414 种，记述其名称、产地、形态，又介绍性味、有毒无毒的部位、食用和加工烹饪的方法等，并精心绘制成图，在医药、农学、植物学方面均有较高价值。15 世纪中期，兰茂实地调查和搜求云南地区药物 400 余种，辑为《滇南本草》，它是我国现存内容最丰富的古代地方本草。李中立撰的《本草原始》偏重于生药学研究，缪希雍撰的《炮炙大法》则是明代影响最大的炮制类专著。

此时期人工栽培的药物已达 200 余种，种植技术也有很高的水平，如川芎茎节的无性繁殖，牡丹、芍药的分根繁衍。《本草蒙筌》所载五倍子制百药煎，早于欧洲 200 余年。约为 16 世纪的著作《白猿经》所记的用新鲜乌头制取冰晶状的"射罔"，实为乌头碱的结晶。比起欧洲人在 19 世纪初从鸦片中提炼出号称世界第一种生物碱——吗啡，还要早 100 多年。

六、清代

清代研究本草之风盛行。一是由于医药学的发展，有必要进一步补充修订《本草纲目》的不足，如赵学敏著《本草纲目拾遗》；二是配合临床需要，以符合实用为原则，撷取著《本草纲目》精粹，编撰成重要性本草，如汪昂撰《本草备要》、吴仪洛撰《本草从新》、黄宫绣撰《本草求真》等；三是受考据和崇古之风影响，从古代文献中重辑《神农本草经》，如孙星衍、顾观光等人的辑本，或对《本经》进行注释发挥，如张璐撰《本经逢原》、邹澍撰《本经疏证》等。

《本草纲目拾遗》（1765 年）共 10 卷，载药 921 种。主要贡献有：①对《本草纲目》已载药物备而不详的，加以补充，错误之处加以订正。②新增了 716 种药物，如马尾连、金钱草、鸦胆子等大量疗效确切的民间药，鸡血藤、胖大海、冬虫夏草、太子参、银柴胡等临床常用药，同时收载了金鸡纳（奎宁）、香草、臭草等外来药，极大地丰富了本草学的内容，书中还记录了一些其他方面的自然科学成就，如用强水制铜版的方法，即首见于此书中。③本书不但总结了我国 16～18 世纪本草学发展的新成就，还保存了大量今已失散的方药书籍的部分内容，具有重要文献价值。

清代专题类本草门类齐全，其中也不乏佳作。如张仲岩的《修事指南》，为炮制类专著；郑肖岩的《伪药条辨》，为优秀的辨药专书；唐容川的《本草问答》、徐灵胎的《医学源流论》中的 10 余篇药理论文，都属药理专著；章穆的《调疾饮食辨》、丁其誉的《类物》、王孟英的《随息居饮食谱》等，则属较好的食疗专著。

七、民国时期

辛亥革命以后，西方文化及西方医药学在我国进一步传播，这对我国的社会及医药事业的发展产生了重大影响，随之出现了一股全盘否定传统文化的思潮，中医药学的发展受到阻碍。但是，在志士仁人的努力下，中药学以其顽强的生命力，在继承和发扬方面均有新的发展。

随着中医学校的建立，涌现了一批适应教学和临床运用需要的中药学讲义，如浙江兰溪中医学校张寿颐的《本草正义》、浙江中医专门学校何廉臣的《实验药物学》、上海中医专门学校秦伯未的《药物学》、天津国医函授学校张锡钝的《药物讲义》等。这些中药讲义，对各药功用主治的论述大为充实，其中尤以《本草正义》的论述和发挥最为精辟中肯。

药学辞典类大型工具书的出现，是民国时期中药学中的一件大事。其中成就和影响最大者，当推陈存仁的《中国药学大辞典》（1935 年）。本书收录词目 4300 条，汇集古今有关论述，资料繁博，方便查阅，虽有不少错讹，仍不失为近代第一部具有重要影响的大型药学辞书。

本草学的现代研究亦开始起步。植物学、生药学工作者对确定中药品种及资源调查方面做了大量工作。许多药学工作者则致力于中药化学及药理学研究。在当时条件下，多是进行单味药的化学成分和药理作用研究，但取得的成就和对中药学发展所做的贡献是应当充分肯定的。

八、现代的中药学成就

中华人民共和国成立以来，政府高度重视中医药事业的继承和发扬，并制定了一系列相应的政策和措施，随着现代自然科学技术和国家经济的发展，中药学也取得了前所未有的成就。

从 1954 年起，各地出版部门根据原卫生部的安排和建议，积极进行中医药文献的整理刊行。在本草方面，陆续影印、重刊或校点评注了《神农本草经》《新修本草》（残卷）《证类本草》《滇南本草》《本草品汇精要》《本草纲目》等数十种重要的古代本草专著。20世纪 60 年代以来，对亡佚本草的辑复也取得突出成绩，其中有些已正式出版发行，对中药学的研究具有重大意义。

当前涌现的中药新著，不仅数量多，而且门类齐全，从各个角度将中药学提高到崭新的水平。其中最能反映当代中药学术成就的，有各版《中华人民共和国药典》《中药志》《全国中草药汇编》《中药大辞典》《原色中国本草图鉴》等。《中华人民共和国药典》以法典的形式确定了中药在当代医药卫生事业中的地位，标准的确定对中药材及中药制剂质量的提高起了巨大的促进作用。《中药大辞典》由江苏新医学院编纂，分上、下册和附编三部分。该书收罗广泛，资料丰富，查阅方便，非常实用。

20 世纪 50 年代以来，我国政府先后数次组织各方面人员对中药资源进行了大规模调查。在此基础上，编写了全国性的中药志及一大批药用植物志、药用动物志及地区性的中药志，使目前中药的总数达到 12000 多种。普查中发现的国产沉香、马钱子、安息香、阿魏、萝芙木等，已经被开发利用，并能在相当程度上满足国内需求，而不需完全依赖进口。

随着现代自然科学的迅速发展以及中药事业自身发展的需要，中药的现代研究无论在深度和广度上都取得了瞩目成就，并促进了中药鉴定学、中药化学、中药药理学、中药炮制学、中药药剂学等分支学科的发展。

当代中药教育事业的振兴，为中药学和中药事业的发展，造就了一大批高质量的专业人才。1956 年起，在北京、上海、广州、成都和南京等地相继建立了中医学院，使中医教育纳入了现代正规高等教育行列。1978 年以来相继招收了中药学硕士研究生和博士研究生。至此，我国的中药教育形成了从中专、大专、本科到硕士、博士研究生不同层次培养的完整体系。为了适应中药教育的需要，各种中药教材，也多次编写修订，质量不断提高。

随着我国现代化建设的发展，中药学必将取得更大的成就，为人类做出更多的贡献。

目标检测

一、单项选择题

1. 我国现存最早的药学专著是 （　　　）
   A. 《神农本草经》　　　　B. 《新修本草》　　　　C. 《证类本草》　　　　D. 《本草纲目》

2. 被誉为"十六世纪中国百科全书"的是 （　　　）
   A. 《神农本草经》　　　　B. 《新修本草》　　　　C. 《本草纲目》　　　　D. 《证类本草》

3. 我国第一部药典性本草是 （　　　）
   A. 《神农本草经》　　　　B. 《新修本草》　　　　C. 《本草纲目》　　　　D. 《证类本草》

4. 《新修本草》收载的药物数是 （　　　）
   A. 921 种　　　　　　　　B. 850 种　　　　　　　　C. 730 种　　　　　　　　D. 1892 种

5. 《经史证类备急本草》的作者是 （　　　）
   A. 唐慎微　　　　　　　　B. 李时珍　　　　　　　　C. 张元素　　　　　　　　D. 王好古

6. 《本草纲目》出书的年代是 （　　　）
   A. 汉代末年　　　　　　　B. 唐代　　　　　　　　　C. 宋金元时期　　　　　　D. 明代

二、思考题

1. 何谓中药和中药学？
2. 试述中药的起源？
3. 试述《神农本草经》《新修本草》《证类本草》《本草纲目》的成书年代、作者、载药品种以及主要贡献。
4. 为什么说《经史证类备急本草》具有很高的学术价值和实用价值？

第二章

中药的产地与采集

学习目标

知识要求　1. **掌握**　道地药材的含义与著名药材的产地；中药的产地与药效的关系。
　　　　　2. **熟悉**　药用植物采集季节与药效的关系，以及不同药用部位的一般采收原则。
　　　　　3. **了解**　采药季节性强的特点和采收标志。

中药的来源，除部分人工制品外，主要是天然的动物、植物和矿物。因此他们的生长、形成必然受到自然环境的影响，环境不同采收时节不同，药材的内在质量是不同的，而内在质量是指有效成分的含量，有效成分是药物具有防病治病作用的物质基础，又是药材优劣的衡量标准。

第一节　中药的产地

除机制冰片、人工麝香、轻粉、升药等极少数的人工制品外，绝大多数的中药材均以天然的植物、动物及矿物直接入药。这些天然药物的生长或形成，都离不开一定的自然条件。我国疆土辽阔，地形复杂，气候、日照、湿度、温差、土质等生态环境因地而异。在某地区适宜于某些植（动）物的生长，而不宜于另一些品种的生长。即使是分布很广的物种，也由于自然条件不同，其药用质量并不一样。因此，天然药材大多具有一定的地域性。如黄花蒿中所含的青蒿素，因日照等差异，而使南方生长者明显高于北方。对于这种现象，古人早有认识。如陶弘景认为"诸药所生，皆有境界"。《备急千金要方》指出"用药必依土地"。《本草蒙筌》强调"地产南北相殊，药力大小悬隔"。

为了保证天然药材质量，自唐宋以来，人们逐渐形成了"道地药材"的概念。所谓"道地药材"，是指具有明显地域性，因其品种优良，生长环境适宜，栽培（或养殖）及加工合理，生产相对集中而产量较大，其质量优于其他产地的药材。确定道地药材的依据是多方面的，但最关键的是临床疗效。道地药材的产区在实践中形成以后，并不是一成不变的。如三七原以广西为上，称为广三七或田七（以田州，即今之百色为集散地），云南后来居上，成为新的道地药材产区。长时期以来，四川的黄连、附子、川芎、川贝母，东北的人参、细辛、五味子，河南的地黄、山药、牛膝，甘肃的当归，山东的阿胶，山西的党参，宁夏的枸杞子，广东的砂仁，广西的肉桂，江苏的薄荷，福建的泽泻，浙江的郁金，等等，都是著名的道地药材。这些药材习惯上冠以产地名称，如川黄连、宁枸杞、北细辛、川芎等等。

实践证明，重视道地药材的开发和应用，对于确保品种来源正确、疗效安全可靠，起着十分重要的作用。随着中医药事业的不断发展，药材消费量的日益增加，有的道地药材已无法满足临床的需要。因而在积极扩大道地药材生产的同时，进行植物药异地引种及药用动物的人工驯养，就成了趋势，但必须确保原有药材的性能和疗效，注重科学性，避免盲目性。如原主产于北美的西洋参在国内引种成功，原主产于贵州的天麻在陕西大面积人工培育以及人工驯养鹿、麝，以锯茸取香等，都是较为成功的例子。对于一些产地较广、传统未形成道地产品的药材，如前述之青蒿，亦应注意其产地与质量的关系。

自1986年开始，经国家中医药管理局批准并资助了道地药材的研究项目。研究表明：优良的品种遗传基因是形成道地药材的内在原因。这种内在因素控制着物种的稳定性、抗病虫害能力及有效成分合成等诸多特点，是道地药材质优效佳的保证。如甘草有植物甘草、光果甘草、胀果甘草等多个品种，而道地品种植物甘草中甘草甜素、甘草次酸的含量，大大高于其他品种；紫草以新疆紫草和紫草两个品种入药，而前者的色素含量可达后者的3～5倍。适合的生态环境及合理的种植（驯养）、采收、加工方法，是形成道地药材的重要外在原因。在植物的进化过程中，环境因素对其形态、解剖、生理等方面均有影响。目前的各种药用植物的生长发育需要的生态条件是不一样的，有的还十分严格。一旦生态环境改变，药材的性状、组织特征和所含成分也会随之变化，从而影响其药用质量。如川芎为不规则结节状拳形团块，而甘肃引种的川芎颇似藁本，呈不规则结节状圆柱形。越南产的肉桂含挥发油可达6.4%，而国内引种的越南肉桂含挥发油最高只有2.3%。欧乌头生长在寒冷气候环境中无毒，而生长于温暖环境中则有毒。人参古时以山西上党地区为道地产区，由于植被的破坏使之绝迹。栽培、采收与加工技术对四川的附子、江西的厚朴、安徽的牡丹皮等都有重要的影响。因此合理规划，大力发展道地药材，积极保护生态环境，保护珍稀药材品种；加强基础研究，阐明药材品种、品质与生态环境的内在联系；这对突出中药特色和发展中药事业，意义深远。

第二节　中药的采集

我国药材品种繁多，野生、家种均有，产区分散，入药部位、采收季节和方法也不相同。因此，合理采收药材，对保证药材质量、保护和扩大药源有着重要意义。

采药的时间不同对药材本身的质量、疗效有直接的影响。所以，自古以来，我国的医药学家和人民都强调采药季节。如云"当季是药，过季是草"，"三月茵陈、四月蒿、五月六月当柴烧"。这些都说明了采药季节性强的特点。

现将前人总结的经验归纳如下。

一、植物类药物的采收

植物类药其根、茎、叶、花、果实、种子等各器官的生长成熟期有明显的季节性，根据前人的实践经验，其采收时节通常在入药部位生长最茂盛时采收。

（一）全草类

通常在植物充分生长、枝叶茂盛的花前期或刚开花时采收。割取地上部分入药的如薄荷、益母草、荆芥、紫苏等；以带根全草入药的如车前草、蒲公英、紫花地丁等；以茎叶同时入药的藤本植物如夜交藤、忍冬藤等。

（二）叶类

叶类药材采集通常在花蕾将放或正在盛开的时候进行。此时正当植物生长茂盛的阶段，性味完壮，药力雄厚，最适于采收。如荷叶在荷花含苞欲放或盛开时采收者，色泽翠绿，质量最好。有些特定的品种，如桑叶、枇杷叶须在深秋或初冬经霜后采集。

（三）花类

一般在含花苞欲放或正在开放时采收。由于花朵次第开放，所以要分次适时采摘。若采收过迟，则易致花瓣脱落和变色，气味散失，影响质量，如菊花、旋覆花等。有些花要求在含苞欲放时采摘花蕾，如金银花、辛夷、槐米等；有的在刚开放时采摘最好，如月季花等；而红花则宜于管状花充分展开呈金黄色时采。至于蒲黄之类以花粉入药的，则须于花朵盛开时采收。

（四）果实和种子类

多数果实类药材，当于果实成熟后或将成熟时采收，如瓜蒌、马兜铃等。容易变质的浆果应在略熟时于清晨或傍晚采收为好，如女贞子、五味子、枸杞子等。有些果实成熟后很快脱落或果壳裂开，种子散失，最好在开始成熟时适时采取，如茴香、白豆蔻、牵牛子等。少数品种有特殊要求，应当采用未成熟幼果，如乌梅、青皮、枳实、西青果等。

（五）根及根茎类

古人经验以阴历二、八为佳，认为春初"津润始萌，未充枝叶，势力淳浓"，"至秋枝叶干枯，津润归流于下"，并指出"春宁宜早，秋宁宜晚"，这种认识是很正确的。早春二月，新芽未萌；深秋时节，多数植物的地上部分停止生长，其营养物质多贮存于地下部分，有效成分含量高，此时采收质量好，产量高，如天麻、苍术、葛根、桔梗、大黄、玉竹等。此外，也有少数例外的，如半夏、延胡索、太子参、浙贝母等则以夏季采收为宜。

（六）树皮和根皮类

树皮类通常在春夏之交时采剥树皮。此时植物生长旺盛，不仅质量较佳，而且树木枝干内浆汁丰富，形成层细胞分裂迅速，树皮易于剥离，如黄柏、厚朴、杜仲等。但肉桂多在十月采收，因此时油多容易剥离。木本植物生长期长，应尽量避免伐树取皮等简单方法，以保护药源。至于根皮，则与根和根茎相类似，应于秋后苗枯，或早春萌发前采集，如牡丹皮、地骨皮、苦楝皮等。

二、动物类药物的采收

动物类药材因品种不同，采收各异。其具体时间，以保证药效及容易获得为原则。如桑螵蛸应在每年秋季至翌年春季采集，此时虫卵未孵化；鹿茸应在清明后45～60天截取，过时则角化；驴皮应在冬至后剥取，其皮厚质佳；小昆虫等应于数量较多的活动期捕获，如斑蝥于夏秋季清晨露水未干时捕捉。

三、矿物类药物的采收

矿物类药材大多可随时采收。

目标检测

一、单项选择题

1. 根及根茎类药材一般的采收期是（　　）
    A. 秋季　　　　　　　B. 秋冬至翌年初春　　　C. 春夏之交　　　　　D. 春季
2. 宁夏的道地药材是（　　）
    A. 枸杞　　　　　　　B. 肉苁蓉　　　　　　　C. 党参　　　　　　　D. 大黄
3. 道地药材的确定，关键因素是（　　）
    A. 药材产地　　　　　B. 生长环境　　　　　　C. 药材品种　　　　　D. 临床疗效
4. 须在含苞欲放时采收花蕾的药物是（　　）

A. 辛夷   B. 菊花   C. 蒲黄   D. 月季花

5. 采收成熟果实入药的药物是（   ）

     A. 乌梅   B. 枳实   C. 青皮   D. 山茱萸

二、思考题

1. 何谓道地药材？导致道地药材变迁的因素有哪些？

2. 如何正确认识道地药材？

3. 药材各部位一般在何时采收为好？有无特例？

4. 中药的产地、采收与药效有何关系？

第三章

中药的炮制

　　炮制古代称为炮炙、修治、修事等。"炮"和"炙"的原义是指用火烧烤肉类食物，并逐渐用于处理药物，随着用药经验的丰富和药物加工处理方法的增多，药物加工方法也逐渐丰富和完善起来，炮制的方法已不限于用火处理药物的范畴。炮制，是指药物在应用或制成各种剂型以前必要的加工处理过程，包括对原药材进行一般修治整理和部分的特殊处理。由于中药种类繁多，具有成分复杂，一药多效的特点，在制备各种剂型之前，应根据医疗、配方、制剂的不同要求，并结合药材的自身特点，进行一定的加工处理，才能使之既充分发挥疗效又避免或减轻不良反应，在最大程度上符合临床用药的目的。一般来讲，按照不同的药性和治疗要求而有多种炮制方法，有些药材的炮制还要加用适宜的辅料，并且注意操作技术和火候。正如前人所说"不及则功效难求，太过则性味反失"。炮制是否得当，直接关系到药效，而少数毒性和烈性药物的合理炮制，更是确保用药安全的重要措施。

第一节　炮制目的

　　不同的中药，由于炮制方法、添加辅料的不同，具有多种多样的炮制目的，历代本草多倾向于强调操作方法和辅料对药物疗效的影响，如明代陈嘉谟在《本草蒙筌》中论述炮制的作用指出"酒制升提，姜制发散，入盐走肾脏，乃使软坚，用醋注肝经且资住痛，童便制除劣降下，米泔制去燥性和中"。不过由于药物自身的特性，相同的炮制方法和辅料对不同的药物可产生不同的效用。而欲达到相同的目的，针对不同的药物品种，往往选用不同的方法和辅料。而且在炮制某一具体药物时，又往往具有几方面的目的。总的说来，炮制目的大致可以归纳为以下 6 个方面。

一、减低或消除药物的毒性、烈性或副作用，保证用药安全

　　有些药物虽有较好的治疗效果，但又有较强的毒性或较明显的副作用，如附子、川乌、草乌、半夏、天南星、马钱子等即使在常用的有效剂量内，生用内服也易于中毒，经特殊的炮制处理后能降低毒性，确保临床用药安全。巴豆、千金子泻下作用剧烈，宜去油取霜用。常山用治疟疾疗效好，但却引起呕吐，故用酒炒，可减轻其催吐的副作用。一般说来，药物的有毒成分也是其主要有效成分时，可在保证安全而有效的前提下进行适度炮制，不可太过或不及，以尽量降低其毒性。如巴豆制霜，应保留脂肪油在 18% ~20% 左右；马钱子砂烫，其士的宁生物碱含量应在 0.8% 左右，含量偏高，容易中毒，除去或破坏太过，疗效难以保证。

二、增强药物的作用，提高临床疗效

在中药的炮制过程中，常常加入一些液体辅料或固体辅料，其目的主要是增强药物的作用，提高临床疗效。对于液体辅料来说，尤其如此，如蜂蜜、酒、姜汁、胆汁等，其本身就是药物，与被拌和的药物的某些作用存在着协同配伍关系。如蜜炙枇杷叶、紫菀能增强润肺止咳作用；酒炒川芎、当归能增强温通活血作用；醋制延胡索、香附能增强止痛作用；姜汁炙黄连、竹茹可增强止呕作用。不加辅料的其他炮制方法，也能增强药物的作用，如清炒决明子、莱菔子等，可使其表面爆裂，有利于有效成分溶出而增强作用；明矾煅为枯矾，可增强燥湿、收敛作用；槐花炒制，能增强止血作用。

现代研究还发现一些药物经过炮制有利于稳定药效。如含苷类有效成分的药物经加热处理以后，其相应的酶被破坏或失去活性，可防止苷类水解而避免重要的有效成分含量下降，如人参、黄芩等。

三、改变药物的性能或功效，使之更能适应病情的需要

药物的某些性味功效，在某种条件下不一定适应临床应用的需要，但经过炮制处理，则能在一定程度上改变药物的性能和功效，以适应不同的病情和体质的需要。如吴茱萸性味辛热燥烈，宜用于里寒证；若用黄连水拌炒，或用甘草水浸泡，去其温烈之性，也可治疗肝火犯胃之呕吐腹痛；生地黄本为苦寒之品，长于清热凉血，经黄酒蒸晒后而为熟地黄，其药性微温而以补血见长，适宜于血虚证；何首乌生用能泻下通便，制熟后则失去泻下作用而专补肝肾等。又如天南星晒干生用或用白矾、生姜水炮制后，性温，功能燥湿化痰、祛风解痉，用治湿痰、寒痰、风痰有寒诸证；用牛胆汁拌制加工后，即为胆南星，其性凉，功能清热化痰、息风止痉。这些药物经炮制后不但改变了性能和功效，使之适应病情的需要，还可以在原药物的基础上扩大了应用范围。

四、改变药材的某些性状，便于调剂、制剂和贮藏

药材大都可以随采随用，不少动植物药使用鲜品疗效更佳。但因产地季节等因素的制约，皆要干燥后贮存备用。一般药材都可以采用阴干、晒干或烘烤使之干燥。有的药材则必须经过特殊的炮制，才能贮存和运输。如肉苁蓉之肉质茎富含汁液，春季采者所含水分较少，可半埋于沙中，而秋季采者，茎中水分较多，需投入盐水湖中，加工为盐苁蓉，方可避免腐烂变质。桑螵蛸是螳螂的卵鞘，内有虫卵，应蒸后晒干，杀死虫卵，以防贮存过程中因虫卵孵化而失败，而且生用还有滑肠之弊。

此外，将植物药切制成一定规格的饮片，矿物药的煅、淬、砸、捣，均是便于制剂和调配。

五、纯净药材，保证药材品质和用量准确

药材采收、运输、保管过程中，常混有杂质、霉变品及残留的非药用部分等，必须经过严格的分离和洗刷等纯净处理，使其达到规定的净度，保证药材品质和用量准确。如根和根茎类药材应去泥沙、去芦头，花类去枝梗，皮类药材剥去粗皮，以及某些动物类药须去头、足、翅等。

六、矫臭矫味，便于服用

某些药物具有令人不适的气味，难以入口，口服后出现恶心呕吐、心烦等反应。为了利于服用，常将这些药物采用漂洗、酒制、醋制、麸炒等方法处理，能起到矫味矫臭的效果。如酒制乌梢蛇，麸炒僵蚕，醋制乳香，用水漂去海藻、昆布的咸腥味等。

第二节　炮制方法

炮制是否得当，直接关系药效，而少数毒性和烈性药物的合理炮制，更是确保用药安全的重要措施。炮制方法是经历代中医学家逐渐发展和充实起来的，其内容丰富，方法多样。现代的炮制方法在古代炮制经验的基础上有了很大的发展和改进，根据目前的实际应用情况，可分为五大类型。

一、修治

1. 纯净处理　采用挑、拣、簸、筛、刮、刷等方法，去掉灰屑、杂质及非药用部分，使药物清洁纯净。如拣去合欢花中的枝、叶，刷除枇杷叶、石韦叶背面的绒毛，刮去厚朴、肉桂的粗皮等。

2. 粉碎处理　采用捣、碾、镑、锉等方法，使药物粉碎，以符合制剂和其他炮制法的要求。如牡蛎、龙骨捣碎便于煎煮；川贝母捣粉便于吞服；水牛角、羚羊角镑成薄片，或锉成粉末，便于调配、制剂或服用。

3. 切制处理　采用切、铡的方法，把药物切制成一定的规格，便于进行其他炮制，也利于干燥、贮藏、制剂调剂和有效成分煎出。根据药材的性质和医疗等需要，切制有很多规格；如天麻、槟榔宜切薄片，泽泻、白术宜切厚片，黄芪、鸡血藤宜切斜片，枇杷叶、黄柏宜切丝，白茅根、麻黄、薄荷宜铡成段，茯苓、何首乌宜切成块等。

二、水制

水制是用水或其他液体辅料处理药物的方法。水制的目的主要是清洁、软化药材，以便于切制和调整药性。常用的有洗、淋、泡、漂、浸、润、水飞等。主要内容如下：

1. 洗　抢水洗。将药材放入清水中，快速洗涤，除去上浮杂物及下沉脏物，及时捞出晒干备用；此法适用于质地松软，水分易于渗入的药材；如陈皮、桑白皮等。但少数易溶或不易干燥的花、叶、果及肉类药材不能淘洗。

2. 淋　将不宜浸泡的药材，用适量清水浇洒、喷淋，使其清洁和软化。此法适用于质地疏松的全草类药材；如薄荷、佩兰等。

3. 泡　将质地坚硬的药材，在保证其药效的原则下，放入水中浸泡一段时间，使其变软。

4. 润　又称闷或伏。根据药材质地的软硬，加工时的温度、工具，用淋润、洗润、泡润、晾润、浸润、盖润、伏润、露润、包润、复润、双润等多种方法，使清水或其他液体辅料徐徐入内，在不损失或少损失药效的前提下，使药材软化，便于切制饮片。适用于洗、淋、泡处理后软化程度仍不能达到切制要求的药材。如淋润荆芥，泡润槟榔，黄酒洗润当归，姜汁浸润厚朴，伏润天麻，盖润大黄等。

5. 漂　将药物置宽水或长流水中反复多次换水浸渍一段时间。适用于含腥味、盐分及毒性成分的药材。如将昆布、海藻、盐附子漂去盐分，紫河车漂去腥味，吴茱萸漂去烈性等。

6. 水飞　系借药物在水中的沉降性质分取药材极细粉末的方法。将不溶于水的药材粉碎后置乳钵或碾槽内加水共研，大量生产则用球磨机研磨，再加入多量的水，搅拌，较粗的粉粒则下沉，细粗混悬于水中，倾出，粗粒再加水共研，倾出的混悬液沉淀后，分出，干燥即成极细粉末。此法所制粉末既细，又减少了研磨中粉末的飞扬损失。常用于矿物类、贝甲类药物的制粉，如水飞朱砂、水飞炉甘石、水飞雄黄。

三、火制

指用火加热处理药物的方法。本法是使用最为广泛的炮制方法，常用的火制法有炒、炙、煅、煨、烘焙等，其主要内容如下：

1. 炒 炒有炒黄、炒焦、炒炭等程度不同的清炒法。用文火炒至药物表面微黄称炒黄；用武火炒至药材表面焦黄或焦褐色，内部颜色加深，并有焦香气者称炒焦；用武火炒至药材表面焦黑，部分炭化，内部焦黄，但仍保留有药材固有气味（即存性）者称炒炭。炒黄、炒焦使药物易于粉碎加工，并缓和药性。种子类药物炒后则煎煮时有效成分易于溶出。炒炭能缓和药物的烈性、副作用，或增强其收敛止血的功效。除清炒法外，还可拌土、麸、米等固体辅料炒，减少药物的刺激性，增强疗效，如土炒白术、麸炒枳壳、米炒斑蝥等。与砂或滑石、蛤粉同炒的方法习称烫，药物受热均匀酥脆，易于煎出有效成分或便于服用，如砂炒穿山甲、蛤粉炒阿胶等。

2. 炙 是将药材与液体辅料拌炒，使辅料逐渐渗入药材内部的炮制方法。通常使用的液体辅料有蜜、酒、醋、姜汁、盐水、童便等。如蜜炙黄芪、蜜炙甘草、酒炙川芎、醋炙香附、盐水炙杜仲等。炙可以改变药性，增强疗效或减少副作用。

3. 煅 将药材用猛火直接或间接煅烧，使质地松脆，易于粉碎，充分发挥疗效。其中直接放炉火上或容器内而不密闭加热者，称为明煅，此法多用于矿物药或动物甲壳类药，如煅牡蛎、煅石膏等。将药材置于密闭容器内加热煅烧者，称为密闭煅或焖煅，本法适用于质地轻松、可炭化的药材，如煅血余炭、煅棕榈炭。

4. 煨 将药材包裹于湿面粉、湿纸中，放入热火灰中加热，或用草纸与饮片隔层分放加热的方法，称为煨法。其中以面糊包裹者，称为面裹煨；以湿草纸包裹者，称纸裹煨；以草纸分层隔开者，称隔纸煨；将药材直接埋入火灰中，使其高热发泡者，称为直接煨。

5. 烘焙 将药材用微火加热，使之干燥的方法叫烘焙；如焙虻虫、焙蜈蚣。焙后可降低毒性和腥臭气味，且便于粉碎。

四、水火共制

常见的水火共制包括蒸、煮、燀、淬等。

1. 煮 是用清水或液体辅料与药物共同加热的方法，如醋煮芫花、酒煮黄芩等。

2. 蒸 是利用水蒸气或隔水加热药物的方法。不加辅料者，称为清蒸；加辅料者，称为辅料蒸。加热的时间，视炮制的目的而定。如改变药物性味功效者，宜久蒸或反复蒸晒；如蒸制熟地、何首乌。为使药材软化，以便于切制者，以变软透心为度；如蒸茯苓、厚朴。为便于干燥或杀死虫卵，以利于保存者，加热蒸至"圆汽"，即可取出晒干；如蒸银杏、女贞子、桑螵蛸等。

3. 燀 是将药物快速放入沸水中短暂潦过，立即取出的方法。常用于种子类药物的去皮和肉质多汁药物的干燥处理，如燀杏仁、桃仁以去皮，燀马齿苋、天门冬以便于晒干贮存。

4. 淬 是将药物煅烧红后，迅速投入冷水或液体辅料中，使其酥脆的方法。淬后不仅易于粉碎，且辅料被其吸收，可发挥预期疗效。如醋淬自然铜、鳖甲，黄连煮汁淬炉甘石等。

五、其他制法

除上述4类以外的一些特殊制法，均概括于此类。常用的有制霜、发酵、发芽等。

1. 制霜 种子类药材压榨去油或矿物药材重结晶后的制品，称为霜。其相应的炮制方法称为制霜。前者如巴豆霜，后者如西瓜霜。

2. 发酵 将药材与辅料拌和，置于一定的湿度和温度下，利用霉菌使其发泡、生霉，并改变原药的药性，以生产新药的方法，称为发酵法。如神曲、淡豆豉。

3. 发芽 将具有发芽能力的种子药材用水浸泡后，经常保持一定的湿度和温度，使其萌发幼芽，称为发芽。如谷芽、麦芽、大豆黄卷等。

目标检测

一、单项选择题

1. 蜜炙的目的不是为了（　　　）
　　A. 增强补气作用　　　　B. 增强润肺止咳作用　　　C. 缓和药性　　　　D. 降低毒性
2. 水制中的漂法不适用于何类中药（　　　）
　　A. 毒性中药　　　　　　B. 烈性中药　　　　　　　C. 含盐分中药　　　D. 有腥味中药
3. 僵蚕的炮制方法是（　　　）
　　A. 酒炙法　　　　　　　B. 醋制法　　　　　　　　C. 煨制法　　　　　D. 麸炒法
4. 巴豆的炮制方法是（　　　）
　　A. 发酵法　　　　　　　B. 醋制法　　　　　　　　C. 煨制法　　　　　D. 制霜法
5. 角类药材的加工多采用（　　　）
　　A. 捣法　　　　　　　　B. 碾法　　　　　　　　　C. 镑法　　　　　　D. 锉法

二、思考题

1. 何谓炮制？举例说明中药炮制的主要目的？
2. 清蒸法与加辅料蒸法有何区别？
3. 清炒的不同程度炒法有几种？
4. 修治法有几种？其他制法有哪些？

第四章

中药的作用

学习目标

知识要求　1. **掌握**　中药治病的基本原理和作用。
　　　　　2. **熟悉**　从辨证角度理解中药治疗作用与副作用的相对性。
　　　　　3. **了解**　高级功效与初级功效的含义与表述的不同性。

第一节　中药的基本作用

中药对人体的作用，可能发生有利的效应，亦可能发生不良的反应，在本草文献中，常将此称为药物的"利"和"害"。同一药物，在人体脏腑生理功能或病理变化需要时使用，能起到防病治病的作用，其是有利的；而在人体不需要时使用，则往往引起不良反应，其是有害的。《素问·脏气法时论》将前者称为五脏所"欲"，并将药物有利的作用统称为"补"；又将后者称为五脏所"苦"，并将药物的不利作用统称为"泻"。原书还以举例的方式告诫人们，任何药物，哪怕是名贵的补虚之品，若不为脏腑所"欲"，就会干扰或破坏人体生理功能，或加剧病理改变，因而不可乱用；相反，只要为脏腑所"欲"，哪怕是偏性强烈甚至有毒性的祛邪药，只要用之得当，都应该果断使用。这对纠正人们喜补恶攻的不正确心理，具有积极意义。

药物对人体的医疗作用，习惯上叫作"功效"（或功能）。对人体的不良反应，则为副作用或毒性作用。副作用是指药物在常用治疗剂量内出现的与治疗目的无关的不适反应，而且比较轻微，对人体危害不大，一旦停药后多易于消除。副作用的产生，与药物的加工炮制、配伍、用法、辨证是否准确、患者体质及禀赋等多种因素均有关。但更主要的是一种中药有多种功效，对于某一证候，其中部分功效是与病相宜的，另一部分功效则与病不宜，可能对人体产生不良影响而引起副作用。如麻黄最宜于外感风寒，表闭无汗之喘咳。而对肺热壅盛，汗出而作喘者，其温散发汗的功效，则成为与用药目的相违背的副作用。毒性反应是药物对人体组织和器官造成的损害，或对正常生理功能的破坏。这种反应由药物的毒性引起，主要是用量过大或用药过久所致。副作用与毒性反应既有区别，亦有联系，有时难以截然区分。这些内容，主要见于各药物的使用注意部分，一般又将其称为药物的病证禁忌。

全面认识中药的作用和特点，合理用药，充分发挥其防病治病优势，尽量避免副作用，严防发生毒性反应，确保用药安全而有效，这是临床用药的基本原则。

中医理论认为，人体在健康状态下，脏腑经络的生理活动正常，并与外界环境之间保持着"阴平阳秘"的动态平衡状态。当各种致病因素影响人体后，便会破坏这种协调和谐的关系，导致邪盛正衰，阴阳气血失常，脏腑经络功能紊乱等病理改变，发生疾病。针对不同的病机，使用相应的中药，或祛除病邪，或扶助正气，或协调脏腑功能，纠正阴阳的盛衰，使机体恢复或重建其阴平阳秘的正常状态，这就是中药的基本作用。

第二节　中药的功效

分列专项对中药功效进行系统介绍，是现代中药学有别于传统本草的重要特征。随着中医病因病机学及辨证理论的逐渐完善，为中药功效理论的发展奠定了基础。目前，中药的功效部分，已成为中药学的核心内容。由于功效的纽带作用，中药的性能与主治、配伍应用等知识得以有机地联系在一起。中药的功效亦是中药进行现代研究的基本出发点。因此，各药的功效内容是学习中药学时必须掌握的重点。抓住这一核心内容，可执简驭繁。

功效一词，应用历史悠久，但中药功效专项内容的出现，是在明末清初时期。尽管人们对药物的具体功效，如人参补气救脱、黄连清热解毒等，已十分熟悉，但对其概念的内涵及总体情况，一直关注不够。故本课程增列本章予以必要的简介，以加深对于这一重要理论的认识。

从认识过程来看，人们在使用药物防治疾病的实践中，较早注意到的是药物所适用的疾病、症状或证候，即通常所说的主治。早期的本草主要反映了这种认识水平，在药名之后着重罗列主治的病症名称。如《神农本草经》记载黄柏主治"黄疸、肠痔，止泄利，女子漏下赤白"。随着中医病因病机理论的发展，逐步认识这些不同的主治病证或症状，却有着相同的病理基础，都是由于湿热内盛而引起。再结合中药的药性理论，黄柏性寒而味苦，由此将其治疗这些病证或症状的功效总结为"清热燥湿"。从学习过程来看，则应先掌握黄柏的清热燥湿功效，其可主治湿热黄疸、泄利、痔疮等证的问题，便可迎刃而解。分列功效，是对药物认识的一次飞跃。

由此可见，中药的功效，是在中医药理论指导下，对于药物治疗和保健作用的高度概况，是药物对于人体医疗作用在中医学范畴内的特殊表述形式。中药功效的作用对象主要是人体的病理状态，这是中药学的性质和形成历史所决定的。其在理论上、内容上和形式上都有别于其他医药学对药物作用的认识和表述，具有明显的自身特色。

中药的功效虽然是从临床应用中总结的，但反过来又能更有效地指导临床用药。值得注意的是，中药的各种功效至今还主要是内服或局部外用的医疗作用。随着中药应用形式和给药途径的扩大，如青皮注射剂的升压作用等等，已成为中药功效的内容和表述形式中出现的新问题。

必须注意，总结药物功效的基础是对其主治病证的临床疗效。这种疗效应该是单味药所具有的，不能与复方相混淆。功效还应当是直接作用，其与间接效果是有区别的。如黄连因清热、燥湿、解毒而对湿热痢疾有效，止痢是间接效果，不能视为独立的功效，必要时可以称其清热燥湿止痢等。

一种药物的功效是多样的，也是逐步被认识的。各药下所列的功效内容，只是当时认为较重要或较常用的。其记述往往是不完整的，也是可以根据情况予以补充或减少的。作为教材的中药功效，亦是如此。

对于功效术语的使用必须准确、规范，才能避免使用时的随意性，这将有利于中药学学术水平的提高和交流。学习中药学各论中的具体药物时，只有抓住功效这一核心内容，并用中医药理论为纽带，将其性、味、归经等性能，主治病证或临床应用，病证禁忌和使用注意等有机地结合起来，才能在真正理解的基础上记忆牢固，融会贯通，收到事半功倍的学习效果。功效是药物防治疾病的基本作用，性能只是对功效性质的进一步概括，主治和应用是与功效相对应的适应病证及常见配伍使用的实例。因此，功效既是总结性能的基础，又是确定应用的依据，掌握了某药的功效，就抓住了该药的肯綮。

记忆功效，首先应理解各种功效术语的含义。从构词特点看，功效术语都是动宾结构词组。其动词使用灵活，变化较多，有的功效术语中动词殊异，其作用含义极为近似，甚至完全相同，如化瘀、消瘀、逐瘀、散瘀、行瘀、破瘀。有时动词不同，其功效含义迥异，如化湿、利湿、燥湿、胜湿等。其次，应注意中药功效存在层次性，如石膏的清热泻火，包括了清气分热、清肺热与清胃热；牡蛎的收敛固涩，包括了止汗、固精；麦冬养阴，包括了养肺阴、养胃阴、养心阴等。功效的层次分化细致，对该药的认识就越深入，临床选用就越准确。因此，掌握各药的功效不能满足于粗略而笼统的水平。

从事中药工作，不仅要认真学习和研究各种药物的具体功效，而且还必须从总体上认真学习和研究功效理论的历史和现状，这既是学习和科研工作的需要，也是促进中药学发展的需要。

目标检测

一、单项选择题

1. 除了哪项外，都是引起毒性反应的因素（　　）
   A. 用药剂量过大　　　B. 用药时间过长　　　C. 人的体质因素　　　D. 药物的疗效
2. 中药功效不具备（　　）
   A. 多样性　　　　　　B. 直接性　　　　　　C. 层次性　　　　　　D. 独立性
3. 主治病证的认定是（　　）
   A. 临床实践　　　　　B. 抽象反推　　　　　C. 现代检验　　　　　D. 依据气候变化
4. 中药的功效是指（　　）
   A. 中药的作用性质　　　　　　　　　B. 中药的作用范围
   C. 中药的安全程度　　　　　　　　　D. 中药防治疾病及强身健体的作用

二、思考题

1. 什么是中药的基本作用？
2. 如何利用辨证用药的方法理解中药治疗作用与副作用的相对性。
3. 高级功效与初级功效有何不同？如何表述？

第五章

中药的性能

学习目标

知识要求　1. **掌握**　中药性能的概念；四气的概念、所表示的药物作用，及其对临床用药的指导意义；五味的概念、所表示的药物作用，及气与味的综合效应；升降浮沉的概念、升降与浮沉的不同作用、升降浮沉与药物性味的关系和影响升降浮沉的因素，及其对临床的指导意义；归经的概念及归经理论对临床的指导意义。

　　　　　　2. **熟悉**　性能与性状的区别以及性能与功效的区别。

　　　　　　3. **了解**　毒性的概念及引起中毒的原因。

　　中药的性能，从若干不同的角度，概括了中药作用的多种特性，从而构成了能充分体现中医药特色的理论体系。对于一种具体的中药，描述其作用的药性越多，其个性特点就越鲜明，人们对该药的认识就越清晰，临床用药时就越能按中医理论的要求准确选用。

　　中药性能的主要内容有四气、五味、归经、升降浮沉和毒性，这是本章要着重介绍的。此外，历代医药文献中所论述的药物补泻、润燥、走守、猛缓、动静等方面的性质，也属于性能的范畴，只是相对较为次要。这些较为次要的性能，其含义有的相互交叉或包容；且多数药物又不典型，所以较为少用，故本章内不逐一介绍。

　　中药的性能与药材的性状是两个不同的概念。性能是用以描述药物作用的特性，主要以服药后的人体为观察对象；性能的总结要以阴阳、脏腑、经络、治则治法等中医基础理论为基础，并以药物作用为依据。药材的性状是以药物本身为观察对象，用于描述药材的各种天然物理特征，其主要内容为形状、颜色、气臭、滋味、质地（如轻重、黏润、疏密、软硬、坚脆）等。明末贾九如原著的《药品化义》，对此已有清楚的认识。该书指出：药物的"体"（燥、润、轻、重等）、"色"（青、红、黄、白等）、"气"（膻、臊、香、腥等）、"味"（酸、苦、甘、辛等）四者，为"天地产物生成之法象"，实际上是用以表述药材性状的内容；"形"（阴、阳、木、火等）、"性"（寒、热、温、凉等）、"能"（升、降、浮、沉等）、"力"（宣、通、补、泻等）四者，乃"医人格物推测之义理"，实际上是用以阐释药理的性能内容。尽管前人常将此二者联系在一起，但认识中药时应加以区分。

第一节　四气

一、四气的含义

　　四气，是指药物的寒、热、温、凉四种药性，又称为四性。四气主要用以反映药物影响人体寒热病理变化的作用性质，是药物最主要的性能。自《神农本草经》提出"药有寒热温凉四气"后，一直被后世袭用。宋代《本草衍义》为避免与香臭之气相混，提议改"气"为"性"，此后则二者并用。

在寒、热、温、凉四种药性中，凉次于寒，实为同一类药性；温次于热，又为另一类药性。为了进一步区分药物的寒热程度，本草中又使用了大热、温、微温，大寒、凉、微寒等概念，以期表示其更细微的差异。温热属阳，寒凉属阴。

此外，还有不少药物对人体的寒热病理变化没有明显的影响，自古以来，将其称为平性。从本质上来看，四气实质上是寒热二性，加之平性药又占有不小的比例，故唐代以来，有人提出药分寒、温、平三性的主张，因《神农本草经》认为药有此"四气"之后，影响深远，"四气"的提法一直难以改易而沿用至今。但是，无论是从分类学的逻辑和方法来讲，还是从具体药物的药性实际中去考察，将药性三分，较之"四气"说的二分法，更为科学。

二、四气的确定

历代药学著作，在各药之后均要注明其药性的寒热，要理解和掌握这一内容，首先应弄清其确定依据。

《内经》指出："所谓寒热温凉，反从其病也。"《神农本草经百种录》又指出："入腹则知其性。"说明四气的确定，是在患者服药以后，以中医寒热辨证为基础，从药物对所治疾病的病因、病性或症状寒热性质的影响中得以认识的。即是说，药物的寒热温凉之性，是从药物作用于机体所发生的反应概括出来的，主要是与所治疾病的寒热性质相对而言的。能够减轻或消除热证的药物，一般为寒性或凉性，其清热力强者为大寒或寒性，力较弱者，为微寒或凉性。如石膏、知母能治疗高热、汗出、口渴、脉洪数有力等热病气分热证，因而这两种药属于寒性。反之，能够减轻或消除寒证的药物，一般为温性或热性，其祛寒力强者为大热或热性，力稍次者为温性，力再次者为微温。如麻黄、桂枝能治疗恶寒、发热、无汗、头身痛、脉浮紧等风寒表证，因而这两种药物属于温性。这是确定药性的主要依据。

在各类药物中，清热药及大多数发散风热药、攻下药、利尿通淋药、利湿退黄药、凉血止血药、补阴药，都是比较典型的寒性药；峻下药、平抑肝阳药等，则药性多偏于寒凉。温里药及大多数发散风寒药、温经止血药及补阳药，都是比较典型的温热药，祛风湿药、化湿药、行气药、开窍药、补气药等，则药性多偏于温热。有的章节的药物，如驱虫药、收涩药、息风止痉药等在药性方面则没有明显规律性。

除干姜、大黄等寒热偏性极明显的药物外，诸本草对部分品种药性的记述不尽一致。这种分歧现象，有的是不可避免的，有的则是可以减少的。对某药药性的判定，只是一定历史时期、一定认识水平上的产物，绝不可能一成不变。在用药实践中，修正原有的不当药性，是中药学发展的必经过程。药分寒热，本在定性，当引入大热、微温、大寒、微寒等概念后，已属定量的范畴了，在无客观定量标准的条件下，尤其是以复方使用的情况下，要得出完全一致的结论，是非常困难的，有时也是不必要的。

除病证的寒热外，前人有时还将药物的不良反应等作为确定药物四气的依据，其实际意义不大，但在学习中药时应注意识别。

三、四气的临床意义

分清疾病的寒热证性，是临床辨证的一大纲领。《神农本草经》所谓："疗寒以热药，疗热以寒药"和《内经》所说"寒者热之，热者寒之"，则是治疗寒热病证的基本原则。只有掌握了药性的寒热，才能使以上理论、治则与方药密切结合，从而指导临床实践。

一般来讲，利用药物的寒热，可以祛除寒邪、暑邪、热邪，并消除这些邪气引起的病理改变，对于"阳虚则生外寒，阴虚则生内热"者，还能以温热温补调阳，以寒凉清补调阴，促进阴阳调和而恢复其正常。对于寒热错杂之证，则宜寒热并用以治之；对寒热俱不明显之证，可以性平之品主治，亦可寒温药并同，使复方显现较平和的药性。而真寒假热之证，当以热药治本，必要时可反佐以寒药；真热假寒之证，当以寒药治本，必要时反佐以热药。

第二节 五味

一、五味的含义

最初，五味的本义是指辛、甘、苦、酸、咸五种口尝而直接感知的真实滋味。滋味实际上不止此五种，为了能与五行学说相结合，前人将淡味视为甘味的"余味"，而附于甘味；又将涩味视为酸味的"变味"，而附于酸味。因此，一直习称五味。作为中药性能中的五味，不一定是用以表示药物的真实滋味，更主要是用以反映药物作用在补、泄、散、敛等方面的特征性，是最早总结的中药性能，在具体药物之后标明其味，已是《神农本草经》各药记述体例中的必备内容，而且在序例中加以论述，这种做法，一直延续至今。以上各种味中，辛、甘、淡属阳，苦、酸、涩、咸属阴。

二、五味与药物作用的关系

在性能理论中，药物的五味除了用以表示其实际滋味以外，主要是用以反映该药的作用特点。根据前人的论述，目前一般认为：

1. 辛能散、能行 用辛味表示药物具有发散、行气、活血等方面的作用。所以，能发散表邪的解表药，消散气滞血瘀的行气药和活血化瘀药，一般都标以辛味。

一些气味芳香辛辣的药物，如化湿药、开窍药、温里药及若干祛风湿药，其实也具有"行"或"散"的作用特点，一般也标有辛味。

2. 甘能补、能缓、能和 用甘味表示药物有补虚、缓急止痛、缓和药性或调和药味等方面的作用。所以，补虚药（包括补气、补阳、补血、补阴、健脾、生津、润燥等）和具有缓急止痛，缓和毒烈药性，并可调和药味的甘草、蜂蜜等药，都标以甘味。

此外，对于消食和中的麦芽、山楂等药，也常标以甘味。

3. 苦能泄、能燥 燥是指燥湿，若干苦味药能祛湿邪，治疗湿证。结合药性来看，燥湿作用又有苦温燥湿和苦寒燥湿（又称清热燥湿）之分。所以，止咳平喘药、止呕逆药、攻下药、清热药及燥湿药，一般标以苦味。泄的含义主要包括：①降泄，使壅逆向上之气下降而复常。如杏仁、葶苈子能降壅遏上逆的肺气而止咳平喘；枇杷叶、代赭石能降上逆的胃气而止呕吐呃逆。②通泄，能通便泻下，如大黄。③与寒性相结合，表示清泄，能清除火热邪气，如黄连等。

此外，还有"苦能坚"或"苦以坚阴"的说法。其意思是苦寒药通过清热作用，消除热邪，有利于阴液的保存。其与苦寒药能清泄并无实质上的区别，只是习惯上多用于表示知母、黄柏等药物治疗肾阴亏虚、相火亢旺的作用特点。

4. 酸与涩都能收、能涩 用酸味或涩味表示药物有收敛固涩作用。所以，能治疗滑脱不禁证候的敛肺、涩肠、止血、固精、敛汗药，一般标以酸味或涩味。习惯上将滋味为酸的收涩药多标为酸味，其滋味不酸者，多标以涩味；因为涩附于酸，故又经常酸味与涩味并列。

酸味与涩味的作用特点是不尽相同的。有的酸味药能生津止渴，或与甘味相合而化阴。涩味药则均无此特点。

5. 咸能软、能下 表示药物有软坚散结或泻下作用。所以，能治疗癥瘕、痰核、瘿瘤等结块的牡蛎、鳖甲、昆布等药，多标以咸味；以上结块多与瘀血、气滞、痰凝相关，故软坚散结药亦多辛味之品。因为泻下通便是苦能通泄所表示的作用特点，咸能下之说与之交叉重复。所以，咸能下的使用十分局限，相沿仅指芒硝等少数药的泻下特点。实际上各论中药物后的咸味，更多用以反映动物药、海洋药的滋味特征。

6. 淡能渗、能利 表示药物有渗湿利水作用。虽然利尿药物甚多，但习惯上只将茯苓、猪苓等部分利水药标以淡味，而且往往甘味与淡味并列；多数利水药的药味并无规律性。

三、五味的确定

最初，药物的各种味是用以表示其真实滋味的，通过口尝可直接感知。随着用药知识的积累，逐步发现辛味与发散、甘味与补虚、酸味与收涩之间存在很大的相关性，便以药物滋味来表示这些相关的作用特点，并形成了早期的五味理论。由于药物品种的增多，药物功用的拓展，有的药物具有某种滋味，却并无其相应的作用特点；而另一些药物具有相同的作用特点，又没有相应的滋味。如早期的五味理论认为辛味药的作用特点是发散，酸味药的作用特点是收敛。麻黄虽有较强的发散作用，但其滋味却无明显的辛味；山楂的滋味虽有浓烈的酸味，却不具有收涩的作用特点。因此，便在麻黄的"味"中，增加辛味以反映其能散的功效性质；或保留山楂的酸味，只用以反映其实际滋味。这样一来，对于各种药物五味的确定，便主要存在滋味和作用两大依据。由于多数药物的真实滋味和上述味的作用特点是一致的，仅有部分药物后面所标定的味或只表示作用特点，或只表示真实滋味。这是学习各论时必须清楚认识的。

药物的滋味往往不止一种，其作用特点也是多方面的。在确定某药的药味时，一般只列出一至两种主要或较为主要的，并非面面俱到，以免主次难分。如大黄，有泻下、清热、活血、止血等多种功效，但以通泄和清泄为主，习惯上只强调其味苦，至于活血、止血等功效的作用特点则从略，不再言其辛、涩之味。

中药的功效是复杂的，而五味所表示的作用特性则相对较为局限，因而驱虫、潜阳、止痉、安神、化痰、涌吐、逐水、截疟及多种外用功效的作用特性，尚不能用五味理论来加以概括和反映。对此，历来有人试图扩大五味理论的涵盖面，以期解决这一问题，结果实际意义不大，反而招致更多的分歧。

四、五味的临床意义

在认识药物的功效以前，如果掌握了该药的五味特点，可以增强临床用药的准确性。据《神农本草经》记载，主治"咳逆上气"（即咳嗽喘急）的药物有 20 余种，却并未指明这些药物以什么样的作用治疗咳逆上气。不弄清这些药物的五味，就是不了解其作用特点，临床选用药物只能是袭其用而用，无异于按图索骥。而认识这些药的五味之后，就可能用辛散者去治疗外邪郁闭引起的咳逆上气，用甘补者去治疗肺虚引起的咳逆上气，用酸收者去治疗肺气不敛引起的咳逆上气，这就在很大程度上避免了用药的盲目性。随着药物功效认识的深入，原来由五味表示的药物作用特点，可以通过功效直接认识，如上述药物的宣肺平喘、降逆止咳、补肺、敛肺等。从而使五味理论的指导价值降低。但五味理论在中医药学中应用的时间长，涉及的范围广，至今在反映药物特征、概括治法及配伍组方等实践中，仍有其特殊的意义。

第三节 升降浮沉

一、升降浮沉的含义

中药的升降浮沉是指表示药物作用趋向的一种性能。升就是上升、升提之意，表示作用趋向于上；降就是下降、降逆之意，表示作用趋向于下；浮就是轻浮、上行发散之意，表示作用趋向于外；沉就是重沉、下行泄利之意，表示作用趋向于内。

在此种作用趋向中，升与降，浮与沉，都是相对而言的。而升与浮，降与沉，又是分别相互联系，相互交叉，难以截然区分的。在实际应用中，升与浮，沉与降，又往往相提并论。

结合阴阳之理，则升浮属阳，沉降属阴。

中药有升降浮沉趋向的思想萌芽很早，但一直不系统，亦未能与具体药物相联系，自金代开始，则成为重要的性能理论。

二、升降浮沉的确定

气机升降出入是人体生命活动的基础。气机升降出入发生障碍。机体便处于疾病状态，产生不同的病势趋向。

归纳来说，凡升浮的药物，都能上行、向外；如升阳、发表、散寒、催吐等作用的药物，药性都是升浮的。凡沉降的药物，都能下行、向里；如清热、泻下、利水、收敛、平喘、止呃等作用的药物，药性都是沉降的。

升降浮沉，既是四种不同药性，同时在临床上又作为用药的原则，这是它的重要意义。因为人体发生病变的部位有上、下、表、里的不同，病势有上逆和下陷的差别，在治疗上就需要针对病情，选用药物。病势上逆者，宜降不宜升，如胃气上逆所致的呕吐，当用姜半夏降逆止呕，不可用瓜蒂等涌吐药；病势下陷者，宜升不宜降，如久泻脱肛，当用黄芪、党参、升麻、柴胡等益气升提，不可用大黄等通便药。

药物作用的升降浮沉趋向，是与疾病的病势趋向相对而言的。应用升降出入理论，对于各种证候，往往可以辨出不同的病势趋向。如喘咳为肺气上逆，呕吐为胃气上逆，其病势趋向于上；泄泻、脱肛而因于脾气不升者，其病势趋向于下；表虚不固的自汗盗汗，气不摄血之肌衄，其病势趋向于外；外感邪气由表入里、麻疹初起疹出不畅，其病势趋向于内。能够改变上述病势趋向，治疗这些病证的药物，便分别具有相对应的升降浮沉的作用趋向。如杏仁止咳平喘、枇杷叶止呕逆，其性当降；黄芪、柴胡益气升阳，可治久泻、脱肛，其性当升；荆芥、薄荷解表、透疹，其性浮散；山茱萸、白芍敛汗、止血，其性收敛。

药物的升降浮沉，虽然是与病势趋向相对而言的，也应当从药物对病证的治疗效应中去认识。而这些治疗效应，又是药物功效所产生的，因此，可以将功效直接作为确定药物升降浮沉趋向的依据。一般来说，具有解表、透疹、祛风湿、升阳举陷、开窍醒神、温阳补火、行气解郁及涌吐等功效的药物，其作用趋向主要是升浮的；而具有清热、泻下、利湿、安神、止呕、平抑肝阳、息风止痉、止咳平喘、收敛固涩及止血等功效的药物，其作用趋向主要是沉降的。

由于药物作用的多样性，有些药物的升降浮沉趋向不明显，如消食药及外用的攻毒杀虫药等。而有些药物有二向性，既能升浮，又可沉降。如牛蒡子、桑叶、菊花等发散风热药，其解表是升浮的，而清泄里热却是沉降的。祛风湿药中，兼能利尿或清热的防己、秦艽、豨莶草及络石藤等都是二向性的。也由于作用趋向不明显及二向性的药物较多，趋向性很典型的药物又可直接从功效中认识其升降浮沉的性能。所以，目前的中药学中已不再逐一标明其作用的趋向性。

三、影响升降浮沉的因素

药物的升降浮沉趋向，是其本身固有的，但通过炮制或配伍，可以在一定程度上减弱或增强，甚至改变药物的升降浮沉性质，以满足临床对药性趋向的不同需要。所以，李时珍认为：“升降在物，亦在人也。”

炮制对升降浮沉的影响是复杂的。前人较为重视炮制方法和辅料的影响，认为“酒制升提，姜制发散”，“升者引之以咸寒，则沉而直达下焦，沉者引之以酒，则浮而上至颠顶”。如川芎酒炙，更能祛风活血，升浮之性增强；黄连、大黄酒炙，其苦寒沉降之性减弱，更宜于上焦热证。尽管如此，但也不是绝对的。姜汁炙草果、竹茹，并非为了升散，而意在促进止呕；酒炙常山，亦非升提，却是抑制涌吐之峻烈。荆芥生用，解表、透疹，为升浮之品；而炒炭入药，专入止血，则性偏沉降。这是炮制完全改变了升降浮沉趋向的一个例子。

在复方中，药性升浮的药物与较多性质沉降的药物配伍，其升浮之性会受到制约；反之，药性沉降的药物与较多性质升浮的药物配伍，其沉降之性会受到抑制。当两类药物的作用相互拮抗时尤其明显。如麻黄与大量石膏同用，其升浮发汗之力可受到了制约，可主治肺热喘咳证。大黄与川芎、防风、白芷及荆芥等同用，其沉降清泄之性受到制约，可主治上焦风热证。

在历代本草中，还将药材质地的轻重、气味厚薄，药物的四气、五味，作用部位，植物药的花、叶、果实及根梢等，视为影响药物升降浮沉的因素，至今仍有较深的影响。实际上，上述因素与作用趋向并无必然的一致性。

四、升降浮沉的临床意义

早期的升降浮沉理论，要求利用药物作用的趋向性，顺应人体因季节变化而引起的生物节律。对此，尚有待进一步研究。

目前的临床意义主要包括：①利用药物的升降浮沉性能，纠正人体气机的升降出入失调，使之恢复正常。如胃气上逆者，可用降胃止呕药治疗。②顺应气机趋向，因势利导，祛邪外出。如饮食过多，胃脘拒纳而欲作呕者，可用涌吐药，助胃上逆，吐出食物，避免宿食伤胃。

第四节　归经

一、归经的含义

归经是用以表示药物作用部位的一种性能。归有归属的意思；经是人体脏腑经络及所属部位的概称。所谓某药归某经或某几经，则表明该药的有关功效对这一（或这些）脏腑或经络具有明显作用，而对其余部位的作用则不明显，或者没有作用。

由于性味等其他性能相同、功效亦相同的药物，存在作用部位的差异，将这些认识加以总结，便形成了归经理论。有关药物归经的思想，在《内经》《神农本草经》等秦汉医药典籍中已有明确论述，不过在本草中一直只有极少数药物标明了归经。金元时期归经理论受到普遍重视，并成为本草记述药物的必备内容。但其用语不一，有入某经、行某经、走某经、某药为某经之药等不同提法。清代沈金鳌《要药分剂》将其统一称为“归经”，得到医药界的认同，至今沿用。

归经理论中所指的脏腑，是中医学中特有的定位概念，其与解剖上的实际脏器有较大的区别，不能与之混淆。对于药物归经的理解，也不一定是指药物有效成分实际到达的部位，而主要是药物产生效应的部位所在。

二、归经的确定

中药的归经是以脏象学说和经络学说为理论基础，以药物所治病证为依据而确定的。

脏象和经络理论，全面系统地说明了人体的生理功能和病理变化，是临床对于疾病辨证定位的根据。作为表示药物作用部位的归经，应当与疾病的定位相一致，因而必须以脏象和经络学说为理论基础。例如，脏象学说认为心主神志，患者出现昏迷、失眠、健忘及癫狂等精神、意识、思维异常的证候，按照脏腑辨证当为心的病变。能主治这类证候的药物，如麝香、冰片开窍醒神以治闭证神昏，酸枣仁、琥珀宁心安神以治失眠，人参增智以治健忘等，皆为可归心经之药。同理，桑叶明目、全蝎止痉、珍珠母潜阳、当归养血调经等，又属可归肝经之药。又如，经络学说认为，足阳明胃经起于鼻翼旁，沿鼻上行，并入齿中、到额前；白芷祛风止痛，长于治疗前额疼痛和牙龈肿痛，又能通鼻窍而治鼻塞流涕。按经络辨证，上述病变均为阳明胃经之证，故白芷便为归该经之药。此外，按《伤寒论》的六经辨证，则桂枝为太阳经药，柴胡为少阳经药，石膏为阳明经药。

由于一种中药具有多种功效，可以主治数经的病证，因而其相应的归经是多方面的。在各论所载的各药之下，往往只标明其主要的归经，故不能将其绝对化，误以为该药一定不归别经。还有少数药物的某一功效，其作用范围十分广泛，文献中又有通行十二经的说法，但仍有主次之分。

经络与脏腑虽有密切联系，但又各成系统，故临床有经络辨证、脏腑辨证以及六经辨证等多种辨证体系。在不同历史时期，采用的辨证体系各有侧重，其归经的表示亦有相应的特色。清代以前，以六经或经络辨证为主，药物的归经主要使用经络名称，其中包括冲脉、任脉、带脉及督脉等奇经八脉之名；其后，以脏腑辨证为主，药物的归经则主要使用脏腑名称。因此，造成了药物归经的表述和含义的不一致。例如，柴胡能解表退热、疏肝解郁，按六经辨证主归少阳经，按经络辨证主归厥阴经，按脏腑辨证主归肺、肝经。再如羌活、泽泻都有归膀胱经的记载，但含义不同。羌活发散风寒，主治恶寒、发热、头颈强痛及脉浮之证。根据六经辨证，足太阳膀胱经为一身藩篱而主表，故言其归膀胱经。泽泻利水渗湿，主治小便不利、水肿之证。根据脏腑辨证，此为膀胱气化失司所致贮尿或排尿功能失常，故称其归膀胱经。这样一来，给初学者带来了困难。不过在现代中药学中，一般的归经内容都是指的脏腑，以经络定位仅见于少数特殊药物，作为必要的补充。

三、归经的临床意义

掌握归经理论，对于气味功效相同，而主治不尽一致的药物，可以增强用药的准确性，提高临床疗效。如同为甘寒的补阴药，沙参归肺胃经，百合归肺心经，龟甲归肝肾经，必须准确选用。再如同为发散风寒而止痛的药物，因头痛部位不同，其使用亦有考究。太阳经头痛宜用羌活、藁本，阳明经头痛宜用白芷，少阴经头痛宜用细辛、独活，厥阴经头痛宜用川芎。徐灵胎所说："不知经络而用药，其失也泛"，就是这个意思。

另一方面，由于脏腑经络在生理上相互联系，在病理上相互影响，使人体成为一个统一的整体。因此，应用归经理论，又必须从整体出发，考虑到不同脏腑经络的密切关系。如咳喘因脾虚或肾虚所致者，单独拘泥于治肺，则疗效不佳。若以健脾益气或补肾之药与归肺经的补肺、止咳平喘药同用，能明显提高疗效。故徐灵胎又指出："执经络而用药，其失也泥，反能致害。"

第五节　毒性

一、毒性的含义

毒性是药物对机体的伤害性，是用以反映药物安全程度的性能。毒性反应会造成脏腑组织损伤，引起功能障碍，使机体发生病理变化，甚至死亡。

对毒性的认识，历来存在两种观点。一种观点认为，药物的毒性即是药物偏性，凡药皆有偏性，因此毒性具有普遍性。古代曾将一切药物统称为"毒药"，如《周礼》有"医师聚毒药以共医事"的记载。金元时期张子和在《儒门事亲》中指出："凡药有毒也，非止大毒小毒谓之毒。甘草、苦参不可不谓之毒，久服必有偏胜。"明代张景岳《类经》亦认为："药以治病，因毒为能，所谓毒者，以气味之有偏也。"都是这种观点的代表。另一种观点认为，毒性只是有毒之药对人体的伤害性，而绝大多数药物是无毒的，因此毒性具有特殊性，是少数毒药特有的性能。从古到今，持这种观点者为数最众。如《神农本草经》以来的诸书将药物分为有毒与无毒两类，1988年我国国务院颁布的《医疗用毒性药品管理办法》亦称"医疗用毒性药品，系指导毒性剧烈，治疗剂量与中毒剂量相近，使用不当会致人中毒或死亡的药物"。

习惯上将前一观点所言毒性称为广义的毒性，后者为狭义的毒性。在中药学中强调狭义的毒性，标明少数药物为有毒之品，这对确保用药安全极为重要。但作为中药的一种性能，则毒性应该是普遍的。药物的任何作用，对于正常人体和非适应证的人，都具有损害性，绝对无毒的药物是不存在的。

二、影响毒性的因素

毒性虽然普遍存在，而只要应用恰当则引起毒性反应会得到控制。药物毒性的大小是相对的，是否出现毒性反应，主要取决于用量。前述国务院颁布确定的毒性中药有砒石、砒霜、水银、生马钱子、生川乌、生草乌、生附子、生白附子、生半夏、生南星、生巴豆、斑蝥、青娘虫、红娘虫、生甘遂、生狼毒、生藤黄、生千金子、生天仙子、闹羊花、雪上一枝蒿、红升丹、白降丹、蟾酥、洋金花、红粉、轻粉及雄黄，共28种。对于这些毒药，即使是毒性最大的砒霜，只要在安全有效的剂量内合理使用，是不会引起中毒的。而很多认为无毒的人参、五加皮、火麻仁等，因服用过量，亦可致人中毒，甚至死亡。

其次，药材的品种、质量、生产、贮存、加工炮制、配伍、剂型、给药途径、用药是否对证，以及患者体质等诸多因素，都可能影响药物的毒性反应。

三、正确对待中药的毒性

使用药物必须以保证安全并且取得预期疗效为原则。如果所用药物对患者造成了毒性伤害，则有违用药目的；因用药而致患者死亡，就更无疗效可言，完全丧失了用药的意义。

临床用药时应防止两种片面性。一是使用所谓无毒药时，盲目加大用量，忽视安全，以致引起中毒反应。二是使用所谓有毒药时，为了确保用药安全而过分小心，以致忽视疗效，随意将用量降低到有效剂量之下。

对待中药毒性的正确态度应当是"有毒观念，无毒用药"。首先要重视毒性的普遍性，牢固树立药物使用不当会对机体造成损害的观念；另一方面，又必须采取各种有效的措施，降低或消除药物的毒性反应，力求取得最佳疗效。《内经》提出："大毒治病，十去其六；常毒治病，十去其七；小毒治病，十去其八；无毒治病，十去其九；谷肉果菜，食养尽之。无使过之，伤其正也。"《神农本草经》又提出："若毒药治病，先起如黍粟，病去即止，不去倍之，不去十之，取去为度"，至今仍值得借鉴。

一些毒性较明显的药物，往往具有较强或较特殊的医疗作用。古今医家利用有毒药治疗恶疮毒肿、疥癣、癌肿及某些疑难证、急重证方面，积累了不少经验，获得了肯定疗效，证明了有毒药有其可利用的一面。对此，值得进一步研究和发掘。

古代文献中有关药物毒性的记载，大多是正确的。由于历史条件和个人认识的局限性，其中也存在若干错误之处。如《神农本草经》将丹砂（即朱砂）列在上品药之首位，视其为无毒，多服久服不伤人之药，而素称有毒的雷丸，其安全性远远大于若干"无毒"之品。还应当注意，本草文献中记载的毒性，一般是在口服情况下的急性中毒反应，而对中药的慢性毒性却知之甚少。我们应当在前人的经验基础上，借助现代的临床研究和毒理学研究，进一步深入认识中药的毒性。

对于中药中毒的诊断和救治也应该结合现代的认识水平、诊断技术、解救措施，使之不断提高。

20 世纪 60 年代以来，许多国家建立了药品安全委员会，实行了药物不良反应监察报告制度。虽然中药的安全性相对较高，但仍存在不容忽视的毒副反应。在试点的基础上，1989 年 11 月我国成立了卫生部药品不良反应（ADR）监察中心，并根据《中华人民共和国药品管理法》有关规定制定了《药品不良反应监察报告制度》。随着各方面认识的提高，中药将得到更加安全合理的应用。

目标检测

一、单项选择题

1. 四气是表示（　　　）
   A. 药物的性质　　　B. 药物作用的定位　　　C. 药物作用趋势　　　D. 药物的滋味

2. 五味中酸味的功效有（　　　）
   A. 补益和中　　　B. 发散行气　　　C. 收敛固涩　　　D. 渗湿利尿

3. 归经的理论基础是（　　　）
   A. 阴阳学说　　　B. 五行学说　　　C. 藏象学说　　　D. 脏腑经络学说

4. 运用药物的归经理论还须考虑（　　　）
   A. 药物的采集　　　　　　　B. 药物的炮制
   C. 药物的用量用法　　　　　D. 药物的性味与升降浮沉

5. 不是甘味作用的是（　　　）
   A. 补益　　　B. 发散　　　C. 调和药性　　　D. 缓急和中

6. 属于沉降性中药作用的是（　　　）
   A. 祛风散寒　　　B. 升阳发表　　　C. 重镇安神　　　D. 开窍涌吐

7. 升降浮沉理论形成年代是（　　　）
   A. 隋唐　　　B. 金元　　　C. 宋代　　　D. 明代

8. 引起毒性反应的主要因素是（　　　）
   A. 用药剂量过大　　　B. 用药时间过长　　　C. 人的体质因素　　　D. 配伍与炮制不当

二、思考题

1. 中药的性能是什么？掌握中药的性能在临床上有何意义？
2. 四气是如何形成的？有何临床指导意义？
3. 五味包括哪些内容？它们各有何作用？气味合参有何意义？
4. 何谓药物的归经？药物的归经是怎样论定的？为什么要重视归经？
5. 何谓升降浮沉？影响药性升降浮沉的因素有哪些？
6. 何谓有毒无毒？药物毒性反应的产生与哪些因素有关？

第六章

中药的配伍

学习目标

知识要求 1. **掌握** 中药配伍的含义和目的；药物"七情"及各种配伍关系的含义。
2. **熟悉** 中药的配伍用药原则。
3. **了解** 君臣佐使的含义与组方原则。

人体疾病的发生和发展往往是错综复杂、瞬息万变的，常表现为数病相兼，或表里同病，或虚实互见，或寒热错杂，故单用一药是难以兼顾各方的。有些有毒作用的药物，单味应用也不安全，所以要将两味以上药物配合应用才能收到预期效果；由此可见，所谓配伍是指有目的地按病情需要和药性特点，有选择地将两味以上的药物配合同用。所以临床往往需要同时使用两种以上的药物配合使用，药与药之间会发生某些相互作用，如有的能增强或降低原有药效，有的能抑制或消除毒副作用，有的则能产生或增强毒副反应。因此，在使用两味以上药物时，必须有所选择，这就提出了药物配伍关系问题。前人把单味药的应用与药之间的配伍关系称为药物的"七情"。"七情"之中，除单行者外，其余六个方面都是讲配伍关系。现分述如下：

一、单行

即"单方不用辅也"，单用一味药即可治愈单纯疾病，称为单行。如清金散就是单用一味黄芩，治肺热咳血的病证。

二、配伍关系

1. 相须 即"同类不可离也"，指将性能功效相类似的药物配合应用，以增强原有疗效。如石膏与知母配合，能明显增强清热泻火的治疗效果；大黄与芒硝配合，能明显增强攻下泻热的治疗效果；全蝎、蜈蚣同用，能明显增强止痉定搐的作用。

2. 相使 即"我之佐使也"，在性能功效方面有某些共性的药物配伍应用，而以一味药为主，另一味药为辅，辅药能提高主药的疗效。如补气利水的黄芪与利水健脾的茯苓配合时，茯苓能提高黄芪补气利水的治疗效果；清热燥湿的黄芩与攻下泻热的大黄配合时，大黄能提高黄芩的清热泻火的治疗效果。因此相使配伍的药物必须依据药物的性能功效强弱，病情和治疗目的来确定主辅关系，达到配伍目的。

3. 相畏 即"受彼之制也"，一种药物的毒性反应或副作用，能被另一种药物减轻或消除。如生半夏和生南星的毒性能被生姜减轻或消除，所以说生半夏和生南星畏生姜。

4. 相杀 即"制彼之毒也"一种药物能减轻或消除另一种药物的毒性或副作用。如生姜能减轻或消除生半夏和生南星的毒性或副作用，所以说生姜杀生半夏和生南星的毒。由此可知，相畏、相杀实际上是同一配伍关系的两种提法，是药物间相互对峙而言的。

5. 相恶 即"夺我之能也"，两药合用，一种药物能使另一种药物原有功效降低，甚至丧失。如人参恶莱菔子，因莱菔子能削弱人参的补气作用。相恶，只是两药的某一方面或某几方面的功效减弱或丧失，并非二药的各种功效全部相恶。如生姜恶黄芩，只是生姜的温肺、温胃功效与黄芩的清肺、清胃功效互相牵制而疗效降低，但生姜还能和中开胃治不欲饮食并呕吐之证，黄芩尚可清泄少阳以除热邪。

两药是否相恶，还与所治证候有关，并非所有所治证候均相恶。如用人参治元气虚脱或脾肺纯虚无实之证，而伍以消积导滞的莱菔子，则人参补气效果降低。但对脾虚食积气滞之证，如单用人参益气，则不利于积滞胀满之证；单用莱菔子消积导滞，又会加重气虚。两者合相制而相成，故《本草新编》说："人参得莱菔子，其功更神。"

6. 相反 即"两不相和也"，两种药物合用，能产生或增强毒性反应或副作用。如"十八反""十九畏"中的若干药物。

上述除单行外的 6 个方面，其变化关系可以概括为四项，即在配伍应用的情况下：①有些药物因产生协同作用而增进疗效，是临床用药时要充分利用的；②有些药物可能互相拮抗而抵消、削弱原有功效，用药时应加以注意；③有些药物则由于相互作用，能减轻或消除原有的毒性或副作用，在应用毒性药或烈性药时必须考虑选用；④一些药物因相互作用而产生或增强毒副作用，属于配伍禁忌，原则上应避免配用。基于上述，可知从单味药到配伍应用，是通过很长的实践与认识过程逐渐积累丰富起来的。

三、君臣佐使

药物的配伍应用是中医用药的主要形式。在"七情"配伍的基础上，药物按一定法度加以组合，并确定一定的分量比例，制成适当剂型，即为方剂。方剂是药物配伍应用的较高形式。"君臣佐使"是药物在方剂中的组方原则。

1. 君药 针对主病或主证起主要作用的药物，如麻黄汤中的麻黄。

2. 臣药 辅助君药加强治疗作用或针对兼病或兼证的药物，如补中益气汤中的人参、炙甘草、白术。

3. 佐药 分为佐助药、佐制药与反佐药。佐助药是辅助君臣药或针对次要兼证的药物，如桂枝汤中的生姜、大枣；佐制药是消减君臣药毒烈性的药物，如白虎汤中的粳米、炙甘草；反佐药是与君臣药相反相成的药物，如左金丸中的吴茱萸。

4. 使药 分为引经药与调和药，如八珍汤中的炙甘草。

目标检测

一、单项选择题

1. 病情单纯，选用针对性较强的单味药应用，称（　　）
　　A. 相须　　　　　　B. 相使　　　　　　C. 相畏　　　　　　D. 单行

2. 临床应用时应避免应用的配伍关系是（　　）
　　A. 相须、相使　　B. 相畏、相杀　　C. 相恶、相反　　D. 相杀、相恶

3. 直接治疗次要症状的药物在方剂中属于（　　）
　　A. 君药　　　　　　B. 臣药　　　　　　C. 佐药　　　　　　D. 使药

4. 黄芪与茯苓配伍属于（　　）
　　A. 相须　　　　　　B. 相使　　　　　　C. 相畏　　　　　　D. 相反

5. 生姜能减轻或消除生半夏的毒性，这种配伍称（　　）
　　A. 相畏　　　　　　B. 相杀　　　　　　C. 相恶　　　　　　D. 相反

6. 消减君臣药毒烈性的药物是（　　）
　　A. 佐助药　　　　　B. 佐制药　　　　　C. 反佐药　　　　　D. 使药

二、思考题

1. 试述中药"七情"的含义及其临床应用的意义？

2. 何谓配伍？使用中药为什么要配伍？

3. 如何理解君臣佐使的含义与组方原则？

第七章

用药禁忌

学习目标

知识要求　1. **掌握**　配伍禁忌的含义；"十八反""十九畏"的内容；妊娠用药禁忌概念和妊娠禁用药与慎用药的具体药物。
2. **熟悉**　服药时的饮食禁忌内容。
3. **了解**　妊娠禁忌的理由和忽视妊娠禁忌的后果。

用药禁忌是指临床用药时，必须注意在某种情况下不宜使用某些药，或在服药时不宜吃某些食物等问题，以免发生副反应或影响疗效。主要包括配伍禁忌、妊娠用药禁忌、服药食忌和病证禁忌等内容。

辨证用药的根本宗旨是避免不良反应，确保临床疗效。故凡用药与证治相违，即属病证药忌。如寒证忌用寒药，热证忌用热药，邪盛而正不虚者忌用补虚药，正虚而无邪者忌用攻邪药等，皆属一般的用药原则，本章不作讨论。对于某些类别和具体药物的病证药忌，将在各论中加以介绍。

一、配伍禁忌

前面"配伍"一节中曾原则地提到，在复方配伍中，有些药物应避免合用。《神农本草经》称这些药物之间的关系为"相恶"和"相反"。据《蜀本草》统计，《神农本草经》所载药物中，相恶的有六十种，而相反的则有十八种。历代关于配伍禁忌的认识和发展，在古籍中说法并不一致。金元时期张元素在《珍珠囊》中把它们概括为"十九反"和"十八畏"，并编成歌诀，现将歌诀内容列举于下。

1. 十八反　乌头反半夏、瓜蒌、贝母、白蔹、白及；甘草反海藻、大戟、甘遂、芫花；藜芦反人参、沙参、丹参、玄参、细辛、芍药。

十八反歌诀：本草明言十八反，半蒌贝蔹及攻乌，藻戟遂芫俱战草，诸参辛芍叛藜芦。

2. 十九畏　硫黄畏朴硝，水银畏砒霜，狼毒畏密陀僧，巴豆畏牵牛，丁香畏郁金，牙硝畏三棱，川乌、草乌畏犀角，人参畏五灵脂，官桂畏赤石脂。

十九畏歌诀：硫黄原是火中精，朴硝一见便相争；水银莫与砒霜见，狼毒最怕密陀僧；巴豆性烈最为上，偏与牵牛不顺情；丁香莫与郁金见，牙硝难合荆三棱；川乌草乌不顺犀，人参最怕五灵脂；官桂善能调冷气，若逢石脂便相欺；大凡修合看顺逆，炮爁炙煿莫相依。

此后的《本草纲目》及《药鉴》等书所记，略有出入，但不如十八反、十九畏歌诀那样被普遍认可和传播习诵。《神农本草经·序例》指出"勿用相恶、相反者"，"若有毒宜制，可用相畏、相杀者尔，勿合用也"。自宋代以后，将"相畏"关系也列为配伍禁忌，与"相恶"混淆不清。因此，"十九畏"的概念与配伍一节中所谈的七情之一的"相畏"，涵义并不相同。

"十九畏"和"十八反"诸药，有一部分同实际应用有些出入，历代医家也有所论及，引古方为据，证明某些药物仍然可以合用。如感应丸中的巴豆与牵牛子同用；甘遂半夏汤以甘草同甘遂并列；散肿溃坚汤、海藻玉壶汤等均合用甘草和海藻；十香返魂丹是将丁香、郁金同用；大活络丹乌头与犀角同用等等。现代这方面的研究工作做得不多，有些实验研究初步表明，如甘草、甘遂两种药合用时，毒性的大小主要取决于甘草的用量比例，甘草的剂量若相等或大于甘遂，毒性较大；又如贝母和半夏分别与乌头配伍，未见明显的增强毒性。而细辛配伍藜芦，则可导致实验动物中毒死亡。由于对"十九畏"和"十八反"的研究，还有待进一步作较深入的实验和观察，并研究其机制，因此，目前应采取慎重态度。一般说来，对于其中一些药物，若无充分根据和应用经验，仍须避免盲目配合应用。

二、妊娠用药禁忌

妊娠禁忌药是指妇女妊娠期除中断妊娠、引产外，禁忌使用或须慎重使用的药物。根据某些药物对胎元损害程度的不同，一般可分为禁用与慎用两类。

1. 妊娠禁用药 大多是毒性较强或药性猛烈的药物，如水银、砒霜、雄黄、轻粉、斑蝥、马钱子、蟾酥、川乌、草乌、藜芦、胆矾、瓜蒂、巴豆、甘遂、大戟、芫花、牵牛子、商陆、麝香、三棱、莪术、水蛭、虻虫等。

2. 妊娠慎用药 大多具有小毒或通经祛瘀、行气破滞，以及辛热性质的药物。如大黄、芒硝、番泻叶、桃仁、红花、牡丹皮、枳实、附子、干姜、肉桂等。

近年来对妊娠禁忌药进行了一些实验研究，结果表明妊娠禁忌药的危害是多方面的。这些药物能造成盆腔出血、兴奋收缩妊娠子宫、抗早孕、产生胎儿畸形等作用，严重者会引起堕胎或终止妊娠。因此，随着对妊娠禁忌药认识的逐步深入，对妊娠禁忌的理由也进行了全面总结，归纳起来主要包括：①对母体不利；②对胎儿不利；③对产程不利。目前，无论从用药安全的角度，还是从优生优育的角度来认识这几点，都是应当给予高度重视的。总的说来，对于妊娠禁忌的，如无特殊必要，应尽量避免使用，以免发生事故。如孕妇患病非用不可，则应注意辨证准确，掌握好剂量与疗程，并通过恰当的炮制和配伍，尽量减轻药物对妊娠的危害，做到用药安全而有效。

三、服药食忌

服药食忌是指服药期间对某些食物的禁忌，又简称食忌，也就是通常所说的忌口。在古代文献上有常山忌葱；地黄、何首乌忌葱、蒜、萝卜；薄荷忌鳖肉；茯苓忌醋；鳖甲忌苋菜；以及蜜反生葱等记载。这说明服用某些药时不可同吃某些食物。此外，根据病情的不同，饮食禁忌也有区别。如热性病患者应忌食辛辣、黏腻、油炸、腥臭类食物；寒性病患者应忌食生冷类食物；胸痹患者应忌食肥肉、脂肪、动物内脏、烟、酒；肝阳上亢、头晕目眩、烦躁易怒者应忌食胡椒、辣椒、大蒜、白酒等辛热助阳之品；脾胃虚弱者应忌食油炸黏腻、寒冷固硬、不易消化的食物；疮疡、皮肤病患者应忌食鱼、虾、蟹等腥膻发物及辛辣刺激性食品。

目标检测

一、单项选择题

1. 属于十八反的配伍药对是（　　）
   A. 甘草与海藻　　　B. 丁香与郁金　　　C. 人参与五灵脂　　　D. 三棱与莪术
2. 用药禁忌不包括（　　）
   A. 配伍与妊娠禁忌　　B. 炮制禁忌　　　C. 饮食禁忌　　　D. 证候禁忌
3. 妊娠禁用药应除外（　　）
   A. 牵牛子　　　　　B. 桃仁　　　　　C. 麝香　　　　　D. 巴豆

4. 十八反属于七情中的 （　　　）

    A. 相恶　　　　　　　B. 相反　　　　　　　　C. 相畏　　　　　　　　D. 相杀

5. 十九畏属于七情中 （　　　）

    A. 相畏　　　　　　　B. 相杀　　　　　　　　C. 相恶　　　　　　　　D. 相反

6. 七情中能增毒的配伍关系是 （　　　）

    A. 相畏　　　　　　　B. 相杀　　　　　　　　C. 相恶　　　　　　　　D. 相反

7. 根据十九畏中表述，不能与芒硝配伍的是 （　　　）

    A. 牵牛子、丁香　　　B. 硫黄、三棱　　　　　C. 人参、郁金　　　　　D. 肉桂、川乌

二、思考题

1. 试述中药禁忌的主要内容及其临床意义。

2. "十八反""十九畏"的内容各是什么？

3. "十九畏"与配伍七情中"相畏"有何不同？

4. 妊娠禁忌药主要对哪些方面产生不利影响？

5. 服药期间，在饮食方面要注意什么？

第八章

中药的用法

学习目标

知识要求　1. **掌握**　中药的传统给药途径和现代给药途径方式及其应用形式；中药
　　　　　　　　　的服药方法与服药时间。
　　　　　　2. **熟悉**　中药饮片的煎煮方法。
　　　　　　3. **了解**　中药特殊煎煮法的体例、处理方法和具体要求。

用法，指中药的应用方法，内容十分广泛。本书主要讨论中药的给药途径、应用形式、煎煮方法和服药方法。

一、给药途径

给药途径亦是影响药物疗效的因素之一。因为机体的不同组织对于药物的吸收性能不同，对药物的敏感性亦有差别，药物在不同组织中的分布、消除情况也不一样。所以，给药途径不同，会影响药物吸收的速度、数量以及作用强度。有的药甚至必须以某种特定途径给药，才能发挥某种作用。

中药的传统给药途径，除口服和皮肤给药两种主要途径外，还有吸入、舌下给药、黏膜表面给药、直肠给药等多种途径。20世纪30年代后，中药的给药途径又增添了皮下注射、肌内注射、穴位注射和静脉注射等。

不同的途径给药各有其特点。临床用药时，具体应选择何种途径给药，除应考虑各种给药途径的特点外，还需注意病证与药物双方对给药途径的选择。而病证与药物对给药途径的选择，则是通过对剂型的选择来体现的。

二、应用形式

无论从什么形式给药，都需要将药物加工制成适合医疗、预防应用的一定剂型。传统中药剂型中，有供口服的汤剂、丸剂、散剂、酒剂、滋膏剂、露剂；供皮肤用的软膏剂、硬膏剂、散剂、丹剂、涂擦剂、浸洗剂、熏剂；还有供体腔使用的栓剂、药条、钉剂等等。20世纪30年代研创出了中药注射剂，以后又发展了胶囊剂、冲剂、气雾剂、膜剂等新剂型。

三、煎煮方法

中药的疗效除与剂型的类别有关外，还与制剂工艺有着密切关系，由于汤剂是临床应用中药最常采用的剂型，并且大多由病家自制，为了保证临床用药能获得预期的疗效，医生应将汤剂的正确煎煮法向病家交代清楚。

（一）煎药器具

最好用陶瓷器皿中的砂锅、砂罐。因其化学性质稳定，不易与药物成分发生化学反应，并且导热均匀，保暖性能好。其次可用白色搪瓷器皿或不锈钢锅。煎药忌用铁、铜、铝等金属器具。因金属元素容易与药液中的中药成分发生化学反应，可能使疗效降低，甚至产生毒副作用。

（二）煎药用水

煎药用水必须无异味、洁净澄清，含矿物质及杂质少。一般来说，凡人们在生活上可作饮用的水都可用来煎煮中药。按理论推算，加水量应为饮片吸水量、煎煮过程中蒸发量及煎煮后所需药液量的总和。虽然实际操作时加水很难做到十分精确，但至少应根据饮片质地疏密、吸水性能及煎煮时间长短确定加水多少。一般用水量为将饮片适当加压后，液面淹没过饮片约2cm为宜。质地坚硬、黏稠，或需久煎的药物加水量可比一般药物略多，质地疏松，或有效成分容易挥发，煎煮时间较短的药物，则液面淹没药物即可。

（三）煎前浸泡

中药饮片煎前浸泡既有利于有效成分的充分溶出，又可缩短煎煮时间，避免因煎煮时间过长，导致部分有效成分耗损或破坏过多。多数药物宜用冷水漫泡，一般药物可浸泡20～30分钟，以种子、果实为主的可浸泡1小时。夏天气温高，浸泡时间不宜过长，以免腐败变质。

（四）煎煮火候及时间

煎煮中药还应注意火候与煎煮时间适宜。煎一般药宜先武火、后文火，即未沸前用大火，沸后用小火保持微沸状态，以免药汁溢出或过快熬干。解表药及其他芳香性药物，一般用武火迅速煮沸，改用文火维持10～15分钟左右即可。有效成分不易煎出的矿物类、骨角类、贝壳类、甲壳类药及补益药，一般宜文火久煎，使有效成分充分溶出。

（五）榨渣取汁

汤剂煎煮后应榨渣取汁。因为一般药物加水煎煮后都会吸附一定药液。其次，已经溶入药液中的有效成分可能被药渣再吸附。如药渣不经压榨取汁就抛弃，会造成有效成分损失。尤其是一些遇高热有效成分容易损失或破坏而不宜久煎或煎两次的药物，药渣中所含有效成分所占比例会更大，榨渣取汁的意义就更大。

（六）煎煮次数

一般来说，一剂药可煎3次，最少应煎2次。因为煎药时药物的有效成分会溶解在进入药材组织的水液中，然后再扩散到药材外部的水液中。到药材内外溶液的浓度达到平衡时，因渗透压平衡，有效成分就不再溶出了。这时，只有将药液滤出，重新加水煎煮，有效成分才能继续溶出。

（七）入药方法

一般药物可以同时入煎，但部分药物因其性质、性能及临床用途不同，所需煎煮时间不同。有的还需作特殊处理，甚至同一药物因煎煮时间不同，其性能与临床应用也存在差异。所以，煎制汤剂还应讲究入药方法。

1. 先煎　如磁石、牡蛎等矿物、贝壳类药物，因其有效成分不易煎出，应先入煎30分钟左右再纳入其他药同煎；制川乌、制附片等药因其毒烈性经久煎可以降低，应先煎半小时再入他药同煎，以确保用药安全。

2. 后下　如薄荷、白豆蔻、大黄、番泻叶等药因其有效成分煎煮时容易挥散或破坏而不耐煎煮者，入药宜后下，待他药煎煮10～30分钟后投入，再煎煮几分钟即可。大黄、番泻叶等药甚至可以直接用开水泡服。

3. 包煎　如蒲黄、海金沙等因药材质地过轻，煎煮时易飘浮在药液面上，或成糊状，不便于煎煮及服用；车前子、葶苈子等药材较细，又含淀粉、黏液质较多的药材，煎煮时容易粘锅、糊化、焦化；辛夷、旋覆花等药材有毛，对咽喉有刺激性；这几类药物入药时宜用纱布包裹入煎。

4. 另煎　如人参等贵重药物宜另煎，以免煎出的有效成分被其他药渣吸附，造成浪费。

5. 烊化　如阿胶等胶类药，容易黏附于其他药渣及锅底，既浪费药材，又容易熬焦，宜另行烊化，再与其他药汁兑服。

6. 冲服　如芒硝等入水即化的药及竹沥等汁液性药材，宜用煎好的其他药液或开水冲服。

四、服药方法

口服，是临床使用中药的主要给药途径。口服给药的效果，除受到剂型等因素的影响外，还与服药的时间、服药的多少及服药的冷热等服药方法有关。

（一）服药时间

按时服药也是合理用药的重要方面，古代医家对此甚为重视。《汤液本草》说："药气与食气不欲相逢，食气消则服药，药气消则进食，所谓食前食后盖有义在其中也。"具体服药时间应根据胃肠的状况、病情需要及药物特性来确定。

清晨空腹时，因胃及十二指肠内均无食物，所服药物可避免与食物混合，能迅速入肠中充分发挥药效。峻下逐水药晨起空腹时服药，不仅有利于药物迅速入肠发挥作用，且可避免晚间频频起床影响睡眠。

饭前，胃中空虚。驱虫药、攻下药及其他治疗胃肠道疾病的药物宜饭前服用，有利于药物的消化吸收，故多数药都宜饭前服用。

饭后，胃中存有较多食物，药物与食物混合，可减轻其对胃肠的刺激，故对胃肠道有刺激性的药宜饭后服。消食药亦宜饭后及时服用，以利充分发挥药效。一般药物，无论饭前或饭后服，服药与进食都应间隔1小时左右，以免影响药物、食物的消化吸收与药效的发挥。

此外，为了使药物能充分发挥作用，有的药还应在特定的时间服用：如安神药用于治失眠，宜在睡前30分钟至1小时服药；缓下剂亦宜睡前服用，以便翌日清晨排便；涩精止遗药也应在睡前给药。截疟药应在疟疾发作前两小时服药，急性病则不拘时限。

（二）服药多少

一般疾病服药，多采用每日一剂，每剂分二服或三服。病情急重者，可每隔四小时左右服药一次，昼夜不停，使药力持续，利于顿挫病势。

应用发汗药、泻下药时，因药力较强，服药应适可而止。一般以得汗、得下为度，不必尽剂，以免汗、下太过，损伤正气。

呕吐患者服药宜小量频服。量小，药物对胃的刺激也小，不致药入即吐，频服，才能保证一定的服药量。

（三）服药冷热

临床用药时，服药的冷热应具体分析，区别对待。一般汤药多宜温服。如治寒证用热药，宜于热服。特别是辛温解表药用于外感风寒表实证，不仅药宜热服，服药后需温覆取汗。至于治热病所用寒药，如热在胃肠，患者欲冷饮者可凉服，如热在其他脏腑，患者不欲冷饮者，寒药仍以温服为宜。另外，用从治法时，也有热药凉服，或凉药热服。

此外，对于丸、散等固体药剂，除特别规定外，一般都宜用温开水送服。

目标检测

一、单项选择题

1. 中药传统的给药途径是（　　　）

　A. 口服和皮肤给药　　　B. 舌下给药　　　C. 直肠给药　　　D. 黏膜表面给药

2. 细小而含黏液质多的种子类药入汤剂宜（　　　）

    A. 先煎　　　　　　　　　　B. 后下　　　　　　　　　C. 另煎　　　　　　　　D. 包煎

3. 宜饭后服用的药物是（　　　）

    A. 对胃肠有刺激性的药　　　B. 驱虫药与泻下药　　　C. 安神药　　　　　　　D. 滋补药

4. 阿胶入汤剂应（　　　）

    A. 先煎　　　　　　　　　　B. 烊化　　　　　　　　　C. 后下　　　　　　　　D. 包煎

5. 煎药器具最宜选用（　　　）

    A. 陶砂锅　　　　　　　　　B. 金属锅　　　　　　　　C. 搪瓷器皿　　　　　　D. 不锈钢锅

6. 煎药火候应用（　　　）

    A. 武火　　　　　　　　　　B. 文火　　　　　　　　　C. 先武后文　　　　　　D. 先文后武

二、思考题

1. 特殊煎煮的方法有哪些？并举例说明。

2. 汤剂是如何煎煮的，应注意什么问题？

3. 人参入药为什么要另煎？

4. 临床怎样掌握服药方法与服药时间？

第九章

用药剂量

剂量，即药物的用药量，一般是指单味药的成人内服一日用量。也有指在方剂中药与药之间的比例分量，即相对剂量。

一、古今计量单位及换算

中药的计量单位，古今有别。古代有重量（铢、两、钱、斤等）、度量（尺、寸等）及容量（斗、升、合等）多种剂量方法，用来量取不同的药物。此外，还有可与上述剂量方法换算的"刀圭""方寸匕""撮""枚"等较粗略的剂量方法，由于古今度量衡制的变迁，后世多以重量为计量固体药物的方法。明清以来，普遍采用16位进制，即 1 斤 = 16 两 = 160 钱。现今我国对中药计量采用公制，即 1 公斤 = 1000g。为了方便处方和配药，特别是古方剂量的换算，通常按规定以近似值进行换算，即 1 两（16 位制）= 30g，1 钱 = 3g，1 分 = 0.3g。

单味中药的成人每日内服常用剂量，除峻烈药、毒性药和某些精制品外，一般干品药为 5 ~ 10g，部分为 15 ~ 30g。各单味药后所标用量即此。

二、确定剂量的依据

剂量是否得当，是能否确保用药安全、有效的重要因素之一。临床上主要依据所用药物的药性、用药方法、患者情况及四时气候等诸方面来确定中药的具体用量。

（一）药物方面

1. 药材质量 质优力强者，用量宜小些；质次力不足者，用量可大些。

2. 药材质地 花、叶类质轻之品用量宜轻，金石、贝壳质重之品用量宜重；干品用量宜轻，鲜品用量宜重。

3. 药物的气味 气味平淡作用缓和的药，用量宜重；气味浓厚作用峻猛的药，用量宜轻。

4. 有毒无毒 有毒者，应严格控制剂量，不得超出安全范围；无毒者，剂量变化幅度较大，可适当增加用量。

（二）用药方面

1. 方药配伍 单味应用时剂量宜大，复方应用时剂量宜小；在方中作主药时用量宜稍大，而作辅药则用量宜小些。

2. 剂型 入汤剂时用量宜大；入丸、散剂时用量宜小。

3. 使用目的 某些药因用量不同可出现不同作用，故可根据不同使用目的增减用量，如以槟榔行气消积用 6 ~ 15g 即可，而驱绦虫则需用 60 ~ 120g。

（三）患者方面

1. 体质 在以祛邪为主时，体强者用量宜重，体弱者用量宜轻。以补虚为主时，脾胃强健者用量宜稍大，脾胃虚弱者用量宜轻小。

2. 年龄 小儿发育未全，老人气血渐衰，对药物耐受力均较弱，故用量宜减小；而青壮年气血旺盛，对药物耐受力较强，故用量宜大些。小儿五岁以下通常用成人量的四分之一，六岁以上可按成人量减半用。

3. 性别 一般说男女用量差别不大，但在妇女月经期、妊娠期，投用活血化瘀药则宜减量。

4. 病程 新病患者正气损伤较小，用量可稍重；久病多伤正气，用量宜轻些。

5. 病势 病急、病重者用量宜重，病缓、病轻者用量宜轻。

6. 生活习惯与职业 如以辛热药疗疾，平时不喜食辛辣热物，或常处高温下作业的人用量宜轻；反之则用量宜重。

（四）其他方面

除上述因素外，还应考虑到季节、气候及居住的自然环境等方面的因素。做到"因时制宜""因地制宜"。我国东南地区温暖潮湿，温热和滋腻之药用量宜轻；西北地区，寒冷干燥，寒冷或香燥之品用量宜轻。春夏气候温热，易于出汗，发汗药用量不宜重；秋冬气候寒冷，腠理致密，发汗药用量则宜适当增加。

目标检测

一、单项选择题

1. 古方中 1 两相当于现代的 （   ）
   A. 20g　　　　　　　B. 30g　　　　　　　C. 40g　　　　　　　D. 50g

2. 对中药剂量内容描述错误的是 （   ）
   A. 单味药物的成人一日量　　　　　　B. 单味药物的一日量
   C. 方剂中各药的相对用量　　　　　　D. 制剂中的实际服用量

3. 临床上确定中药用量的主要依据不包括 （   ）
   A. 服药的季节与用药方法　　　　　　B. 药物性质、剂型与配伍
   C. 炮制方法　　　　　　　　　　　　D. 患者年龄、体质、病情

4. 下列叙述不正确的是 （   ）
   A. 药材质优者，用量宜小　　　　　　B. 药材质地较重者，用量宜重
   C. 气味平淡作用缓和的药，用量宜小　D. 药物单味应用时，剂量宜大

二、思考题

1. 何谓剂量？确定剂量的根据是什么？

2. 中药的计量单位古今有何区别，如何换算？

3. 如何理解剂量与药效的关系？

各 论

第十章

解表药

学习目标

知识要求　**1. 掌握**　解表药的含义、功效、适应证、配伍应用和使用注意；11 味药物（麻黄、桂枝、紫苏、荆芥、防风、细辛、薄荷、牛蒡子、菊花、葛根、柴胡）。

　　　　　　2. 熟悉　8 味药物（生姜、香薷、羌活、白芷、辛夷、蝉蜕、桑叶、升麻）。

　　　　　　3. 了解　4 味药物（藁本、苍耳子、蔓荆子、淡豆豉）。

技能要求　1. 能利用重点药物的药性与功效进行辨证治疗。

　　　　　　2. 学会对功用相似的药物进行异同比较。

　　　　　　3. 熟记重点药物的性能特点与特殊用法用量。

　　　　　　4. 识别 23 味中药饮片。

案例导入

案例1：刘某，男，50 岁，隆冬季节，因工作需要出差外行，途中不慎感受风寒之邪，当晚即发高热，体温达 39.2℃，恶寒甚重，虽覆两床棉被，仍啬啬恶寒，发抖，周身关节无一不痛，无汗，皮肤滚烫而咳嗽不止，舌苔薄白，脉浮紧有力。

案例2：一患者，男，36 岁。因气候突变出现头痛，微恶风寒，身上有汗，咽干口渴。经治疗 2 天未见好转。现有咳嗽，喉咙肿痛，身体发热，流浓鼻涕，痰浓稠色黄，食少，舌尖红，苔薄黄，脉浮数，全身酸懒，小便发黄。伴有便秘。

讨论：1. 根据以上两个案例的症状分别进行辨证。

　　　　　2. 应选用本章哪类及哪些中药治疗？

1. 含义　凡以发散表邪、解除表证为主要作用的药物，称解表药，又谓发表药。

2. 性能特点　解表药多具有辛味，性能发散，主入肺、膀胱经。偏行肌表，使肌表之邪外散或从汗而解，从而达到治愈表证。本类药物具有发散解表的功效。部分药物兼能宣肺、利水、透疹、祛风湿。

3. 分类、功效与适应证

表 10 – 1　解表药的分类、功效与适应证

分类	功效	适应证
发散风寒药 （辛温解表药）	发散风寒	外感风寒所致的风寒表证。症见恶寒发热，无汗（表实证）或汗出不畅（表虚证），头痛身痛，口不渴，舌苔薄白，脉浮紧。部分药物兼治痹证、喘咳、水肿、麻疹及疮疡初起兼有风寒表证等证
发散风热药 （辛凉解表药）	发散风热	外感风热所致的风热表证。症见发热微恶寒，有汗，咽干口渴，头痛目赤，舌苔薄黄，脉浮数。部分药物兼治风热所致目赤多泪，咽喉肿痛，麻疹不透及风热咳嗽等证

4. 配伍应用　使用解表药时，除针对外感风寒、风热表邪的不同，相应选择长于风寒或风热的药物外，还必须根据四时气候和患者体质不同而恰当选择、配伍用药。

（1）冬季多风寒，用发散风寒药；春季多风热，用发散风热药；夏季多夹暑湿，常以解表药配伍祛暑化湿药同用；秋季多兼燥邪，则常以解表药配伍润燥药同用。

（2）虚人外感，正虚邪实，难以祛散表邪者，常以解表药配伍补气、助阳、滋阴、养血等补养药同用，以扶正祛邪。

（3）温病初起，邪在卫分，常以发散风热药配伍清热解毒药同用。

5. 使用注意

（1）发汗作用较强时，不要用量过大，发汗太过，以免耗伤阳气，损及津液，造成"亡阳"或"伤阴"弊端。

（2）表虚自汗、阴虚盗汗以及疮疡日久、淋病、失血者，虽有表证，也应慎用。

（3）注意气候地域，如春夏腠理疏松易出汗用量宜轻，冬季腠理致密用量宜重；南方炎热用药宜轻，北方严寒用药宜重。

（4）解表药多为辛散之品，入汤剂不宜久煎，以免有效成分挥发而降低药效。

第一节　发散风寒药

麻　黄　Mahuang

【来源】为麻黄科植物草麻黄 *Ephedra sinica* Stapf、木贼麻黄 *E. equisetina* Bge. 或中麻黄 *E. intermedia* Schrenk et C. A. Mey. 的干燥草质茎。

【处方别名】麻黄草、麻黄绒、炙麻黄、蜜麻黄。

【性味归经】辛、微苦，温。归肺、膀胱经。

【功效应用】

1. 发汗解表　用于外感风寒表实证。本品辛温发散之性较强，善能开泄腠理，透发毛窍，主要通过发汗以外散侵袭肌表的风寒邪气。在发散风寒中，其发汗作用最为明显。多用治外感风寒重证，常与桂枝相须为用，如麻黄汤。

2. 宣肺平喘　用于风寒束肺之喘咳实证。本品辛散而微兼苦降之性，可外开皮毛郁闭，以使肺气宣畅而宣肺平喘；内降上逆之气，常以苦杏仁等止咳平喘药为辅助。

3. 利水消肿　用于水肿而兼有表证者。可与发汗利水药配伍。

【性能特点】本品辛散质轻，苦泄温通，其气微香，入肺与膀胱经。外能达肌表、开腠

理、透毛窍、散风寒，以达发汗解表之功，为辛温发汗之峻品，被誉为"发汗解表第一药"；内开宣肺气、通畅气机以平喘，为宣肺平喘之良药。此外，取其温通宣达之性，散寒通滞以逐经络阴寒之邪，治风寒湿痹、阴疽、痰核等证；又能通调水道、下输膀胱，以利水消肿，治风水水肿。

【用法用量】 煎服，2~10g。发汗解表宜生用，止咳平喘多蜜炙用。捣绒缓和发汗，小儿、年老体弱者宜用麻黄绒或炙用。

【使用注意】 本品发散力强，故表虚自汗、阴虚盗汗及肾不纳气的虚喘者均当忌服。

【现代研究】

1. 主要成分 本品含麻黄碱、伪麻黄碱、甲基伪麻黄碱、麻黄次碱等多种生物碱及挥发油、有机酸类、黄酮类等。

2. 药理作用 本品具有促进发汗、解热、镇痛、抗炎、抗菌、抗病毒、抗过敏、镇咳、祛痰、平喘、利尿、强心、升高血压及兴奋中枢等作用。

拓展阅读

麻黄的相关知识

1. 阴疽：阴疽是由阴痰阻隔气血，郁滞经络所致，为虚寒之疮证，病变部位漫肿不红，坚硬如石为其特征。一般起病缓慢。

2. 麻黄素、冰毒、摇头丸：麻黄的主要有效成分是麻黄碱和伪麻黄碱，经过处理后可转变成甲基苯丙胺，其右旋体盐酸盐就是"冰毒"。它的另一种衍生物3,4-亚甲二氧甲基苯丙胺，就是俗称的摇头丸。冰毒与摇头丸均为法定新型毒品。

桂 枝 Guizhi

【来源】 为樟科植物肉桂 *Cinnamomum cassia* Presl 的干燥嫩枝。

【处方别名】 细桂枝、嫩桂枝、桂枝尖、川桂枝。

【性味归经】 辛、甘，温。归心、肺、膀胱经。

【功效应用】

1. 发汗解肌 用于外感风寒表证。本品开腠发汗之力较麻黄温和，且能宣阳气于卫分、畅营血于肌表，用治外感风寒，无论有汗或无汗均可应用。表实无汗者，常与麻黄同用，既助其发汗散寒，又通阳气，畅血脉以缓和头身疼痛；表虚有汗者，常则与白芍配伍，以收调和营卫之效。

2. 温经通阳 用于寒凝血滞及风寒痹证等多种痛证。如胸痹心痛、脘腹冷痛、经闭腹痛、产后腹痛、风寒湿痹、肩臂疼痛等，本品辛散温通，可温散经脉寒邪，可与活血化瘀、祛风湿、温里药等同用。

3. 助阳化气 用于痰饮眩晕、膀胱蓄水及心动悸、脉结代。本品不仅可扶助脾肾阳气、促进气化，解除水湿停滞诸证，还能助心阳、利水湿、散阴寒、通血脉、止悸动，常为方中君药。

【性能特点】 本品辛温发散，甘温助阳。既走表，又走里。发汗力不如麻黄，但长于助阳、温通经脉、温中散寒，并能通阳化气而行水消肿，故治风寒感冒无论表实表虚皆宜，对阳虚、经寒血滞诸痛、水肿、心悸脉结代及痰饮证可投。此外，其止痛作用用之较广，以治冷痛为主。

【用法用量】 煎服，3～10g；或入丸散。外用适量，研末调敷，或煎汤熏洗。

【使用注意】 本品辛温助热，易伤阴动血，故温热病、阴虚阳盛、血热妄行诸出血证忌服，孕妇及月经过多者慎服。

【现代研究】

1. 主要成分 本品含挥发油，主要为桂皮醛、桂皮酸，并含少量乙酸桂皮酯、乙酸苯丙酯等。

2. 药理作用 本品具有促进发汗、解热、镇静、镇痛、抗惊厥、抗炎、抗病原微生物、抗肿瘤、止咳、利尿、强心、健胃和抑制结核杆菌等作用。

拓展阅读

桂枝的相关知识

胸痹：是指以胸部憋闷疼痛，甚则胸痛彻背，喘息不得卧，短气为主要表现的一种病证。轻者感觉胸闷，呼吸欠畅，重者则有胸痛，严重者心痛彻背，背痛彻心。多因寒凝心脉、瘀血痹阻、痰浊闭阻、心气不足等所致。

紫　苏　Zisu

【来源】 为唇形科植物紫苏 *Perilla frutescens*（L.）Britt. 的干燥茎和叶。

【处方别名】 全紫苏、苏叶、苏梗、紫苏叶。

【性味归经】 辛，温。归肺、脾、胃经。

【功效应用】

1. 发汗解表 用于外感风寒证。本品辛温发散之性较为缓和，外感风寒轻证可以单用，重证需与发散风寒药同用。

2. 行气宽中 用于脾胃气滞，内伤湿滞，胸闷呕吐。本品能行气以宽中除胀、和胃化湿止呕，兼有安胎之功，可用治中焦气机郁滞之胸脘胀满、恶心呕吐，还可用于胎气上逆、胎动不安及妊娠呕吐。

【性能特点】 本品辛温而芳香气烈。发散风寒作用较弱，多用于外感风寒轻证。因其入肺经兼能宣肺止咳，入脾经又能行气宽中、和中止呕，故对外感风寒咳喘有痰兼见脾胃气滞、胸闷、呕恶者，尤为适用。此外，尚可解鱼蟹毒，以治因食鱼蟹中毒之腹痛吐泻。

【用法用量】 煎服，5～10g，不宜久煎；治鱼蟹中毒，可单用至 30～60g。

【使用注意】 本品辛温耗气，故气虚、表虚及温病初起者慎服。实验证明，本品还有升高血糖作用，故建议糖尿病患者不宜大剂量使用。

拓展阅读

紫苏的相关知识

1.紫苏叶长于发汗解表；紫苏梗偏于行气宽中安胎；紫苏（带叶梗）能和胃止呕；紫苏子（果实）善降气止咳平喘、润肠通便。

2. 胎动不安：是指妊娠期出现腰酸腹痛，胎动下坠，或阴道少量流血者，又称"胎气不安"。

生 姜 Shengjiang

【来源】 为姜科植物姜 *Zingiber officinale* Rosc. 的新鲜根茎。

【处方别名】 姜、鲜姜、均姜、生姜片。

【性味归经】 辛，微温。归肺、脾、胃经。

【功效应用】

1. 发汗解表 用于外感风寒表证。本品发散风寒的作用温和，略有发汗解表之功，风寒轻证单用有效；亦可以本品为主，辅以葱白、大枣或红糖煎服。本品更多是作为辅助之品，与桂枝、羌活等辛温解表药同用，以增强散寒祛风之效。

2. 温中止呕 用于胃寒呕吐。单用有效，随证配伍可治疗多种呕吐。

3. 温肺止咳 用于肺寒咳嗽。无论有无外感风寒，或痰多痰少，皆可选用。

此外，生姜具有健胃消食和解毒作用，用于脾胃虚弱、食欲不振之轻证。

【性能特点】 本品味辛发散，微温散寒。但发散解表力弱，入肺胃经。外能发汗解表，治外感风寒轻证；内能温胃散寒，和中降逆而止呕，有"呕家圣药"之称，适用于多种呕吐证，尤以胃寒呕吐最宜；且能温肺散寒、化痰止咳。此外，还能解半夏、天南星及鱼蟹之毒。

【用法用量】 煎服，3~10g，或捣汁服。外用适量，捣敷，擦患处，或炒热熨。

【使用注意】 本品辛温伤阴助火，故阴虚内热盛者忌服。

香 薷 Xiangru

【来源】 为唇形科植物石香薷 *Mosla chinensis* Maxim. 或江香薷 *M. chinensis* 'Jiangxiangru' 的干燥地上部分。

【处方别名】 江香薷、陈香薷、西香薷、嫩香薷、香茹。

【性味归经】 辛，微温。归肺、胃、膀胱经。

【功效应用】

1. 发汗解表，化湿和中 用于阴暑证。本品辛温发散，其气芳香，入脾胃可化湿和中，故多用于外感风寒而兼内伤暑湿等症。常与厚朴、白扁豆、金银花等同用，以达祛暑解表、清热化湿之功，如香薷饮。

2. 利水消肿 用于水肿兼有表证及小便不利，脚气。可单用或配白术、益母草等健脾利水药同用。

【性能特点】 本品辛温芳香。外能发汗解表，内能化湿和中而解暑，最适宜于夏季外感风寒、内伤暑湿之阴寒闭暑证，故有"夏月麻黄"之称。此外，又能利水消肿，以治风水水肿最宜。

【用法用量】 煎服，3~10g，用于发表，不宜久煎；利水消肿须浓煎。

【使用注意】 本品辛温发汗之力较强，有耗气伤阴之弊，故气虚、阴虚、表虚有汗者忌服。

拓展阅读

香薷的相关知识

1. 夏日常用香薷煮粥服食或泡茶饮用，既可预防中暑，又可增进食欲。但香薷煎汤热服，易致呕吐，故宜凉服，热服时亦可佐以杏仁、黄芩等苦降之品。

2. 通过本草考证，香薷的来源历来有两种说法，1990年版前的中国药典以海州香薷作为正品使用。

荆 芥 Jingjie

【来源】 为唇形科植物 *Schizonepeta tenuifolia* Briq. 的干燥地上部分。

【处方别名】 全荆芥、姜芥、假苏、荆芥穗、荆芥炭。

【性味归经】 辛，微温。归肺、肝经。

【功效应用】

1. 祛风解表 用于外感风邪表证。本品药性微温，长于辛散祛风，为发散风寒药中药性最为平和之品，对于外感风邪表证，无论风寒、风热，均可广泛使用。治风寒表证者，如荆防败毒散；治风热表证者，如银翘散。

2. 透疹止痒 用于麻疹透发不畅，风疹瘙痒。

3. 消疮 用于疮疡初起兼有表证者。常与解表透疹药或清热解毒药同用。

4. 止血 用于吐衄下血多种出血证。荆芥炒炭后性平味涩，归肝经，用治多种出血证。

【性能特点】 本品辛香透散，性微温而不燥，药性平和。作用重在祛散风邪，用治外感表证，无论风寒、风热皆可应用。且能宣散疹毒、祛风止痒、消散疮疡。此外，本品炒炭性变收敛，擅止血，治多种出血证。

【用法用量】 煎服，3～10g，不宜久煎。发表透疹消疮宜生用；止血宜炒炭用。荆芥穗长于发散之力。

【使用注意】 本品辛温发散，耗气伤阴，故体虚多汗、阴虚头痛者忌服。

【现代研究】

1. 主要成分 本品含挥发油，主要为右旋薄荷酮、消旋薄荷酮和少量右旋柠檬烯等。

2. 药理作用 本品具有微弱解热作用。此外，还具有抑菌、镇痛、抗炎作用。

防 风 Fangfeng

【来源】 为伞形科植物防风 *Saposhnikovia divaricata* (Turcz.) Schischk. 的干燥根。

【处方别名】 口防风、关防风、青防风、炒防风、旁风。

【性味归经】 辛、甘，微温。归膀胱、肝、脾经。

【功效应用】

1. 祛风解表 用于外感风邪表证。本品药性微温，味微甘而不燥烈，以辛散风邪为主；其温性胜于荆芥，尚能止痛，用治风邪表证，无论寒热虚实，均可配伍应用。治外感风寒者，常与荆芥同用，如荆防败毒散；治外感风热者，可配薄荷等。

2. 胜湿止痛 用于风寒湿痹。对于寒痹、热痹均可应用。

3. 止痉 用于风毒内侵，角弓反张，抽搐痉挛的破伤风证。

【性能特点】 本品味辛、甘，温而不燥，甘缓不峻，为"风药中之润剂"。因"风药能胜湿"，药性平和，故外感风寒、风热、风湿均可应用，为治祛风通用药。本品主入肝经，肝主筋，味甘能缓筋急，故可祛风止痉，以治破伤风。此外，炒用还可以止泻。

【用法用量】煎服，5~10g；或入酒剂、丸散剂。外用适量，煎汤熏洗。

【使用注意】本品味辛微温，伤阴血而助火，故阴虚火旺及血虚发痉者慎服。

拓展阅读

防风的相关知识

破伤风：是由破伤风杆菌侵入人体伤口，在体内无氧环境下生长繁殖，分泌外毒素所引起的一种急性特异性感染。以全身骨骼肌、颈项强直及阵发性痉挛，角弓反张，紧张，牙关紧闭，呼吸困难，甚至窒息为主要临床特征。

羌 活 Qianghuo

【来源】为伞形科植物羌活 *Notopterygium incisum* Ting ex H. T. Chang 或宽叶羌活 *N. franchetii* H. de Boiss. 的干燥根茎和根。

【处方别名】羌滑、黑药、川羌、西羌、蚕羌、条羌。

【性味归经】辛、苦，温。归膀胱、肾经。

【功效应用】

1. 散寒解表 用于风寒夹湿之头痛（太阳经后头痛牵连项痛）、身痛等证。本品辛散温燥之性雄烈，发散风寒较强，各型风寒表证均常选用。又能胜湿止痛，对外感风寒夹湿之头项强痛、肢体酸楚较重者，尤为适宜，常与祛风止痛药相须为用，如九味羌活汤。

2. 胜湿止痛 用于风寒湿邪侵袭所致的肢节疼痛，肩背酸痛。尤以上半身疼痛适用。

【性能特点】本品辛散苦燥温通，气味雄烈，药力较强。主散太阳肌表风寒湿，为祛风散寒发表常用药，善治表证夹湿；又长于祛风湿、散寒邪、通利关节而止痛，其作用部位偏上偏表，善治太阳头痛及上半身风湿痹痛，尤以肩背肢节疼痛者为佳。

【用法用量】煎服，3~10g；或入丸散。

【使用注意】本品气味浓烈，用量过多，易致呕吐，故脾胃虚弱者不宜服；又辛温燥烈，伤阴耗血，故血虚痹痛、阴虚头痛者慎服。

白 芷 Baizhi

【来源】为伞形科植物白芷 *Angelica dahurica*（Fisch. ex Hoffm.）Benth. et Hook. f. 或杭白芷 *A. dahurica*（Fisch. ex Hoffm.）Benth. *et Hook.* f. var. *formosana*（Boiss.）Shan et Yuan 的干燥根。

【处方别名】香白芷、杭白芷、川白芷。

【性味归经】辛，温。归肺、胃经。

【功效应用】

1. 散寒解表 用于外感风寒之头痛、鼻塞。本品辛温解表，因其兼有止痛和通鼻窍之功，故宜于外感风寒头痛或伴有鼻塞、流涕之证，常与羌活、防风、细辛等祛风散寒药同用，以增强祛风止痛之力。

2. 祛风止痛 用于阳明经头痛，眉棱骨痛，头风痛，齿痛。常配川芎、细辛等药。

3. 通鼻窍 用于鼻渊。常与辛夷、苍耳子等药同用。

4. 燥湿止带 用于妇女寒湿带下。本品能升举阳明清气以止带。

5. 消肿排脓 用于疮疡肿痛。未溃者能消散，已溃者能排脓。

【性能特点】本品辛温发散，芳香走窜，性质燥散，入肺经。外散风寒，上通鼻窍，止痛效佳，为治风寒表证之头痛、牙痛、鼻塞、鼻渊等常用之品，对邪入阳明经的头痛、牙痛尤为多用。此外，本药尚可消肿排脓、燥湿止带、止痒。

【用法用量】煎服，3～10g。外用适量，研末掺或调敷。

【使用注意】本品辛散温燥，故阴虚血热者忌服。

拓展阅读

白芷的相关知识

《神农本草经》谓白芷"长肌肤，润泽颜色，可作面脂"，是历代医家都喜欢用的美容药。现代药理研究证明，白芷能改善局部血液循环，消除色素在组织中的过度堆积，促进皮肤细胞新陈代谢，进而达到美容的作用。

细 辛 Xixin

【来源】为马兜铃科植物北细辛 *Asarum heterotropoiders* Fr. Schmidt var. *mandshuricum*（Maxim.）Kitag.、汉城细辛 *A. sieboldii* Miq. var. *seoulense* NaKai 或华细辛 *A. sieboldii* Miq. 的干燥根和根茎。

【处方别名】北细辛、辽细辛、华细辛、少辛、小辛。

【性味归经】辛，温。归肺、心、肾经。

【功效应用】

1. 解表散寒 用于阳虚外感风寒表证。本品性温味辛烈，发汗之力不如麻黄、桂枝，但散寒力胜，宜于外感风寒之鼻塞不通、头身疼痛较甚者。若阳虚外感见恶寒发热、寒重热轻者，则与麻黄、附子同用。

2. 祛风止痛 用于风寒偏盛之头痛、牙痛或风湿痹痛。本品止痛之功颇强，表里虚实各种寒性疼痛，均可与羌活、白芷、川芎等药配伍同用。

3. 温肺化饮 用于肺寒咳喘。常与麻黄、干姜、半夏等散寒宣肺、温化痰饮药同用。

4. 宣肺通窍 用于鼻渊。

【性能特点】本品辛味极强，温性峻烈，芳香走窜，通彻表里上下，散寒力胜。善于祛风散寒、通窍止痛，为治风寒、风湿所致诸痛及鼻渊、鼻塞头痛、少阴头痛之良药；入肺可解肺中的寒痰；入肾可祛足少阴肾经的风寒，为治寒饮伏肺之要药。

【用法用量】煎服，1～3g；散剂每次服0.5～1g。外用适量，研末吹鼻、塞耳、敷脐或调涂。亦可煎汤含漱口。

【使用注意】本品辛香温散，故气虚多汗、阴虚阳亢头痛、肺燥伤阴干咳者忌服。反藜芦。细辛用量过大或煎煮时间过短，易引起中毒，当引起注意。

【现代研究】

1. 主要成分 本品含挥发油，主要为甲基丁香油酚、黄樟醚、细辛醚等。

2. 药理作用 本品具有镇痛、解热、抑菌、抗炎、镇咳、强心、扩张血管、松弛平滑肌、增强脂质代谢、兴奋中枢神经系统、升高血糖及局麻等作用。

拓展阅读

细辛的相关知识

1. 细辛偏治齿髓疼痛或夜间疼痛，白芷偏治齿龈连面颊部肿痛之牙痛。

2. 鼻渊：相当于鼻窦炎，以浊涕不止，有臭味，并兼见鼻塞、嗅觉减退、头晕头重及前额疼痛等症为主要特征。本病有肺经风热、外感风寒，胆经郁热，脾经湿热及肺脾气虚等不同证型。

3. 少阴头痛：《兰室秘藏·头痛门》中的病名，指"头痛之属少阴者"。其疼痛部位以全头痛多见。病因病机：少阴精血不足，脑髓亏虚或阳气亏虚，复感寒邪。

藁　本　Gaoben

【来源】 为伞形科植物藁本 *Ligusticun sinense* Oliv. 或辽藁本 *L. jeholense* Nakai et Kitag. 的干燥根茎和根。

【处方别名】 香藁本、川藁本、北藁本。

【性味归经】 辛，温。归膀胱经。

【功效应用】

发散风寒，胜湿止痛　用于外感风寒之颠顶头痛及风湿痹痛。本品功效与羌活相似，唯其辛散雄烈之性较为缓和。

【性能特点】 本品辛温香燥，能升能散，善于走窜，气雄而烈，上达颠顶，以散太阳经风寒湿邪见长。张元素称其"乃太阳经风药，其药势雄壮，寒湿郁于本经必用之药，颠顶头痛非此不除"。

【用法用量】 煎服，2～10g。外用适量，煎水洗或研末调涂。

【使用注意】 本品辛温发散，故血虚头痛及热证忌服。

辛　夷　Xinyi

【来源】 为木兰科植物望春花 *Magnolia biondii* Pamp.、玉兰 *M. denudata* Desr. 或武当玉兰 *M. sprengeri* Pamp. 的干燥花蕾。

【处方别名】 辛夷花、望春花、春花、木笔花。

【性味归经】 辛，温。归肺、胃经。

【功效应用】

散风寒，通鼻窍　用于外感风寒表证及鼻渊。本品发汗之力不强，但善通鼻窍，可解除外感风寒引起的鼻塞、流涕之证。本品为治疗鼻渊头痛、鼻塞流涕之要药。

现代常应用本品治疗慢性鼻炎、过敏性鼻炎、肥厚性鼻炎、上颌窦炎等鼻腔疾病。除用煎剂内服外，还可制成油剂、乳剂和散剂局部滴用或吹敷，均有较好疗效。

【性能特点】 本品辛温发散，芳香通窍，其性上达。入肺经，擅散风寒、通鼻窍；入胃经，引胃中清气上达。本品解表力弱，但为治鼻渊头痛与风寒头痛、鼻塞所常用。

【用法用量】 煎服，3～10g。外用适量，捣敷，或煎汤熏洗。本品有毛，刺激咽喉，内服宜用纱布包煎。

【使用注意】本品辛香温燥，故阴虚火旺者忌服；而对鼻腔黏膜血管有明显的收缩作用，萎缩型鼻炎慎用。本品也不宜多服，否则易引起头晕、目赤、口渴、鼻干等。

【现代研究】

1. 主要成分 本品含挥发油、黄酮类、生物碱及木脂素等。挥发油中含枸橼醛、丁香油酚、桉油精。

2. 药理作用 本品通过收缩鼻黏膜血管，促进黏膜分泌物的吸收，减轻炎症，畅通鼻腔。

苍耳子 Cang'erzi

【来源】为菊科植物苍耳 *Xanthium sibiricum* Patr. 的干燥成熟带总苞的果实。

【处方别名】苍耳、苍子、炒苍耳、炒苍耳子。

【性味归经】辛、苦，温；有小毒。归肺经。

【功效应用】

1. 散风寒，通鼻窍 用于外感风寒表证及鼻渊。本品略有辛温解表之力，既散发风寒，又有止痛和善通鼻窍之特长。其性温燥可止浊涕、通鼻窍，并可止痛以缓解前额昏痛。

2. 祛风湿止痛 用于风湿痹痛，四肢拘挛，麻木疼痛。

【性能特点】本品辛散苦燥，性温通达。上通脑顶，下行足膝，外达肌肤，内走筋脉。既散风寒、通鼻窍，又除湿、止痛、止痒，为治鼻渊头痛之要药。唯有小毒，用当宜慎。

【用法用量】煎服，3～10g。或入丸散剂。外用适量，捣敷，或煎汤洗。

【使用注意】本品辛温有小毒，过量服用可导致中毒，引起上腹胀闷、恶心呕吐，有时腹痛腹泻、头痛烦躁等；血虚头痛者不宜服。

拓展阅读

苍耳子的相关知识

1. 苍耳子为辛温之品，有毒；临床适用于外感风寒型慢性鼻炎，对其他证型则不适合。苍耳以果实为最毒；鲜叶比干叶毒，嫩叶比老叶毒。中毒者民间用甘草绿豆汤解毒。

2. 不良反应：本品过量服用治疗鼻炎或炮制不当易致中毒。轻者会出现恶心、呕吐、浑身无力等症状；严重中毒导致肾脏损害，引起氮质血症，使肝脏充血、脂肪变性，肝功能急剧损害，继发脑水肿，引起强直性痉挛，最后导致死亡。

第二节 发散风热药

薄 荷 Bohe

【来源】为唇形科植物薄荷 *Mentha haplocalyx* Briq. 的干燥地上部分。

【处方别名】 苏薄荷、南薄荷、薄荷叶、鸡苏。

【性味归经】 辛，凉。归肺、肝经。

【功效应用】

1. 疏散风热 用于外感风热表证，温病初起之发热恶风、头痛无汗。本品辛以发散，凉以解热，是辛凉解表药中宣散表邪作用最强者，有一定发汗作用，常用于治疗发热恶寒、头痛无汗、目赤痒痛、咽喉疼痛等症。常与荆芥、金银花、连翘等药同用，如银翘散。

2. 清利头目 用于风热上攻之头痛、目赤诸证。常与疏散风热和清头目药同用。

3. 利咽喉 用于风热壅盛之咽喉肿痛。常与菊花、牛蒡子等发散风热、利咽喉药同用。

4. 透疹毒 用于麻疹初起，风疹瘙痒等。常与荆芥等解毒透疹药同用。

5. 疏肝解郁 用于肝气郁滞之胸闷、胁肋胀痛。

【性能特点】 本品辛凉，入肺肝经。辛能发散，凉以清热，轻扬升浮，芳香通窍；功善疏散上焦风热、清利头目、利咽喉、透疹解毒，为治外感风热、发热头痛、咽痛目赤、麻疹不透或皮肤疮疹之常品。且能疏肝解郁、辟秽恶，以治肝气郁滞之胸胁闷痛及暑邪内郁之痧胀、腹痛或吐泻等证。

【用法用量】 煎服，2～10g，宜后下。鲜品捣敷或捣汁涂，也可煎汤洗或含漱。其叶长于发汗，梗长于理气。

【使用注意】 本品发汗耗气，故体虚多汗者不宜服，阴虚血燥者慎服。

【现代研究】

1. 主要成分 本品含挥发油，主要为薄荷醇、薄荷酮、薄荷烯酮、莰烯、蒎烯、柠檬烯等。

2. 药理作用 本品可使皮肤毛细血管扩张而发汗解热。局部外用具有抗炎、镇痛、止痒、抑菌等作用。

拓展阅读

薄荷的相关知识

1. "亚洲之香"：薄荷在我国的运用具有悠久的历史，《本草纲目》谓："薄荷味辛、性凉，无毒。长期做菜生吃熟食，能祛邪毒，除劳气，解困乏，使人口气香洁。还可治痰多及各种伤风"。除作药用外，还广泛用于工业，如牙膏与口腔卫生用品、食品、卷烟、酒、清凉饮料、化妆品与香皂的加香，是世界三大香科之一。号称"亚洲之香"。

2. 麻诊：为儿科的一种发疹性传染病，系"内蕴热毒、外感天行"所致。本病开始发热、流涕、咳嗽、眼泪汪汪、口腔黏膜出现粟形白点，继则以头面、胸、背、腰、腹、四肢为序，出现红色疹点。初热期宜宣肺透疹，见形期应清热解毒，收没期须养津扶正。

牛蒡子 **Niubangzi**

【来源】 为菊科植物牛蒡 *Arctium lappa* L. 的干燥成熟果实。

【处方别名】 牛蒡、大力子、牛子、鼠粘子、恶实、炒牛蒡子。

【性味归经】 辛、苦，寒。归肺、胃经。

【功效应用】

1. 疏散风热利咽　用于外感风热之咳嗽咯痰不利，咽喉肿痛。本品长于祛痰利咽，对外感风热而致的咽喉红肿疼痛，或咽痒咳痰不利者，十分常用。

2. 宣肺透疹　用于麻疹不透，风疹瘙痒及荨麻疹。本品具有透疹作用，且能外解风热、内清热毒，故为透疹要药，常与薄荷、葛根等辛凉透疹药同用。

3. 解毒消肿　用于热毒疮疡，痄腮，喉痹等。

【性能特点】　本品味辛疏散，性寒清热，入肺经。善能疏散风热、透疹利咽、清肺祛痰，又有清热解毒消肿之功。且性滑利，兼能滑肠通便，故上述诸证兼大便秘结者，用之尤宜。

【用法用量】　煎服，3~10g。或入散剂。捣碎入药。炒用寒滑之性略减。

【使用注意】　本品性寒，有滑肠通便之弊，故脾虚便溏者忌服。

拓展阅读

牛蒡子的相关知识

喉痹：是指因外邪犯咽，或邪滞于咽日久，或脏腑虚损，咽喉失养，或虚火上灼，咽部气血不畅所致。以咽部红肿疼痛，咽干、灼热感、异物感，咽痒不适，或见咽黏膜肥厚增生，喉底红肿，咽后壁有颗粒状隆起，或见脓点，喉核肿胀不明显等为主要表现的咽部疾病。

蝉　蜕　Chantui

【来源】　为蝉科昆虫黑蚱 *Cryptotympana pustulata* Fabricius 若虫羽化时脱落的皮壳。

【处方别名】　蝉衣、蝉退、净蝉衣、蝉壳、虫衣、仙人衣。

【性味归经】　甘，寒。归肺、肝经。

【功效应用】

1. 疏散风热　用于外感风热及温病初起之发热、头痛、咽痛音哑。本品味微辛，略有疏散风热以祛邪解表之效，治疗风热表证及温病卫分证，宜与薄荷、菊花等药同用。长于疏风宣肺、利咽开音，对风热郁肺所致的咽痛音哑，常与薄荷、牛蒡子等解表利咽药同用。

2. 透疹止痒　用于麻疹不透，风疹瘙痒。

3. 息风止痉　用于肝经风热，小儿惊痫夜啼及破伤风。

4. 清肝明目　用于肝经受热或风热上攻所致的目赤、目翳、多泪等。

【性能特点】　本品甘寒清热，轻浮宣散。主入肺经，善开宣肺气而疏散风热、利咽开音、透疹止痒，为治外感风热、咽痛音哑、麻疹不透、风疹瘙痒等证之常品；入肝经，善凉散肝经风热而息风解痉、退翳明目；每治小儿惊痫夜啼、破伤风、目赤翳障等证。

【用法用量】　煎服，3~6g；或单用研末冲服。一般病证用量宜小；息风止痉用量宜大。

【使用注意】　本品孕妇慎服。

桑　叶　Sangye

【来源】　为桑科植物桑 *Morus alba* L. 的干燥叶。

【处方别名】　冬桑叶、霜桑叶、炙桑叶、蜜桑叶。

【性味归经】 甘、苦，寒。归肺、肝经。

【功效应用】

1. 疏散风热 用于外感风热表证及温热犯肺之卫分证。本品辛散表邪的作用较为缓和，用于疏散风热，常与薄荷等药同用以增效。因其兼能清肺热，故多用于外有风热、内有肺热而发热、咽痒、咳嗽等证，常与菊花相须为用，并辅以桔梗、杏仁等利咽、止咳之药，如桑菊饮。

2. 清肺润燥 用于肺热燥咳。本品苦寒以清泄肺热，甘寒以凉润肺燥，可用于肺热或燥热伤肺的咳嗽痰少、干咳无痰、咽痒之证。

3. 清肝明目 用于肝热目疾及头昏头痛。本品苦寒入肝以清热，又甘润益阴以明目。

4. 平肝阳 用于肝阳上亢之头痛眩晕、烦躁易怒等证。

【性能特点】 本品轻清疏散，甘寒而润，苦寒清泄。入肺经，善能疏散肺经风热之邪，清肺润燥，而治发热、咽痒、咳嗽等证；入肝经，可清肝热、平肝阳、益阴明目，每治肝阳上亢之头晕目眩及肝热目赤涩痛，或肝虚目昏等证。并兼凉血止血，主治风热、燥热、血热所致诸疾。

【用法用量】 煎服，5～10g。外用煎水洗眼或捣敷。肺燥咳嗽多用蜜炙。

【使用注意】 本品性寒，故脾胃虚寒者慎服。

菊 花 Juhua

【来源】 为菊科植物菊 *Chrysanthemum morifolium* Ramat. 的干燥头状花序。

【处方别名】 药菊、黄菊花、白菊花、甘菊花、茶菊花、杭菊花、滁菊花、亳菊花、贡菊花。

【性味归经】 甘、苦，微寒。归肝、肺经。

【功效应用】

1. 疏散风热 用于外感风热之发热头痛或温病初起。本品与桑叶作用相似，常相须配伍，用于表证见发热头痛、咳嗽、目赤肿痛等证。

2. 清肝明目 用于肝热目赤昏花。对于风热上攻、肝火上炎所致的目赤涩痛、多泪等证及肝肾精血不足所致的眼目昏花、视物不清等证，均常用本品配伍他药内服。

3. 平肝阳 用于肝阳上亢之头痛眩晕。

4. 清热解毒 用于痈肿疔毒。本品解毒消痈之功稍弱，常与清热解毒药同用。

【性能特点】 本品辛香轻散，甘寒清润，苦寒清解，能升能降，泻中有补。入肺轻，疏散风热、清头目，为疏散风热之要药，治外感风热、肝火所致诸疾；入肝经，泻热益阴、平肝明目，治肝阳上亢。还能清热解毒，主治风热、肝热、热毒所致诸病。

【用法用量】 煎服，9～15g。或泡茶饮。外用适量，煎汤熏洗，或捣烂敷。疏散风热多用黄菊花；平肝明目多用白菊花。

【使用注意】 本品寒凉，故脾胃虚寒者慎服。

【现代研究】

1. 主要成分 本品含挥发油、菊苷、腺嘌呤、胆碱、龙脑、樟脑、菊油环酮以及有机酸等成分。

2. 药理作用 本品能显著扩张冠状动脉，增加冠脉血流量和提高心肌耗氧量。还具有明显解热、降压、抗炎等作用。对流感病毒、钩端螺旋体及多种致病菌均有抑制作用。

附药与菊花的相关知识

1. 野菊花：菊科植物野菊的干燥头状花序。其性味苦、微寒，归肝心经，尤长于清热解毒，用治咽喉痛较好。

2. 菊花毒副作用小，可作为保健食品使用。而野菊花性苦寒，长期服用或用量过大，会伤及脾胃，造成脾胃不适等。

葛 根 Gegen

【来源】 为豆科植物野葛 *Pueraria lobata*（Willd.）Ohwi 的干燥根。

【处方别名】 土甲根、野葛根、干葛根、煨葛根。

【性味归经】 甘、辛，凉。归脾、胃、肺经。

【功效应用】

1. 解肌退热 用于外感表证之头痛无汗、项背强痛等证。本品辛凉升散，能祛在表之风邪，发汗解表以退热，故外感表证，无论风寒与风热，均可选用，尤以治项背强痛为其擅长。本药还可清泄内入之热邪，前人称其为太阳阳明"解肌"之药。

2. 透疹 用于麻疹初起疹出不透。

3. 生津止渴 用于热病口渴，阴虚消渴。

4. 升阳举陷 用于湿热泻痢及脾虚腹泻。本品升阳乃鼓舞脾胃清阳之气上升。

【性能特点】 本品辛甘性凉，轻扬升散。长于散肌腠、经输之风邪，为治外感表证、邪郁肌腠经输、经气不利、项背强痛之要药。本药入脾胃二经，且能升发清阳，鼓舞脾胃清阳之气上行而生津止渴、止泻止痢，用治热病口渴、阴虚消渴及热泄热痢、脾虚泄泻等证。

【用法用量】 煎服，10～15g。或鲜品捣汁服。止泻宜煨用，退热生津、透疹宜生用，升阳止泻宜煨用，生津尤以鲜品为优。

【使用注意】 本品性凉，易损胃气，故有胃寒者当慎服；上盛下虚之低血压者和心动过缓者亦慎服。

【现代研究】

1. 主要成分 本品含黄酮类物质，如大豆素、大豆苷、葛根素等。此外，还有 β－谷甾醇和大量淀粉。

2. 药理作用 本品能扩张冠状动脉和脑血管，还具有降压、解热、抑制血小板聚集、松弛胃肠平滑肌等作用。

附药与葛根的相关知识

1. 葛花：为豆科植物野葛的干燥花蕾。味甘，性平。能解酒醒脾。

2. 粉葛：为豆科植物甘葛藤的干燥根。其性味、功效与葛根相似。

3. 葛根中的异黄酮类化合物葛根素对治高血压、高血脂、高血糖和心脑血管疾病有一定疗效，对改善头痛、眩晕、项强、肢体麻木等症状有一定的效果，临床可单用或与其他降压药配伍应用。以本品外用，治痔疮、青光眼，有良效。可见本品确有良好的活血通脉作用。

柴 胡 Chaihu

【来源】 为伞形科植物柴胡 *Bupleurum chinense* DC. 或狭叶柴胡 *B. scorzonerifolium* Willd. 的干燥根。

【处方别名】 北柴胡、南柴胡、硬柴胡、软柴胡、细柴胡、醋炒柴胡、鳖血炒柴胡。

【性味归经】 苦、辛，微寒。归肝、胆、肺经。

【功效应用】

1. 和解退热 用于伤寒邪在少阳，半表半里之寒热往来及外感发热。本品对于外感发热，无论风寒、风热表证，皆可使用，柴胡长于解半表里之邪，为治疗少阳证之要药。对伤寒邪在少阳，见寒热往来、胸胁苦满、口苦、咽干、目眩等证，本品用之最宜，常与黄芩、半夏等同用。

2. 疏肝解郁 用于肝气郁结，月经不调。柴胡疏肝解郁作用较强，治肝气郁滞引起的眩晕、胸胁胀痛、月经不调、痛经等证，常作为主药使用。

3. 升举阳气 用于中气下陷之脱肛、脏器脱垂以及短气神倦。常与补气升阳药同用。

【性能特点】 本品辛散苦泄，性寒清热，具升发疏泄之性。主入肝胆经，长于疏散少阳半表半里之邪，为治少阳证的主药；善疏泄肝气而解郁结，还可调经止痛，为治肝气郁结之要药；且可升举清阳之气而举陷。此外，还有清胆退热、截疟之效。

【用法用量】 煎服，3～10g。和解退热宜生用，疏肝解郁宜醋炙用，升举阳气多用蜜炙；骨蒸劳热用鳖血拌炒。

【使用注意】 其性升发，故有"柴胡劫肝阴之说"，故真阴亏损、肝阳上亢、肝风内动、阴虚火旺及气机上逆者忌用服。

拓展阅读

柴胡的相关知识

1.少阳证：是张仲景《伤寒论》六经辨证的病位概念，邪在少阳指邪在"半表表里"，症见寒热往来、胸胁满闷、心烦呕吐、不欲饮食、口苦咽干、目眩、苔薄黄、脉弦等。

2.现代用柴胡制成的单味或复方注射液，对于外感发热，有较好的解表退热作用。

升 麻 Shengma

【来源】 为毛茛科植物大三叶升麻 *Cimicifuga heracleifolia* Kom.、兴安升麻 *C. dahurica* (Turcz.) Maxim. 或升麻 *C. foetida* L. 的干燥根茎。

【处方别名】 绿升麻、川升麻、炙升麻。

【性味归经】 辛、微甘，微寒。归肺、脾、胃、大肠经。

【功效应用】

1. 发表透疹 用于外感发热表证，麻疹初起透而不畅。本品辛散风邪、解肌退热。前人称本品为"阳明伤风之药"，故风寒表证渐入阳明、身热增盛者，用之较为适宜。

2. 清热解毒 用于阳明热盛，胃火上攻之齿痛口疮、咽喉肿痛、瘟毒发斑。本品以清热解毒见长，可用于瘟疫痄腮、咽喉及牙龈肿痛、疮肿等多种热毒病证。

3. 升举阳气 用于气虚下陷之脱肛、脏器脱垂以及短气神倦、崩漏下血。

【性能特点】 本品辛苦寒，轻浮上行，既升散，又清泄。功善升散发表、解毒透疹，每治风热头痛、胃火齿痛、口疮咽痛及麻疹不透、温毒发斑诸证。又善引清阳之气上升，常治中气下陷等证，为升阳举陷之要药。《本草正义》："最为麻疹之专药"，亦为阳明经重要引经药。

【用法用量】 煎服，3 ~ 6g。发表透疹解毒宜生用，升阳举陷固脱宜蜜炙用。

【使用注意】 本品具升浮之性，凡阴虚阳浮、气逆不降及麻疹已透者，均当忌服。

蔓荆子　Manjingzi

【来源】 为马鞭草科植物单叶蔓荆 *Vitex trifolia* L. var. *simplicifolia* Cham. 或蔓荆 *V. trifolia* L. 的干燥成熟果实。

【处方别名】 蔓荆实、荆子、万荆子、蔓京子、炒蔓荆子。

【性味归经】 辛、苦，微寒。归膀胱、肝、胃经。

【功效应用】

1. 疏散风热 用于外感风热之头痛及偏头痛。本品味辛而性微寒，虽外散风热，但不以解表见长，其善能疏风止痛，故风热表证而有头昏头痛者，较为多用。

2. 清利头目 用于风热上扰之目赤肿痛，目昏多泪。

【性能特点】 本品辛能散风，寒能清热，药性升发，轻浮上行。主散头面之邪，能散风热、清头目、止疼痛，善治风热所致头面诸证。兼祛经络风邪而疗痹痛拘急。疏散风热作用较桑菊为强，三药常相须为用。

【用法用量】 煎服，6 ~ 12g；打碎或浸酒、入丸散。外用适量，煎汤熏洗。

【使用注意】 本品辛苦微寒，故血虚有火之头痛目眩及胃虚者慎服。

淡豆豉　Dandouchi

【来源】 为豆科植物大豆 *Glycine max*（L.）Merr. 的成熟种子的发酵加工品。

【处方别名】 豆豉、香豉。

【性味归经】 苦、辛，凉。归肺、胃经。

【功效应用】

1. 解表 用于外感风热之头痛。本品辛散轻浮，能疏散表邪，且发汗解表之力颇为平稳，无论风寒、风热表证皆可应用。

2. 除烦 用于胸中烦闷，虚烦不眠。本品既能透散外邪，又能宣散邪热，故常与清热除烦的栀子同用，如栀子豉汤。

【性能特点】 本品辛凉质轻，疏散宣透，甘而力缓。既疏散风热，又宣发郁热，发汗之力颇为平稳。主治风热表证及郁热烦闷。然只有宣散之力，而无清热作用，故多作为辅助品用。

【用法用量】 煎服，10 ~ 15g。

【使用注意】 胃气虚弱而又易作恶心者慎服。

表 10 – 2　其他解表中药

类别	品名	来源	性味	功效	主治
发散风寒药	葱白	百合科植物葱的鳞茎	辛，温	发汗解表，散寒通阳	风寒感冒，阴寒腹痛
	胡荽	伞形科植物芫荽的全草	辛，温	发表透疹，开胃消食	麻疹不透，食欲不佳
	柽柳	柽柳科植物柽柳的枝叶	辛，平	发表透疹，祛风除湿	麻疹不透，风湿痹痛
发散风热药	浮萍	浮萍科植物紫萍的全草	辛，寒	发汗解表，透疹消肿	风热感冒，麻疹水肿
	木贼	木贼科植物木贼地上茎	苦，寒	疏散风热，明目退翳	风热目翳，血热下血

重点小结

一、药物功用比较

（一）发散风寒药

本类药物性味多属于辛温，均具发散风寒之功，主治外感风寒表证。

麻黄、桂枝　均性温而能发散风寒，治风寒表证及风寒湿痹证。其中，麻黄发汗力强，唯以风寒表实无汗为用；桂枝发汗力弱，又能助阳，风寒表实无汗及表虚有汗皆宜。再者麻黄又善宣肺平喘，治肺气不宣之喘咳；还能利水退肿，治水肿兼有表证者。桂枝又善温通血脉、助阳化气、温中散寒，治经寒血滞之月经不调、痛经、经闭、胸痹冷痛，阳虚水肿，痰饮眩悸及虚寒腹痛等。

紫苏、生姜　发汗解表之中兼能止咳，常用治外感风寒客肺之咳嗽痰多；且均能解鱼蟹毒，用治食鱼蟹中毒、腹痛吐泻。然紫苏发汗力较强，宣肺以止咳，又善理气醒脾以宽中、止呕、安胎。而生姜发汗解表力较弱，温肺以止咳，适用于外感风寒轻证或作辛温解表剂中的辅助药，但善温中止呕，有"呕家圣药"之美称，随证配伍可治多种呕吐证，以胃寒呕吐尤宜。尚可解半夏、天南星之毒。

荆芥、防风　均微温不燥，药性和缓，表寒表热用之皆宜；且能消散疮疡，每相须为用，以治疮疡初起有表证者，或风疹瘙痒。但荆芥轻透力强，并能宣透疹毒，炒炭又能止血。而防风辛散祛风力强，善祛风而胜湿止痛、止痉，为治风通用之品；炒用又能止泻。

羌活、藁本　均善散太阳经风寒湿邪，具发散风寒、胜湿止痛之效，治风寒表证或表证夹湿、风寒湿及头风头痛等。然羌活苦燥胜湿、通利关节止痛力强，且作用部位偏上，善治上半身风寒湿痹，尤以肩背肢节疼痛者为佳。藁本虽亦主散太阳经风寒湿邪，但兼入肝经而善治颠顶头痛等。

白芷、细辛、辛夷、苍耳子　同为辛温发散、芳香通窍之品，均有散风寒、通鼻窍、止疼痛之功，为治风寒表证或鼻渊之鼻塞头痛的要药。然白芷主入阳明经而善治眉棱骨痛、牙痛；还善燥湿止带、消肿排脓。而细辛则性温走窜，归肺肾经，祛风止痛力强，善治少阴伏风头痛、齿痛及阳虚外感、风寒湿痹痛之专药。苍耳子则兼能祛湿、止痒。

（二）发散风热药

本类药物味多辛凉，以发散风热为主要功效，主要用治风热表证。

薄荷、牛蒡子、蝉蜕　均能疏散风热、利咽、透疹止痒，治风热外感或温病初起之咽喉肿痛及麻疹不透、风疹瘙痒等证。其中，薄荷辛凉，芳香轻清，主散上焦风热，清利头目，发汗力较强，上述诸证无汗者用之为宜，且能疏肝解郁、辟秽恶。然牛蒡子辛苦寒，宣透清降，发汗力虽较薄荷弱，但长于清泄热邪，兼利二便，上述诸证热毒重或兼二便不利者之效佳，且解毒消肿。而蝉蜕甘寒质轻，发汗之力不如薄荷，清热之力不如牛蒡子，但善凉肝息风止痉，每治惊痫夜啼、破伤风证；且善疏散肝经风热。

桑叶、菊花 均善疏散风热、平肝明目，治风热外感或温病初起，肝阳眩晕，肝经风热或肝火之目赤肿痛及肝阴不足之视物昏花。然桑叶性寒，主入肺经，善清肺热、宣肺气、润肺燥而止咳，每治肺热、肺燥咳嗽；且能凉血止血。而菊花性微寒，主入肝经，平肝明目力较桑叶为胜，兼治肝风头痛；又能清热解毒。

柴胡、升麻、葛根 均为发表升阳之品，但性能、主治有别。就发表而言，其中柴胡苦辛微寒，入肝胆主散少阳半表半里之邪，善疏散退热，主治少阳寒热往来及外感高热；然升麻辛甘性寒，入肺与脾胃，善清散而发表，主治风热上攻，阳明头痛；而葛根甘辛性凉，入脾胃而善发表解肌退热，主治外感表证之项背强痛。从升阳而论，柴胡、升麻能升清阳以举陷，治气虚下陷、脏器脱垂诸证；葛根则鼓舞脾胃清阳上升而止泻痢。此外，升麻、葛根均能透疹。柴胡则善疏肝解郁；升麻善清热解毒；葛根尚可生津止渴。

二、要点归纳

1. 解表兼能利水消肿的药物有麻黄、香薷、浮萍；解表兼能止咳平喘的药物有麻黄、细辛、紫苏叶。

2. 解表兼能祛风湿或通络散寒的药物：麻黄、桂枝、荆芥、防风、羌活、白芷、细辛、藁本、苍耳子。

3. 解表兼能祛风湿止痛的药物有桂枝、防风、羌活、白芷、细辛、藁本；解表兼能祛风止痉的药物有防风、蝉蜕。

4. 解表兼能通鼻窍止痛的药物有白芷、细辛、苍耳子、辛夷。其中，辛夷为治鼻渊之专药；白芷芳香退窍，主入阳明，为足阳明经引经药。

5. 解表兼能利咽的药物有薄荷、牛蒡子、蝉蜕；解表兼能透疹的药物有荆芥、薄荷、牛蒡子、蝉蜕、升麻、葛根、浮萍、胡荽、柽柳。

6. 解表兼能升阳举陷的药物有柴胡、升麻、葛根。其中，柴胡升肝胆之气而有升阳举陷之功，为治疗少阳之要药。

7. 解表兼能疏肝解郁的药物有薄荷、柴胡；解表兼能清热解毒的药物有升麻、菊花、野菊花、牛蒡子。

8. 解表兼能祛除水邪的药物：麻黄、桂枝、生姜、香薷、紫苏、细辛、白芷、浮萍。

9. 其他章节兼能解表的药物：大青叶、板蓝根、青蒿、金银花、连翘、独活、广藿香、佩兰、苍术、前胡。

目标检测

一、单项选择题

1. 外感风寒表实证，恶寒发热，无汗，脉浮紧首选（   ）
   A. 桂枝　　　　　　B. 紫苏　　　　　　C. 麻黄　　　　　　D. 防风

2. 治夏季贪凉饮冷，外感风寒，内伤于湿所致恶寒、发热、头痛无汗等风寒表证，宜选（   ）
   A. 桂枝　　　　　　B. 香薷　　　　　　C. 麻黄　　　　　　D. 羌活

3. 升阳举陷，宜用柴胡配伍的药是（   ）
   A. 黄芩　　　　　　B. 升麻　　　　　　C. 细辛　　　　　　D. 葛根

4. 外感表证无论风寒风热皆可用的药物是（　　　）
   A. 紫苏　　　　　　　B. 荆芥　　　　　　　C. 细辛　　　　　　　D. 羌活

5. 柴胡可以（　　　）
   A. 疏肝解郁　　　　　B. 疏肝破气　　　　　C. 柔肝止痛　　　　　D. 平肝潜阳

6. 治气虚下陷、脱肛、子宫脱垂等症，黄芪宜配（　　　）
   A. 人参、白术　　　　B. 葛根、桑叶　　　　C. 柴胡、升麻　　　　D. 麻黄、细辛

7. 牛蒡子的功效为（　　　）
   A. 疏散风热、解毒透疹、明目退翳　　　　　B. 疏散风热、解毒透疹、利咽散肿
   C. 疏散风热、祛风止痒、利水消肿　　　　　D. 疏散风热、清热除烦

二、思考题

1. 解表药常分几类？各类药的药性、功效、主治病证分别是什么？
2. 桂枝温经通阳，具体体现在哪五个方面？临床用治何证？
3. 具祛风解表作用的药物有几味？其解表特点有何异同？
4. 试述菊花治疗目赤眼花的作用机制和临床常见配伍。
5. 为什么说香薷为"夏月麻黄"？它与麻黄比较有何异同点？

第十一章
清热药

学习目标

知识要求　1. **掌握**　清热药的含义、性能特点、分类、功效、适应证、配伍应用及使用注意；18味药物（石膏、知母、栀子、夏枯草、黄芩、黄连、黄柏、金银花、连翘、板蓝根、蒲公英、白头翁、生地黄、玄参、牡丹皮、赤芍、青蒿、地骨皮）。

　　　　　　2. **熟悉**　15味药物（天花粉、芦根、淡竹叶、龙胆、大青叶、青黛、鱼腥草、紫花地丁、射干、山豆根、土茯苓、紫草、水牛角、银柴胡、胡黄连）。

　　　　　　3. **了解**　寒凉伤阳、苦燥伤津、甘寒助湿等药物副作用的含义；9味药物（熊胆、决明子、苦参、败酱草、大血藤、马勃、穿心莲、白花蛇舌草、半边莲）。

技能要求　1. 能利用重点药物的药性与功效进行辨证治疗。
　　　　　　2. 学会对功用相似的药物进行异同比较。
　　　　　　3. 熟记重点药物的性能特点与特殊用法用量。
　　　　　　4. 识别42味中药饮片。

案例导入

案例1：王某，男，35岁，因热邪导致温热病，病发几天后，身体明显发热并且热入血分，出现高热烦躁、口渴、谵语、脉洪大、舌红苔黄等症状。

案例2：林某，女，52岁，因热邪侵入体内，形成温热病；持续发病1周，患者后期因邪伏血分会出现午后发热、虚劳骨蒸的症状。

案例3：患者因疟原虫所致伴有疲乏、头痛、不适、厌食、畏寒和低热，发热期时，一般持续3~4小时，头痛加剧，体温高时可超过40℃，定时出现微寒和低热，或头晕、头痛，肌肉关节酸痛和三叉神经痛而无明显高热的症状。

讨论：1. 根据以上三个案例的症状分别进行辨证。
　　　　2. 应选用本章哪类及哪些中药治疗？

一、含义

凡以清泄里热为主要作用，用治里热证的药物，称为清热药。

二、性能特点

本类药物药性寒凉，一般具有苦味，寒可清热，苦能清泄里热，以沉降为主，主归肺、胃、心、肝经，用治各种里热证。部分药物尚有甘或辛味，兼能养阴生津或活血祛瘀；有的药物味咸，入血分，能清解营血分热邪。

三、分类、功效与适应证

表 11 - 1　清热药的分类、功效与适应证

分类	功效	适应证
清热泻火药	清气分热	温热病邪入气分实热证或诸脏腑热证。症见高热、汗出、烦渴，甚则谵语、发狂、舌苔黄燥、脉象洪大等
清热燥湿药	清热燥湿	热湿合邪的病证。症见上焦湿热（湿温、暑湿）、中焦湿热（湿热痞满、呕吐泻痢）、下焦湿热（湿热黄疸、湿热泻痢、湿热淋证、湿热带下及阴肿阴痒）及湿热黄疸、皮肤湿热疥癣、关节红肿疼痛、湿疹湿疮、耳肿流脓等
清热解毒药	清热解毒	热毒炽盛的病证。症见痈肿疔疮、丹毒、斑疹、痄腮、毒痢、咽喉肿痛。部分药物可治毒蛇咬伤、癌肿、水火烫伤等
清热凉血药	清营血分热	营分、血分实热证。症见温热病邪热入营、血热妄行，或斑疹和各种出血，以及舌绛、烦躁，甚则神昏谵语
清虚热药	清虚热退骨蒸	阴虚热病证。症见发热、骨蒸潮热、盗汗或口燥咽干、虚烦不寐、舌红少苔、脉细数等；亦可用治温热病后期，邪热未尽，阴液已伤，或发热，夜热早凉等

四、配伍应用

（1）里热兼有表证者，当先解表、后清里或与解表药同用，以表里双解，防止外邪内犯。

（2）气分热兼血分热者，宜气血两清。

（3）里热兼阴虚者，要注意辅以养阴药，祛邪而不忘扶正。

（4）若里热积滞者，宜适当配合泻下药，以便清热通腑。

（5）兼脾胃虚弱者，宜适当辅以健胃的药物。

五、使用注意

（1）本类药物药性寒凉，易伤脾胃，凡脾胃虚弱、食少便溏者慎用。

（2）热病易伤津液，清热燥湿药易化燥伤阴津，故阴虚津伤的患者当慎用或与养阴生津药同用。

（3）阴盛格阳、真寒假热之证，尤须明辨，不可妄投。

（4）使用本类药物要中病即止，避免克伐太过，损伤正气。

第一节　清热泻火药

石　膏　Shigao

【来源】为硫酸盐类矿物硬石膏族石膏，主含含水硫酸钙（$CaSO_4 \cdot 2H_2O$）。

【处方别名】生石膏、冰石、煅石膏、熟石膏。

【性味归经】辛、甘，大寒。归肺、胃经。

【功效应用】

1. 清热泻火，除烦止渴　用于温热病气分实热证。本品药性大寒，能外解肌肤之热，内清肺胃之火，有较强的清泄热邪作用，为治疗温热病气分证的要药，症见壮热、烦渴、

汗出、脉洪大有力等。常与知母、粳米、甘草配用，用作君药，如白虎汤。

2. 煅用收敛生肌 用于疮疡溃疡不敛，湿疹瘙痒，水火烫伤，外伤出血等。可单用或配伍黄柏、煅龙骨、青黛研成细粉外用。

【性能特点】 本品生用，其性大寒，清热泻火，辛寒清透外达，甘寒生津止渴。主清气分实热，为清热泻火之首药，温病分实热非此不能除。且善清肺热、泻胃火，亦为治肺热咳嗽、胃火牙痛之良药。煅后研末外用，又具收敛生肌之功。常用于疮疡不敛、湿疹、水火烫伤等。

【用法用量】 生石膏煎服，15～60g。清热宜生用，入汤剂宜打碎先煎。外用适量，火煅研末撒敷患处。

【使用注意】 本品为矿物药而性大寒伤胃，故脾胃虚寒及阴虚内热者忌服。

【现代研究】

1. 主要成分 本品含水硫酸钙（$CaSO_4 \cdot 2H_2O$，含量 > 95%），尚含有机物、硫化物及微量元素铁、镁、钛、铝、硅等。

2. 药理作用 本品内服有解热、减轻其口渴状态、缩短凝血时间、促进胆汁排泄、利尿、镇静、镇痉及降血糖作用；小剂量可使心率加快，增加血流量；大剂量则呈抑制状态，减少血流量。此外，还能加速骨缺损的愈合。

📎 **拓展阅读**

石膏的相关知识

温病：由温热病邪引起的以发热为主症的一类急性外感性热病的总称，具有不同程度的传染性，它的辨证一般按卫气营血的辨证理论和方法进行论治。

知　母　Zhimu

【来源】 为百合科植物知母 *Anemarrhena asphodeloides* Bge. 的干燥根茎。

【处方别名】 肥知母、毛知母、知母肉、盐知母、炒知母。

【性味归经】 苦、甘，寒。归肺、胃、肾经。

【功效应用】

1. 清热泻火 用于气分实热证之壮热、烦渴、汗出、脉洪大等。常与石膏相须为用。

2. 滋阴润燥 用于阴虚燥咳，骨蒸潮热，盗汗，痰黄口渴及虚劳咳嗽，内热消渴等证，常与黄柏等药同用。

【性能特点】 本品苦寒清热，清泻肺胃肾三经之火；甘寒质润，养肺胃肾之阴液。既清气分实热，又泻相火退虚热。但其清热之力不如石膏，善于滋阴润燥；上能清肺润燥，中能清胃生津，下能滋阴降火，有良好的清热泻火、滋阴润燥之功。

【用法用量】 煎服，10～12g。清热泻火宜生用；滋阴润燥宜盐水炙用。

【使用注意】 本品性质寒润，能滑肠，故脾胃虚寒、大便溏泄者忌服。

📎 **拓展阅读**

知母的相关知识

1. 骨蒸潮热：是指有热自骨内向外透发的感觉，且发热有定时，多由阴虚火旺所致。

2. 白虎汤：由石膏、知母、粳米、甘草组成。主要适用于气分实热证之壮热、烦渴、汗出、脉洪大四大症状。其中"白虎"指的是石膏与知母。

天花粉 Tianhuafen

【来源】 为葫芦科植物栝楼 *Trichosanthes kirilowii* Maxim. 或双边栝楼 *T. rosthornii* Harms 的干燥根。

【处方别名】 栝楼根、蒌根、花粉、瓜蒌根。

【性味归经】 甘、微苦，微寒。归肺、胃经。

【功效应用】

1. 清热生津 用于温热病气分热证或胃热烦渴。本品微寒能清热，味甘能生津止渴，各种实热证之口渴，每与用之；并常与石膏、知母、芦根等清热生津药同用。

2. 清肺润燥 用于肺热咳嗽，肺燥干咳，咳血。本品常与清肺润燥及养肺阴药同用。

此外，本品略有解热毒和活血之力，可收消肿排脓之效，宜与消痈肿的清热解毒药同用。

【性能特点】 本品甘苦寒清热，甘寒质润。善清肺胃之热、养胃阴而生津止渴，既为治热病伤津口渴、内热消渴之良药，又为治肺热、肺燥咳嗽之常品。且能清热消肿排脓，善治痈肿疮疡。

【用法用量】 煎服，10～15g；外用适量，研末用水或醋调。疮肿未脓可消，已脓可溃，脓多促排，脓尽不用。用注射剂需作皮试。

【使用注意】 本品性寒而润，故脾胃虚寒、大便滑泄者忌服；还有致流产的作用，故孕妇忌用。

【现代研究】

1. 主要成分 本品含蛋白质，包括具有引产活性的天花粉蛋白等；尚含多糖、植物凝集素、酶等。

2. 药理作用 本品具有抗早孕、致流产、抑制艾滋病病毒、抑制蛋白质的生物合成、降血糖、抑菌作用。

拓展阅读
天花粉的相关知识

1. 消渴：以多饮、多食、多尿、身体消瘦，或尿浊、尿有甜味为特征的病症，与西医的糖尿病相似。

2. 现代天花粉蛋白用于临床可以抗早孕，治疗宫外孕、死胎、葡萄胎、恶性葡萄胎、绒毛膜上皮癌等，有一定的疗效。

芦 根 Lugen

【来源】 为禾本科植物芦苇 *Phragmites communis* Trin. 的新鲜或干燥根茎。

【处方别名】 芦苇根、苇茎、苇根、干芦根。

【性味归经】 甘，寒。归肺、胃经。

【功效应用】

1. 清热生津 用于热病烦渴，伤津舌燥。本品长于生津，肺胃实热见口渴舌燥之证，最为常用，鲜用效果更好。

2. 除烦止呕 用于胃热烦渴，呕逆等证。单用煎浓汁频饮，亦可与姜汁、竹茹同用。

3. 清肺止咳 用于肺热咳嗽或风热咳嗽。本品善清肺止咳，无论表热、里热之咳嗽，均可使用，常与黄芩、瓜蒌等清肺化痰药同用。

4. 消肿排脓 用于肺痈吐脓。常与薏苡仁、桃仁等清肺消痈排脓药同用。

【性能特点】 本品甘寒质轻，性不滋腻，生津不恋邪，有生津而不留邪之特点，故凡温热病见津伤口渴者用之皆宜。且善清泄肺胃之热而止咳、止呕，治肺热咳嗽、胃热呕吐。又能清肺而祛痰排脓，为治肺痈所常用。尚可清热利尿，治热淋涩痛。

【用法用量】 煎服，10～30g。鲜品可加倍或更大剂量。鲜品可捣汁服，清热生津力佳。

【使用注意】 本品甘寒，故脾胃虚寒者忌服。

栀 子 Zhizi

【来源】 为茜草科植物栀子 *Gardenia jasminoides* Ellis 的干燥成熟果实。

【处方别名】 山栀子、黄栀子、红栀子、黑山栀、炒栀子、炙栀子、焦山栀。

【性味归经】 苦，寒。归心、肺、三焦经。

【功效应用】

1. 泻火除烦 用于热病烦闷，躁扰不宁。本品能泻三焦实火，为治热病心烦、躁扰不宁之要药，也可用于肝胆火热上攻之目赤肿痛。常与淡豆豉相须为用，如栀子豉汤。

2. 清热利湿 用于湿热黄疸，小便短赤及淋证。本品清利小便，除下焦湿热，是治疗肝胆湿热所致的黄疸，及膀胱湿热所致淋证的常用药物。

3. 凉血解毒 用于血热出血证。本品炒黑有清热凉血止血之功，常用治血热妄行之出血。

此外，生栀子粉以面粉，或鸡蛋清，或韭菜捣烂，调敷局部，对外伤性肿痛、热毒疮疡有消肿止痛之效。

【性能特点】 本品苦寒，其性降泄，善导心肺三焦之火热，为治热烦闷之要药。其性清利，导湿热之邪从小便而出，又为湿热黄疸所常用。既入气分而泻火解毒，又入血分能凉血止血疗疮，以治热毒疮疡、血热出血。此外，外用有消肿止痛之效，可治跌打损伤之肿痛。

【用法用量】 煎服，3～10g。外用适量，研末调敷，或鲜品捣敷。生用走气分而泻火，炒黑入血分而止血。栀子仁善清心除烦，栀子皮兼清表热。

【使用注意】 本品苦寒滑肠，故脾虚便溏及食少者忌服。

熊 胆 Xiongdan

【来源】 为熊科动物黑熊 *Selenarctos thibetanus* Cuvier 和棕熊 *Ursus arctos Linnaeus* 的干燥胆汁。

【处方别名】 胆仁、东胆、吊胆。

【性味归经】 苦，寒。归肝、胆、心经。

【功效应用】

1. 清肝明目，息风止痉 用于肝热目赤肿痛及抽搐。本品善清肝热，又兼息风止痉之功，故宜用于治疗小儿惊风癫痫、热极生风所致的肢体痉挛、手足抽搐。

2. 清热解毒 用于疮痈，痔疮肿痛及咽喉肿痛等。本品清热解毒之力颇强，善治疮痈、痔疮及咽喉肿痛等证。可内服，尤多局部外用，制成软膏涂于患处；也可作栓剂治痔疮。

【性能特点】本品苦寒泄热。既善清肝经之热，以平息肝风；又善清肝明目，为肝热目赤所多用。外用有良好的清热解毒、消肿止痛之效，常用治疮痈肿痛及痔疮肿痛。

【用法用量】内服，1～2g，多入丸散。外用适量，干掺或调敷。

【使用注意】本品苦寒，故脾胃虚寒者慎用。

淡竹叶　Danzhuye

【来源】为禾本科植物淡竹叶 *Lophatherum gracile* Brongn. 的干燥茎叶。

【处方别名】淡竹、竹叶。

【性味归经】甘、淡，寒。归心、胃、小肠经。

【功效应用】

1. 清热除烦　用于热病烦渴，口舌生疮，小便不利，灼热涩痛。轻证可单用大量煎汤代茶饮，重证须配伍其他清热泻火药。

2. 利尿　用于心火亢盛及心热下移小肠之证。本品能引上中焦之火，下行从小便而出，用治心胃火盛之口舌生疮，及心火移热于小肠之热淋涩痛，可为辅助之品。

【性能特点】本品甘淡寒。既能清心泻火、除烦止渴，治热病烦渴；又善淡渗通利而清热利尿，治心火亢盛、口舌生疮及热移小肠之尿赤涩痛或淋浊涩痛。

【用法用量】煎服，6～15g；或入丸散。

【使用注意】本品性寒清利，故脾胃虚寒及阴虚火旺者不宜服。

拓展阅读

附药

竹叶：为禾本科植物淡竹的干燥叶。本品甘淡寒，尤以清心除烦见长，兼能利水。明代以前方书中所用的竹叶，非淡竹叶而应为竹叶。

夏枯草　Xiakucao

【来源】为唇形科植物夏枯草 *Prunella vulgaris* L. 的干燥果穗。

【处方别名】夏枯花、夏枯穗、枯草穗、枯草。

【性味归经】辛、苦，寒。归肝、胆经。

【功效应用】

1. 清肝明目　用于肝火上炎之目赤肿痛，目珠疼痛，头痛眩晕等。可单用，或与其他清肝明目药同用。

2. 消肿散结　用于痰火郁结所致的瘰疬，瘿瘤，乳痈。

【性能特点】本品辛散苦泄，性寒清热，药性降散。长于清肝经实热郁火，软坚散结，为治痰火郁结、瘰疬、瘿瘤的要药，兼能清肝明目。除了治疗肝热目赤外，现代常用治高血压、乳腺增生、甲状腺肿大、淋巴结核等病。此外，还可用于肺结核、淋巴肉瘤等。

【用法用量】煎服，10～15g，单用可酌加；或入丸散或熬膏服。

【使用注意】本品性寒清泄，故脾胃虚弱者慎服。

拓展阅读

夏枯草的相关知识

瘰疬：颈部皮肉间出现大小不等的核块，互相串连，不红不痛，溃后脓水清稀，夹有败絮状物，其中小者称瘰，大者称疬，统称瘰疬，类似西医学中的淋巴结结核。

决明子　Juemingzi

【来源】为豆科植物决明 *Cassia obtusifolia* L. 或小决明 *C. tora* L. 的干燥成熟种子。

【处方别名】马蹄决明、草决明、炒决明。

【性味归经】甘、苦，微寒。归肝、肾、大肠经。

【功效应用】

1. 清肝明目　用于肝热目疾或视物昏暗。本品苦寒，能入肝泻火以明目；因兼甘润而无苦燥伤阴之弊，故为治目疾之常用药物。

2. 润肠通便　用于肠燥便秘。本品有苦寒清降之性，故多用于内热肠燥便秘之证。

【性能特点】本品苦寒清泄，甘润滑肠，入肝肾经。既善清肝热，又兼益肾阴，治目疾无论肝热或阴亏皆宜。且能清热而平肝，治肝火或肝阳上亢之头痛眩晕。亦可治内热肠燥便秘。

【用法用量】煎服，10~15g；或入丸散。

【使用注意】本品性寒滑利，故脾胃虚寒、阴虚火旺者及气虚便溏者慎服。

【现代研究】

1. 主要成分　本品含蒽醌类，主要为决明子素、金黄决明子素等。

2. 药理作用　本品具有一定的抗菌、降压、降血脂和抗血小板聚集作用。

第二节　清热燥湿药

黄　芩　Huangqin

【来源】为唇形科植物黄芩 *Scutellaria baicalensis* Georgi 的干燥根。

【处方别名】元芩、子芩、条芩、枝芩、枯芩、碎芩、酒黄芩、炒黄芩、黄芩炭。

【性味归经】苦，寒。归肺、胆、脾、大肠、小肠经。

【功效应用】

1. 清热燥湿　用于多种温热病证。如湿温、黄疸、泻痢、热淋、痈肿疮毒。本品苦寒而燥，有较强的清热燥湿作用，能清泄肺胃胆及大肠湿热，尤长于清中上焦湿热。治湿热黄疸、湿热痢疾、湿热淋证及湿温、暑湿所致的胸闷、痞满、呕恶等，均可用为主药。

2. 泻火解毒　用于肺热咳嗽及痈肿疮毒。本品善清上焦肺热，治肺热壅遏所致的咳嗽痰稠，可以单用。用治痈肿疮毒，单用或与其他清热解毒药同用。

3. 止血安胎　用于血热出血证及胎热不安。本品清热凉血，又能止血安胎。

【性能特点】本品苦寒，苦能燥湿，寒能清热；清热燥湿之中，尤善清泄中上焦湿热及肺火，为治湿温暑湿、胸脘痞闷及肺热咳嗽之要药；又能清胆火而和解少阳，治邪在少阳、寒热往来；兼入血分，能直折火势而凉血止血；还能清热安胎。

【用法用量】 煎服，3～10g。清热生用，安胎炒用，清上焦热可酒炒用，止血炒炭。

【使用注意】 本品苦寒燥泄伤胃，能伐生发之气，故脾胃虚寒、食少便溏者忌服。

【现代研究】

1. 主要成分 本品含黄酮类成分，包括黄芩苷元、黄芩苷、汉黄芩苷、黄芩新素等。尚含挥发油等。

2. 药理作用 本品具有解热、抗菌、抗病毒、抗炎、促进细胞免疫、抗过敏、镇静、降压、降血脂、保肝、利胆、抗凝血和抗血栓形成、抗肿瘤等作用。

黄 连 Huanglian

【来源】 为毛茛科植物黄连 *Coptis chinensis* Franch.、三角叶黄连 *C. deltoidea* C. Y. Cheng et Hsiao 或云连 *C. teeta* Wall. 的干燥根茎。

【处方别名】 川黄连、味连、雅连、云连、炒黄连、姜黄连、酒黄连、萸黄连。

【性味归经】 苦，寒。归心、脾、胃、肝、胆、大肠经。

【功效应用】

1. 清热燥湿 用于胃肠湿热之腹泻，痢疾。本品清热燥湿之力大于黄芩，尤长于清中焦湿热，为治湿热泻痢要药；治湿热痢疾，单用有效。

2. 泻火解毒 用于高热神昏，心烦不寐，胃热消渴，痈肿疮毒，目赤牙痛等。本品善清心胃之火，尤以泻心经实火见长。此外，还可用治血热吐衄、胃热呕吐等。

【性能特点】 本品大苦大寒，清热燥湿之力强。既善清中焦湿热，主治湿热中阻、脘腹痞满等，尤为治湿热泻痢要药；又善清心热、泻胃火，为治心热烦躁失眠及胃热呕吐之良品。且能泻火凉血，治热盛血热出血。亦常用治疮痈疔毒、湿疮、目赤肿痛等。

【用法用量】 煎服，2～10g。外用适量，研末敷。清热燥湿、泻火生用；降低寒性宜炒用；清胃止呕用姜汁炙；清上焦火酒炒；清肝胆火用猪胆汁拌炒；疏肝止呕用吴茱萸煎汁拌炒。

【使用注意】 本品大苦大寒，过量或久服易伤脾胃，故脾胃泄泻或胃寒呕吐者忌服。

【现代研究】

1. 主要成分 本品含生物碱，主要为小檗碱、黄连碱、甲基黄连碱、掌叶防己碱等。

2. 药理作用 本品对多种球菌或杆菌、皮肤真菌、各型流感病毒等有抑制作用。此外，还具有解热、抗炎、抗心律失常、增强心肌收缩力、降血压、降血糖、抗肿瘤、利胆、抗溃疡等作用。

拓展阅读

黄连的相关知识

痞满：是指自觉胸脘闷塞不通，有压重感为痞；脘腹胀满，按之有抵抗感为满。

黄 柏 Huangbo

【来源】 为芸香科植物黄皮树 *Phellodendron chinense* Schneid. 的干燥树皮。

【处方别名】 川黄柏、川柏、盐黄柏、炒黄柏、炙黄柏。

【性味归经】 苦，寒。归肾、膀胱经。

【功效应用】

1. 清热燥湿　用于湿热下注，湿热带下黄浊，湿热淋证。本品性味苦寒，有较强的清热燥湿作用。本品主入肾、膀胱经，以清除湿热邪气，故较多用于痢疾、淋证、带下等下焦湿热证。亦常用于湿疹、湿疮以及湿热下注、足膝红肿热痛、下肢痿弱等证。

2. 泻火解毒　用于疮疡肿毒，皮肤湿疹湿疮。可研细末调猪胆汁外敷，亦可内服。

3. 退热除蒸　用于肾阴不足，阴虚发热，五心烦热，骨蒸盗汗及遗精。本品苦寒清降，入肾经，还可退虚热、降火以坚阴。常与知母相须为用，但无知母甘润滋阴之功。

【性能特点】 本品苦寒，善清泄下焦湿热，为治下焦湿热诸证如带下、热淋、足膝肿痛等所常用。且善泻火解毒，治疮痈、湿疹、湿疮。尚善清相火、退虚热，治阴虚发热、盗汗遗精，为实热、虚热两清之品。药力不及黄连，但以退虚热为长。

【用法用量】 煎服，3～10g。外用适量，研末敷。清热燥湿泻火多生用；除蒸退热多盐水炙用；止血多炒用。

【使用注意】 本品苦寒，易伤胃气，故脾胃虚寒者忌服。

【现代研究】

1. 主要成分　本品含小檗碱及少量木兰碱、黄柏碱、掌叶防己碱、内酯等成分；另含甾醇等。

2. 药理作用　本品具有抗菌、抑杀皮肤真菌及利胆、利尿、降压、解热、降血糖、保护血小板等作用。

拓展阅读

附药与黄柏的相关知识

1. 关黄柏：本品为芸香科植物黄檗的干燥树皮。性味、功效同黄柏。但药力稍逊。

2. 湿疮：是一种由湿邪引起的常见皮肤病，以多形性皮损，对称分布，易于渗出，自觉瘙痒，反复发作和慢性化等为临床特征的疾病。

龙　胆　Longdan

【来源】 为龙胆科植物条叶龙胆 *Gentiana manshurica* Kitag、龙胆 *G. scabra* Bge.、三花龙胆 *G. triflora* Pall. 或滇龙胆 *G. rigescens* Franch. 的干燥根和根茎。

【处方别名】 龙胆草、胆草、草龙胆。

【性味归经】 苦，寒。归肝、胆、膀胱经。

【功效应用】

1. 清热燥湿　用于湿热黄疸，阴肿阴痒，带下湿疹。本品长于清肝胆及下焦湿热。

2. 泻肝胆火　用于肝火头痛，胁痛，口苦，耳聋等。本品清肝胆火力大，是治疗肝胆实热诸证的主药。

【性能特点】 本品大苦大寒，清泄燥湿，其性沉降下行，药力较强。入肝胆经，善清下焦湿热，又善于泻肝胆实火，为治肝经湿热、实火之要药。

【用法用量】煎服，3～6g；一般多作丸剂使用。外用适量，研末敷。

【使用注意】本品大苦大寒，极易伤胃，故用量不宜过大，脾胃虚寒者忌服，阴虚津伤者慎服。

苦　参　Kushen

【来源】为豆科植物苦参 *Sophora flavescens* Ait. 的干燥根。

【处方别名】苦骨、苦参片。

【性味归经】苦，寒。归心、肝、胃、大肠、膀胱经。

【功效应用】

1. 清热燥湿　用于湿热泻痢，湿热便血，黄疸尿赤等。本品性味苦寒，对湿热黄疸、淋证等有一定的作用，并多与茵陈等相应的清热燥湿药配伍。

2. 祛风杀虫　用于带下阴痒，皮肤瘙痒，疥癣，麻风等。可单用煎汤，熏洗患处。

3. 利尿　用于湿热小便不利，灼热涩痛之证。

【性能特点】本品苦寒清燥，沉降下行。既善清热燥湿、祛风杀虫，又能利尿导湿热而出，为治湿热之疮疹、带下、黄疸、泻痢、便血、淋痛所常用。且善祛风、杀虫止痒，为诸多皮肤顽疾所常用。

【用法用量】煎服，3～10g。外用适量，研末敷，或煎汤熏洗。

【使用注意】本品苦寒，故脾胃虚寒者忌服。反藜芦。

第三节　清热解毒药

金银花　Jinyinhua

【来源】为忍冬科植物忍冬 *Lonicera japonica* Thunb. 的干燥花蕾或带初开的花。

【处方别名】银花、忍冬花、双花、二宝花、二花、南银花、炒银花、银花炭。

【性味归经】甘，寒。归肺、心、胃经。

【功效应用】

1. 清热解毒　用于痈肿疔疮。本品为治一切内痈、外痈之要药。痈疮初起，红肿热痛者，可单用本品煎服，并用药渣外敷患处。热毒引起的疔疮肿痛、咽喉肿痛、目赤肿痛、肠痈腹痛、肺痈咳吐脓血等证，均可以本品为主药组方治疗。

2. 疏散风热　用于风热表证或温热病初起。本品能使肺、心、胃热邪外透，温病热毒无论在卫气营血哪一阶段，均可用本品治之。常配辛凉解表药以治风热表证、温病卫分证。此外，配清热凉血药治温病热入营分证，有透热转气之功。

3. 凉血止痢　用于热毒泻痢，下痢脓血。单用浓煎频服即可奏效。

4. 清解暑热　用于暑热证。本品可解暑热，主治暑热烦渴等证。

【性能特点】本品味甘，性寒清热，质轻浮散。功主清热解毒、散痈消肿，为治疮痈要药。且芳香疏透、清热解毒中又能疏散风热，善除肺经热邪。炒炭则能解毒凉血止痢，治热毒血痢；蒸馏制露又有清热解暑之效，治暑热烦渴、小儿痱子、热疮等。

【用法用量】煎服，10～15g，治血痢及便血多炒炭用。外用适量，鲜品捣敷。

【使用注意】本品性寒，故脾胃虚寒或气虚疮疡脓清者忌服。

【现代研究】

1. 主要成分 本品含氯原酸、异氯原酸、木犀草素、忍冬苷，尚含挥发油、皂苷等成分。

2. 药理作用 本品对金黄色葡萄球菌、肺炎双球菌、痢疾杆菌、脑膜炎双球菌等均有抑制作用。还具有抑制炎症、解热、抑制多种皮肤真菌、抗病毒、降血脂、抗早孕等作用。

拓展阅读

附药与金银花的相关知识

1. 忍冬藤：忍冬科植物忍冬的干燥茎枝。又名银花藤，其性味功效与金银花相似，但解毒作用不及金银花，兼有通经络作用，可消除经络的风热而止痛。

2. 痈、疽、疔、疖：是四种发生于体表各有不同病理变化和形状特征的外科疾患。

痈：红肿热痛，浅而高大，未脓易消，已脓易溃易敛，因热毒熏蒸、气血瘀滞所致。

疽：漫肿无头，肤色不变，边界不清，无热少痛，未脓难消，已脓难溃因寒邪郁结、气血凝滞所致。

疔：初起如粟，根深形小，状如针，顶白而痛，因邪毒侵袭、气血凝滞而致。

疖：浅表局限，形小而圆，红肿热痛不甚，易溃易敛，反复发作，因湿热蕴结所致。

连　翘　Lianqiao

【来源】 为木犀科植物连翘 *Forsythia suspensa*（Thunb.）Vahl. 的干燥果实。

【处方别名】 连召、连壳、老连翘、黄翘、青翘。

【性味归经】 苦，微寒。归肺、心、小肠经。

【功效应用】

1. 清热解毒 用于热毒蕴结之各种痈肿疮毒。本品解毒疗疮之功较强，前人称之为"疮家圣药"。热毒所致各种体表疮痈，常以本品为主治之。

2. 疏散风热 用于风热表证或温病初起。本品清热透邪之功与金银花相似，常与金银花配伍用于温病各个阶段。

3. 消痈散结 用于瘰疬痰核。常与夏枯草、玄参、浙贝母等解毒、化痰药同用。

【性能特点】 本品味苦微寒清热，质轻浮散。功主清热解毒，有"疮家圣药"之称；清解之中，又具凉散透发上焦风热和消肿散结之功。

【用法用量】 煎服，6～15g。连翘心长于清心火。

【使用注意】 本品苦寒，故脾胃虚寒或气虚疮疡脓清者不宜服。

大青叶　Daqingye

【来源】 为十字花科植物菘蓝 *Isatis indigotica* Fort. 的干燥叶。

【处方别名】 大青、青叶、菘蓝叶、板蓝叶、蓝靛叶。

【性味归经】 苦，寒。归心、胃经。

【功效应用】

清热解毒，凉血消斑 用于热入营血，温毒发斑，疮疡丹毒等证。配伍辛凉透表药亦可用于外感风热或温病初起。

【性能特点】本品味苦大寒，力强质轻。功主清热解毒、凉血消斑、利咽消肿，为治血热毒盛之要药。

【用法用量】煎服，10～15g，鲜品30～60g。外用适量，鲜品捣敷。

【使用注意】本品味苦大寒，故脾胃虚寒者忌服。

【现代研究】

1. 主要成分　本品含靛蓝、菘蓝苷、靛玉红、靛红烷B、葡萄糖芸苔素及挥发性成分。

2. 药理作用　本品具有抗菌、抑制流感病毒和腮腺炎病毒、抑制肿瘤、保肝、抗炎、解热等作用。

板蓝根　Banlangen

【来源】为十字花科植物菘蓝 *Isatis indigotica* Fort. 的干燥根。

【处方别名】菘蓝根、靛青根、南板蓝根、蓝根。

【性味归经】苦，寒。归心、胃经。

【功效应用】

1. 清热解毒　用于大头瘟，痄腮，痈肿丹毒等证。

2. 凉血利咽　用于温热病发热，头痛，喉痛，或发斑疹。

【性能特点】本品性能特点与功用类似大青叶，但以解毒利咽散结尤为见长。

【用法用量】煎服，10～15g；或入丸散。

【使用注意】本品苦寒，故脾胃虚寒者慎服。

拓展阅读

板蓝根的相关知识

1. 大头瘟：因感受风热邪毒而引起的以头面焮红肿胀、发热为主要特征的温毒疾病。又称大头病、大头风等。

2. 痄腮：以发热、耳下腮部漫肿疼痛为主要表现的疾病，类似西医学的流行性腮腺炎。

3. 丹毒：以皮肤突然发红，色如涂丹，迅速向四周蔓延，有烧灼样痛，伴高热、畏寒及头痛等为主要表现的急性感染性疾病，类似西医学中的蜂窝织炎。

青　黛　Qingdai

【来源】为爵床科植物马蓝 *Baphicacanthus cusia*（Nees）Bremek.、蓼科植物蓼蓝 *Polygonum tinctorium* Ait. 或十字花科植物菘蓝 *Isatis indigotica* Fort. 的叶或茎叶经加工制得的干燥粉末、团块或颗粒。

【处方别名】黛花、靛沫花、蓝靛。

【性味归经】咸，寒。归肝、肺经。

【功效应用】

1. 清热解毒，凉血散斑　用于温毒发斑，痄腮肿痛，热毒疮疡及血热出血证。本品具有与大青叶相似的清热解毒、凉血功效。但解毒退热之效相对较弱，故在温热病中的使用不如大青叶广泛。

2. 清肝泻火，定惊 用于肝热惊痫，肝火犯肺，肺热咳嗽等证。本品因长于入肝以泻火，又略有清肺热之效，故可用于肝火犯肺或肺热引起的咳嗽；治小儿惊风、发热痉挛等实热肝风证，常与钩藤、牛黄等配伍。

【性能特点】 本品咸入血分，寒能清解。功善清热解毒、凉血消斑，既为治热毒发斑之要药，亦为治血热吐血衄、痄腮喉痹、疮痈之常品，又善泻肝火而定惊痫，治肝热动风、惊痫抽搐。还能清肝泻肺、凉血止血，治肝火犯肺之咳嗽痰血。

【用法用量】 冲服或入丸散，1～3g；或入丸散。外用适量，干撒，或调敷。

【使用注意】 本品性寒易伤胃，故胃寒者慎服。部分患者服后出现恶心、呕吐、腹痛、腹泻、便血诸症状，也能影响肝功能，严重者可抑制骨髓引起血小板减少。

蒲公英　Pugongying

【来源】 为菊科植物 *Taraxacum mongolicum* Hand. – Mazz. 或碱地蒲公英 *T. borealisinense* Kitam. 或同属数种植物的干燥全草。

【处方别名】 黄花地丁、婆婆丁、公英、蒲公丁。

【性味归经】 苦、甘，寒。归肝、胃经。

【功效应用】

1. 清热解毒，消痈散结 用于热毒痈肿疮疡及内痈等证。本品苦以泄降，甘以解毒，寒能清热兼散滞气，为清热解毒、消痈散结之佳品。治乳痈肿痛，可单用浓煎内服，或鲜品捣汁内服，药渣敷患处。治痈肿疔毒、咽喉肿痛、肺痈咳吐脓痰、肠痈热毒壅盛等，均可单用或以本品为主组方。

2. 利湿通淋 用于湿热黄疸及小便淋沥涩痛。

【性能特点】 本品性寒清热，味苦泄散滞。功主清热解毒、消痈散结，善治内、外痈肿、疮疡，但以治乳痈最佳；清解之中又具利湿通淋之功。

【用法用量】 煎服，10～20g，鲜品酌加。外用适量，鲜品捣敷。

【使用注意】 本品用量过大，可致缓泻，故脾虚便溏者慎服。

拓展阅读

蒲公英的相关知识

1. 乳痈：指由于乳汁排出不畅，乳房红肿疼痛，以致结脓成痈的急性化脓性病证。

2. 现代临床以本品水煎内服并熏洗，治甲亢眼突；或以本品制成片剂，治上呼吸道感染等疾患，均有一定疗效。

鱼腥草　Yuxingcao

【来源】 为三白草科植物蕺菜 *Houttuynia cordata* Thunb. 的新鲜全草或干燥地上部分。

【处方别名】 蕺菜。

【性味归经】 辛，微寒。归肺经。

【功效应用】

1. 清热解毒 用于肺痈咳吐脓血及肺热咳嗽。本品寒能泄，无伤胃之弊。可清热解毒以排脓，并清泄肺热以止咳嗽。为治热毒壅滞于肺之肺痈之常用要药，并多与金银花、桔梗、芦根、黄芩等主入肺经的清热解毒、消痈排脓药同用。

2. 清泄肺热 用于肺热咳嗽。本品长于清肺止咳，单用有效。更宜与黄芩、桑白皮、瓜蒌等清肺祛痰止咳药同用，以增强效力。

3. 利尿通淋 用于湿热淋证。

【性能特点】 本品质轻辛散，微寒清解透达。入肺经，善能清解肺经邪热，功主清热解毒、排脓消痈，为治肺痈之要药；且其性通利，又具清热除湿、利尿通淋之功。

【用法用量】 煎服，15~30g，鲜品加倍，不宜久煎。外用适量，捣敷。

【使用注意】 虚寒证及阴证疮疡患者忌服。

拓展阅读

鱼腥草的相关知识

1. 肺痈：指肺叶内形成脓疡的一种病证，主要表现为发热、胸痛、咳吐脓血。

2. 现代临床以鱼腥草注射液静脉滴注，治肺炎与急性支气管炎，尿路感染；关节腔内注射，治化脓性关节炎。以本品制成片剂内服，防治钩端螺旋体病等，效果较好。

紫花地丁　Zihuadiding

【来源】 为堇菜科植物紫花地丁 *Viola yedoensis* Makino 的干燥全草。

【处方别名】 地丁、地丁草、紫地丁。

【性味归经】 苦、辛，寒。归心、肝经。

【功效应用】

清热解毒，消痈散结 用于痈肿疔疮，乳痈肠痈，丹毒肿痛等。本品能入营血消散壅滞，为解疮毒要药，善治疮痈及热毒内盛而兼血热瘀滞之证；其消痈散结之效较佳，故以主治疮疡，尤其是治疗毒肿痛为特长。还可用于毒蛇咬伤。鲜品捣汁内服，亦可配雄黄少许，捣烂外敷。

此外，还用于肝热目赤肿痛，常与菊花、蝉蜕等配用。

【性能特点】 本品苦寒清泄。功善清热解毒、凉血消肿，治疗疮肿毒、痈疽发背、丹毒、乳痈、肠痈等内外诸痈肿，尤为治疗疮之要药。且能解蛇毒，治毒蛇咬伤。

【用法用量】 煎服，10~20g。外用适量，鲜品捣敷。

【使用注意】 本品苦寒，故阴疽疮疡者慎用，体质虚寒者忌服。

败酱草　Baijiangcao

【来源】 为败酱科植物黄花败酱 *Patrinia scabiosaefolia* Fisch. ex Link. 或白花败酱 *P. villosa* Juss. 的干燥地上部分。

【处方别名】 败酱、泽败、黄花败酱草、白花败酱草。

【性味归经】 辛、苦，微寒。归肝、胃、大肠经。

【功效应用】

1. 清热解毒 用于肠痈腹痛，肺痈疮毒。本品辛散苦泄，既可解毒排脓，又可活血消痛，为治疗肠痈的要药。用治肠痈脓已成者，单用或配薏苡仁、附子等同用；若肠痈初起，腹痛便秘，未化脓者，常与金银花、蒲公英、牡丹皮等药同用。

2. 活血止痛　用于产后瘀阻腹痛。

此外，本品还可用于湿热带下，痢疾，黄疸及目赤肿痛等证。

【性能特点】本品辛散苦泄，性寒清热。能解毒消痈排脓，又可活血祛瘀止痛，并除胃肠瘀滞，为治疗肠痈腹痛之要药。

【用法用量】煎服，6～15g。外用适量，鲜品捣敷。

【使用注意】本品易伤脾胃，故脾胃虚寒、食少便溏者忌服。

大血藤　Daxueteng

【来源】为木通科植物大血藤 *Sargentodoxa cuneata*（Oliv.）Rehd. et Wils. 的干燥藤茎。

【处方别名】红藤、血藤、大活血、大血通、龙须藤、活血藤、省藤。

【性味归经】苦，平。归大肠、肝经。

【功效应用】

1. 清热解毒　用于肠痈腹痛，热毒疮疡。本品长于清热解毒、消痈止痛，入大肠经。善散肠中瘀滞，为治肠痈腹痛要药。

2. 活血止痛　用于跌打损伤，妇女经痛，风湿痹痛。

【性能特点】本品苦泄走散，平而偏凉。长于清热解毒、活血消痈，最善治肠痈腹痛；又能活血祛瘀、通络止痛，治跌打损伤瘀痛、经行腹痛及风湿痹痛等证。

【用法用量】煎服，10～15g。或浸酒服，外用适量，捣敷。

【使用注意】本品苦泄行血，故孕妇不宜多服。

拓展阅读

大血藤的相关知识

肠痈：以发热、右小腹疼痛拘急，或触及包块为主要表现的疾病，类似西医学中的急慢性阑尾炎、阑尾周围脓肿等。

射　干　Shegan

【来源】为鸢尾科植物射干 *Belamcanda chinensis*（L.）DC. 的干燥根茎。

【处方别名】乌扇、寸干、扁竹。

【性味归经】苦，寒；归肺经。

【功效应用】

1. 清热解毒　用于咽喉肿痛等证。本品苦寒清降之力虽不及山豆根，但亦为较常用的清热解毒、利咽消肿药。又因其具有祛痰作用，对热毒或肺热咽喉肿痛而痰浊阻滞者，尤为适宜。热痰壅盛者单用捣汁，或与黄芩、桔梗、甘草同用。

2. 祛痰利咽　用于痰盛的咳喘证。

【性能特点】本品苦寒清泄。入肺经，为解毒利咽之品，兼具祛痰止咳之功，尤善治咽喉肿痛属热结痰盛者。

【用法用量】煎服，3～10g；外用适量，研末吹喉或外敷。

【使用注意】本品苦寒缓泻，又能散血，故孕妇及脾虚便溏者忌服。

马 勃 Mabo

【来源】为灰包科真菌脱皮马勃 *Lasiosphaera fenzlii* Reich.、大马勃 *Calvatia gigantea*（Batsch ex Pers.）Lloyd 或紫色马勃 *C. lilacina*（Mont- et Berk.）Lloyd 的干燥子实体。

【处方别名】马屁勃、灰包菌、马粪包、轻马勃、净马勃、马勃绒、马卜。

【性味归经】辛，平。归肺经。

【功效应用】

1. 清热解毒 用于咽喉肿痛。本品亦为治咽喉肿痛的主要清热解毒药，并能清肺热、利咽喉。其药性与作用均较平和，无论热毒、风热或虚火上炎所致的咽喉不利，均可选用。

2. 止血 用于吐血，衄血，外伤出血。单用或与凉血止血药同用。

3. 清肺利咽 用于肺热咳嗽或失音。本品可清肺热而缓和咳嗽，并利咽开音。治轻证，可单用为丸服；肺热重者，宜与其他清泻肺热之药合用。

【性能特点】本品辛散质轻，平而偏凉，专入肺经。既善清热解毒、利咽消肿，治风热或肺热之咽喉肿痛、咳嗽失音；又具有较强的止血作用，治各种出血。

【用法用量】煎服，2~6g；或入丸散。外用适量，研末调敷。

【使用注意】本品风寒劳咳失音者忌服。

山豆根 Shandougen

【来源】为豆科植物越南槐 *Sophora tonkinensis* Gagnep. 的干燥根和根茎。

【处方别名】豆根、广豆根、南豆根。

【性味归经】苦，寒；有毒。归肺、胃经。

【功效应用】

1. 清热解毒 用于热毒蕴结，牙龈肿痛。本品大苦大寒，入胃经，清胃火，故对胃火上炎引起的牙龈肿痛、口舌生疮等证可应用。可单用煎汤漱口，或与石膏、黄连等药同用。

2. 利咽止痛 用于咽喉肿痛。本品为治疗热毒咽喉肿痛的要药。症状轻者单用煎服并含漱；重者常与玄参、板蓝根、射干等药同用。

此外，用于湿热黄疸，肺热咳嗽及痈肿疮毒。现代用于口腔炎、宫颈炎，可研末外用。

【性能特点】本品大苦大寒。既善清热解毒、利咽消肿，为治热毒咽痛之第一要药；又能清肺胃热，以治胃火炽盛之牙龈肿痛及肺热咳嗽等证。

【用法用量】煎服，3~6g；或磨汁服。外用适量，煎汤含漱，或研末涂敷。

【使用注意】本品苦寒有毒，故内服不宜过量，脾胃虚寒、食少便溏者忌服。

拓展阅读

附药

北豆根：为防己科物蝙蝠葛的根茎，为北方习用。本品与山豆根功效相近，除解毒利咽，治咽喉肿痛外，近年发现还兼有降压、镇咳、祛痰及抗癌作用。

白头翁 Baitouweng

【来源】为毛茛科植物白头翁 *Pulsatilla chinensis*（Bge.）Regel 的干燥根。

【处方别名】白头公、白头草、老翁花。

【性味归经】苦，寒。归胃、大肠经。

【功效应用】

1. 清热解毒　用于热毒泻痢。本品苦寒降泄，尤善于清胃肠湿热及血分热毒，为治热毒血痢的良药。

2. 凉血止痢　用于湿热或热毒泻痢，下痢脓血，里急后重等证。可与金银花、黄连、槟榔等药同用。

【性能特点】本品苦寒降泄，入于大肠经，善除大肠热毒蕴结。功主清热解毒、凉血止痢，为治热痢脓血、里急后重之良药。近年来常用治细菌性痢疾及休息痢（阿米巴痢疾）。

【用法用量】煎服，6~15g；或入丸散。外用适量。亦可保留灌汤。

【使用注意】本品苦寒泄降，故虚寒泻痢者忌服。

【现代研究】

1. 主要成分　本品含三萜皂苷，尚含白头翁素、胡萝卜苷等成分。

2. 药理作用　本品能显著抑制阿米巴原虫的生长；对金黄色葡萄球菌、铜绿假单胞菌、痢疾杆菌、伤寒杆菌等均有抑制作用。此外，还有杀阴道滴虫、抗流感病毒、镇静、镇痛作用。

拓展阅读

白头翁的相关知识

血痢：以高热、腹痛、下痢脓血，里急后重，甚至神昏痉厥为主要表现的疾病，类似西医学中的痢疾。

穿心莲　Chuanxinlian

【来源】为爵床科植物穿心莲 *Andrographis paniculata*(Burm. f.) Nees 的干燥地上部分。

【处方别名】一见喜、榄核莲、苦胆草。

【性味归经】苦，寒。归肺、胃、大肠、膀胱经。

【功效应用】

1. 清热解毒　用于温病初起，肺热喘咳，肺痈吐脓，咽喉肿痛等证。

2. 燥湿消肿　用于本品湿热泻痢，热淋涩痛，湿疹瘙痒等证。

【性能特点】本品苦寒清泄，质轻透散。善清肺热而解毒，治温病发热、肺热喘咳、肺痈、咽痛；又因苦燥，能清小肠等多种湿热病证。此外，还能清热解毒以消疮痈、解蛇毒。凡热毒、湿热所致病证，无论有无表证皆可选用。

【用法用量】煎服，6~15g；或多入丸散片剂。外用适量，研末调涂或鲜品捣敷。

【使用注意】本品苦寒，易伤胃气，故不宜多服久服，脾胃虚寒者不宜服。

土茯苓　Tufuling

【来源】为百合科植物光叶菝葜 *Smilax glabra* Roxb. 的干燥根茎。

【处方别名】白余粮、冷饭团、仙遗粮、红土苓。

【性味归经】甘、淡，平。归肝、胃经。

【功效应用】

1. 解毒除湿 用于火毒痈疖，湿疮湿疹，热淋，梅毒或因梅毒服汞而致肢体拘挛者。用治梅毒可大剂量单用煎服，或与清热、解毒药合用，疗效更佳。对于各种慢性汞中毒者，可与金银花、绿豆、生甘草同用，水煎代茶饮。

2. 通利关节 用于风湿热痹，关节疼痛，屈伸不利及泄热下注等证。

【性能特点】本品性平偏凉。长于甘淡渗利而解毒利湿、通利关节，既为治梅毒要药，又为治湿浊下注及湿疹、湿疮之佳品。

【用法用量】煎服，15～60g。外用适量。

【使用注意】本品忌茶叶；因淡渗伤阴，故肝肾阴亏者勿用。

拓展阅读

土茯苓的相关知识

梅毒：由梅毒螺旋体引起的一种慢性性传播疾病，可以侵犯皮肤、黏膜及其他多种组织器官，可有多种多样的临床表现，典型症状体征：淋巴结肿大，发热，脓疱，结节，溃疡。

半边莲 **Banbianlian**

【来源】为桔梗科植物半边莲 *Lobelia chinensis* Lour. 的干燥全草。

【处方别名】半边菊、金菊草、半边旗、吹风草。

【性味归经】辛，平。归心、小肠、肺经。

【功效应用】

1. 清热解毒 用于毒蛇咬伤，蜂蝎刺螫，以及疔疮初起肿痛等证。本品长于解蛇毒，治蛇伤。常以本品单用煎汤内服，并捣敷患处。

2. 利水消肿 用于大腹水肿，面足浮肿等。

【性能特点】本品甘淡寒。既善清解热毒，治热毒疮痈、毒蛇咬伤，又能利水消肿。

【用法用量】煎服，10～15g。鲜品30～60g。外用适量，鲜品捣敷。

【使用注意】本品甘寒清利，故虚证水肿慎服。

白花蛇舌草 **Baihuasheshecao**

【来源】为茜草科植物白花蛇舌草 Oldenlandia *diffusa*(Willd.)Roxb. 的全草。

【处方别名】蛇舌草、蛇舌癀。

【性味归经】苦、甘，寒。归肺、胃、小肠经。

【功效应用】

1. 清热解毒 用于痈肿疮毒，咽喉肿痛，毒蛇咬伤。本品有较强的清热解毒作用，对疮痈、咽喉肿痛、毒蛇咬伤等热毒证候，均有较好疗效。

2. 利湿通淋 用于热淋，小便不利。

【性能特点】本品苦寒清泄，甘寒渗利。功善清热解毒、消散痈肿，为治外痈、内痈之常品，又能解蛇毒，治毒蛇咬伤；还能清热利湿通淋，治热淋涩痛。

【用法用量】煎服，15～60g，鲜品加倍；或鲜品绞汁。外用适量，捣敷。

【使用注意】本品寒凉清利，故阴疽及脾胃虚寒者忌服。

第四节　清热凉血药

生地黄　Shengdihuang

【来源】为玄参科植物地黄 *Rehmannia glutinosa* Libosch. 新鲜或干燥块根。

【处方别名】生地、干地、大生地、怀生地。

【性味归经】甘、苦，寒。归心、肝、肾经。

【功效应用】

1. 清热凉血　用于温热病热入营血，身热口干，舌绛或红，热毒斑疹等证。本品味苦甘而性寒，具有凉血止血、养阴等多种功效，故无论营分热证或血分热证，均十分常用。

2. 养阴生津　用于津伤口渴等阴虚证。本品对各脏腑的阴虚燥热证，皆多选用；而长于养胃阴以生津止渴、增液通便，常与滋养胃阴之药配伍。

【性能特点】本品甘苦寒，质柔润养阴，入血分，为清滋润滑之品。能清解营血之热，用治热入营血及血热出血等证；又能养阴生津润燥，治热病口渴、消渴及肠燥便秘等证。

【用法用量】煎服，10～30g。鲜品用量加倍或可捣汁入药。鲜品养阴力弱，清热凉血生津力强。

【使用注意】本品性寒滑腻而滞，故脾虚食少便溏及湿滞中满者不宜服。

【现代研究】

1. 主要成分　本品含环烯醚萜、单萜及其苷类，尚含苯甲酸等多种有机酸及甾醇、氨基酸等。

2. 药理作用　本品具有显著降压、促进免疫、缩短凝血时间作用。此外，还有抗炎、镇静、利尿、降血糖、保肝、抗癌、抗辐射、抑制皮肤真菌等作用。

玄　参　Xuanshen

【来源】为玄参科植物玄参 *Scrophularia ningpoensis* Hemsl. 的干燥根。

【处方别名】元参、黑参、乌元参、黑元参、润元参、角参。

【性味归经】甘、苦、咸，寒。归肺、胃、肾经。

【功效应用】

1. 清热凉血　用于温热病热入营分，伤阴劫液，身热烦渴，斑疹隐隐，甚则烦躁谵语等证。本品清热凉血之功与生地黄相似而力稍逊，略有养胃阴以生津润燥之效；虽无止血作用，但能泻火解毒，故亦用于温热病热入营血之证，常与其他清热凉血药相须为用。

2. 养阴解毒　用于阴虚发热，津伤口渴，肠燥便秘。本品略能滋养肾肺胃阴，尤长于降火。除主治阴虚火旺、咽喉疼痛及瘰疬痰核外，亦可用于肾阴不足、骨蒸潮热，或肺阴不足、劳嗽咳血及阴虚胃热的消渴多饮等证，常与麦冬、百合等相应的补阴药配伍。

【性能特点】本品甘寒质润滋阴，其性苦寒滋阴降火。入肺肾，清退虚热；入血分，善泄营血之热、养阴护营，用治热入营血证；且咸寒能泻火解毒、软坚散结，可治疗咽喉肿痛、瘰疬痈疮。

【用法用量】 煎服，10～15g；或入丸散。

【使用注意】 本品性寒滑而腻滞，故脾胃虚寒，胸闷食少便溏者不宜服。反藜芦。

【现代研究】

1. 主要成分 本品含环烯醚萜苷类，主要为哈巴苷、浙玄参苷甲等；尚含植物甾醇、生物碱等。

2. 药理作用 本品具有抗菌、降血压、降血糖、增加冠脉血流量等作用。

牡丹皮　Mudanpi

【来源】 为毛茛科植物牡丹 *Paeonia suffruticosa* Andr. 的干燥根皮。

【处方别名】 丹皮、原丹皮、连丹皮、粉丹皮、刮丹皮、凤丹皮、炒丹皮。

【性味归经】 苦、辛，微寒。归心、肝、肾经。

【功效应用】

1. 清热凉血 用于血热斑疹，吐衄血等证。亦可用治温热病后期、邪伏阴分、夜热早凉及阴虚内热、骨蒸潮热等证。

2. 活血散瘀 用于血滞经闭，痛经，癥瘕，跌打损伤。尤适用于热毒夹瘀之疮痈及瘀热互结之肠痈初起等。

【性能特点】 本品苦寒清泄，味辛行散。专入血分，有凉血而不留瘀、行血不动血的特点。功主清热凉血、活血散瘀，适用于血热、血瘀之证；又善于清透阴分伏热退虚热，治疗无汗骨蒸。

【用法用量】 煎服，6～15g。清热凉血宜生用；活血散瘀宜酒炒用；止血宜炒炭用。

【使用注意】 本品清泄行散，故血虚有寒者、孕妇及月经过多者不宜服。

赤　芍　Chishao

【来源】 为毛茛科植物芍药 *Paeonia lactiflora*. Pall. 或川赤芍 *P. veitchii* Lynch 的干燥根。

【处方别名】 赤芍药、山赤芍、京赤芍、西赤芍。

【性味归经】 苦，微寒。归肝经。

【功效应用】

1. 清热凉血 用于温热病热在血分，身热，发斑疹及血热所致吐衄血等证。本品性能与牡丹皮甚为相似，均有凉血而不留瘀滞、化瘀而不妄行的特点，其清热凉血之力稍逊于牡丹皮，二药常相须为用，以增强凉血化瘀之效。

2. 祛瘀止痛 用于血滞经闭，痛经及跌打损伤，疮痈肿痛诸证。

【性能特点】 本品性苦能泄散，微寒能清，专入肝经，善走血分。既能清血分郁热，为血热斑疹、吐衄等证所常用；又能活血祛瘀，为治瘀血阻滞所致诸证之良药；还能清泄肝火、散肿消痈，治肝火目赤、痈肿疮疡。

【用法用量】 煎服，6～15g，或入丸散。

【使用注意】 本品苦而微寒，故经闭、痛经证属虚寒者忌服。反藜芦。

紫　草　Zicao

【来源】 为紫草科植物新疆紫草 *Arnebia euchroma*（Royle）Johnst. 或内蒙紫草 *A. guttata* Bunge 的干燥根。

【处方别名】 紫草根、山紫草、西紫草、软紫草、硬紫草。

【性味归经】 甘、咸，寒。归心、肝经。

【功效应用】

1. 清热凉血 用于温热病发斑，色紫黑，麻疹不透。本品入血分，可清热凉血，且清热解毒。

2. 解毒透疹 用于疮疡，湿疹，阴痒及烫伤，火伤证。本品清热解毒，多局部外用，主治外科及皮肤科病证；本品与芝麻油微煎，取油液外涂患处，或与清热燥湿解毒药同用。

【性能特点】本品甘寒清解，咸入心肝经血分，并具滑利之性。善于凉血活血、解毒透斑疹，为治血热毒盛之斑疹紫黑、麻疹的要药，凡斑、痘、疹属血热毒盛者均宜。也可外用治湿疹、烫伤、疮疡。

【用法用量】煎服，3～10g。外用适量，可熬膏或油浸外涂。

【使用注意】本品有轻泻作用，脾虚便溏者忌服。

水牛角　Shuiniujiao

【来源】为牛科动物水牛 *Bubalus bubalis* Linnaeus 的角。

【处方别名】牛角、牛角尖、牛角灰。

【性味归经】苦、咸，寒。归心、肝、胃经。

【功效应用】

1. 清热凉血 用于温热病热入营血分，壮热不退，神昏谵语，或发斑疹，或惊厥抽搐。本品性味苦咸而寒，对于温热病具有多方面的作用，常与清热凉血药和息风止痉药同用。

2. 清热解毒 用于疮痈，喉痹。常与连翘等清热消痈药同用。

【性能特点】本品苦寒清泄，咸入血分，清心、肝、胃三经之火，而有凉血解毒之功。与犀角功能相近，沿用已久，以之代犀角，治疗温热病和小儿热病，效果良好，但用量宜大（约为犀角的8～10倍）。

【用法用量】煎服，15～30g。锉碎先煎，亦可锉末冲服。

【使用注意】本品性寒，故脾胃虚寒者不宜服。

第五节　清虚热药

青　蒿　Qinghao

【来源】为菊科植物黄花蒿 *Artemisia annua* L. 的干燥地上部分。

【处方别名】香青蒿、黄花蒿。

【性味归经】苦、辛，寒。归肝、胆、肾经。

【功效应用】

1. 退虚热 用于温热病后期，邪伏阴伤，夜热早凉，低热不退，或阴虚内热，潮热骨蒸。本品既退虚热，又略能凉血而清血分所伏邪热，能与热病后期余邪未尽，虚热内生的病机相宜，故治该证颇为常用，并多配伍鳖甲、生地黄、牡丹皮等凉血解毒及滋阴退热药，共收清热祛邪、复阴退热之功。

2. 解暑 用于暑热证。常以本品为主组方。

3. 截疟 用于疟疾寒热。可单用大量鲜品加水捣汁服。

【性能特点】本品苦寒辛香，主以清凉，兼以透散。善清肝胆及血分之热，透散阴分伏热，为阴虚发热之要药。且能清透少阳寒热、截疟。此外，善解暑热，为治暑热外感之要药。

【用法用量】煎服，6～12g。不宜久煎或鲜用绞汁服。外用适量，鲜品捣敷，或干品煎汤洗。

【使用注意】本品苦辛而寒，故脾胃虚弱及肠滑泄泻者忌服。

【现代研究】

1. 主要成分 本品含倍半萜类和黄酮类、香豆素等，主要为青蒿素、青蒿内酯、青蒿醇等。

2. 药理作用 本品具有抗菌、抗疟原虫、调节免疫功能、抗流感病毒、祛痰、镇咳、平喘等作用。

拓展阅读
青蒿的相关知识

1. 疟疾：感染疟原虫引起的，以往来寒热、休作有时、反复发作、日久胁下有痞块为主要表现的疾病。

2. 本品含青蒿素，有显著抗疟作用。

地骨皮　Digupi

【来源】为茄科植物枸杞 *Lycium chinense* Mill. 或宁夏枸杞 *L. barbarum* L. 的干燥根皮。

【处方别名】地骨、枸杞根皮。

【性味归经】甘，寒。归肺、肝、肾经。

【功效应用】

1. 凉血退蒸 用于阴虚血热，小儿疳积发热及骨蒸潮热，盗汗等证。本品甘寒清润，能清肝肾之虚热，除有汗之骨蒸，为退虚热、疗骨蒸之佳品。

2. 清泄肺热 用于肺热咳喘。常与桑白皮等清热化痰药同用。

【性能特点】本品甘寒清降，益润而入血分。既善清肝肾虚热、除有汗骨蒸，为凉血退热除蒸之佳品；又泄实热而凉血止血，治血热出血；且善清泄肺热、除肺中郁火，治肺热咳嗽。

【用法用量】煎服，9～15g；或入丸散。外用适量，研末调敷。或鲜品捣敷。

【使用注意】本品甘寒清润，故表邪未解及脾虚便溏者不宜服。

拓展阅读
地骨皮的相关知识

盗汗：寐中汗出，醒来自止为盗汗，主要病机是阴虚火旺，迫汗外出。

银柴胡　Yinchaihu

【来源】为石竹科植物银柴胡 *Stellaria dichotoma* L. var. *lanceolata* Bge. 的干燥根。

【处方别名】银胡。

【性味归经】甘，微寒。归肝、胃经。

【功效应用】

1. 退虚热 用于阴虚发热，盗汗，骨蒸潮热等证。本品甘寒益阴、清热凉血，为退虚热除骨蒸之佳品，多与地骨皮、青蒿、鳖甲等药同用。

2. 清疳热 用于疳积发热。常与党参、鸡内金、使君子等健脾消食药同用。

【性能特点】 本品甘寒益阴。专清虚热、除疳热，有退热而不苦泄，理阴而不升腾之长，为治疗阴虚发热、盗汗和骨蒸潮热之佳品；又能消疳积，治疗小儿疳积发热。

【用法用量】 煎服，3~10g；或入丸散。

【使用注意】 本品微寒，故外感风寒及血虚无热者忌服。

胡黄连　Huhuanglian

【来源】 为玄参科植物胡黄连 *Picrorhiza scrophulariiflora* Pennell 的干燥根茎。

【处方别名】 胡连、黑连。

【性味归经】 苦，寒。归心、肝、胃、大肠经。

【功效应用】

1. 退虚热 用于阴虚发热，盗汗，骨蒸潮热等证。本品性寒，有退虚热、除骨蒸、凉血清热之功。

2. 除疳热 用于小儿疳热。本品既能除小儿疳热，又能清胃肠湿热，故可用于小儿疳积发热、消化不良、腹胀体瘦、低热不退等证，常与党参、白术、山楂等药同用。

3. 清湿热 用于湿热泻痢，痔疮肿痛。本品苦寒沉降，功似黄连，善除胃肠湿热及下焦湿火蕴结，为治疗湿热泻痢及痔疮肿痛的良药。

【性能特点】 本品苦寒清燥，沉降下行。既清虚热、除疳热，又清湿热、解热毒，为虚热、实热两清之品，凡虚热、湿热、火毒所致病证皆可选用。

【用法用量】 煎服，3~9g；或入丸散。

【使用注意】 本品苦寒，故脾胃虚寒者忌服。

表 11-1　其他清热中药

类别	品名	来源	性味	功效	主治
清热泻火药	寒水石	天然碳（硫）酸钙矿石	辛、咸，寒	清热除烦，消肿利尿	温热病邪，尿赤涩痛
	密蒙花	马钱科植物密蒙花花蕾	苦、甘，寒	清热养肝，明目退翳	肝热目疾，肝虚目昏
	谷精草	谷精草科谷精草的花序	辛、苦，凉	清肝疏风，明目退翳	肝热目疾，风热头痛
	青葙子	苋科植物的成熟种子	苦、甘，寒	清肝明目，降血压	肝热目疾，高血压
清热燥湿药	白鲜皮	芸香科植物白鲜的根皮	苦、辛，寒	清热燥湿，祛风解毒	湿热病证，热毒疮肿
	秦皮	木樨科植物白蜡树树皮	苦涩，寒	清热解毒，燥湿止痢	湿热泻痢，赤白带下
	椿皮	苦木科植物臭椿的树皮	苦涩，寒	清热燥湿，收涩止带	湿热泻痢，赤白带下
清热解毒药	半枝莲	唇形科植物半枝莲全草	辛、苦，寒	清热解毒，散瘀止血	疮痈肿毒，水肿血淋
	马齿苋	马齿苋科马齿苋的全草	酸、苦，寒	清热解毒，凉血止血	热毒下痢，崩漏下血
	山慈菇	兰科植物杜鹃兰假鳞茎	辛，寒	清热解毒，消痈散结	疮肿疔毒，瘰疬痰块
	漏芦	菊科植物祁州漏芦的根	苦，寒	清热解毒，消痈通乳	疮肿疔毒，乳汁不下
	白蔹	葡萄科植物白蔹的块根	苦、辛，寒	清热解毒，消痈生肌	疮痈肿毒，水火烫伤
	鸦胆子	苦木科植物鸦胆子果实	苦，寒	清热解毒，截疟腐蚀	热毒赤痢，疟疾赘疣
	重楼	百合科植物重楼的根茎	甘，寒	清热解毒，凉肝止痉	痈肿疔疮，高热惊风

续表

类别	品名	来源	性味	功效	主治
清热解毒药	拳参	蓼科植物拳参的根茎	苦涩,寒	清热解毒,凉血止血	疮痛痢疾,崩漏下血
	绿豆	豆科植物绿豆的种子	甘,寒	清热解毒,消暑生津	疮毒痈肿,暑热烦渴
清虚热药	白薇	萝摩科白薇的根茎及根	苦、咸,寒	清退虚热,凉血通淋	阴虚发热,血淋痛肿

重点小结

一、药物功用比较

(一)清热泻火药

本类药物性味多属苦寒或甘寒,以清热泻火药为主要功效。主要适用于气分实热证,以及脏腑实热证。

石膏、知母　均入肺胃经,功能清热泻火、除烦止渴,治疗气分实热证,常相须为用。然石膏重在清解,又善清肺胃实热,治肺热咳嗽、胃火牙痛;内服生用清热泻火,煅后外用清热敛疮。而知母甘苦性寒质润,清中有润,既能润肺燥、滋胃阴,治肺燥咳嗽、内热消渴;又能滋肾阴、降虚火。

石膏、寒水石　均为矿石类药物,能清热泻火。然石膏入肺胃经,善清气分实热,又能清泄肺胃;煅后外用,清热收敛,多用于疮疡溃后不敛。而寒水石入心胃,又能清心除烦;外用清热消肿,治丹毒诸证。

芦根、天花粉　均入肺胃经,为清热生津之品,常治热病津伤口渴。然芦根清热力强,既善清肺热,治肺热咳嗽、肺痈吐脓,又清胃止呕治胃热呕吐;还能利尿。而天花粉生津作用佳,既清又润,治肺燥咳嗽,又消肿排脓,为外科疮疡之要药。

(二)清热燥湿药

本类药物的性味多属苦寒,苦能燥湿,寒能清热,均有清热燥湿功效,以治湿热病证为主。

黄芩、黄连、黄柏　均具有清热燥湿、泻火解毒之功,常相须为用,治湿热、火毒之证。但黄芩善清上焦湿热及肺火,为治湿温、暑温及肺热咳嗽之要药;还能泻火止血,清热安胎。然黄连善清心火及中焦湿热,既是治湿热泻痢、胃热呕吐之要药;又为治热盛火炽、高热烦躁之良品;且善泻火解毒疗疮。而黄柏善清下焦湿热,为治湿热下注之带下、淋浊、黄疸及足膝肿痛等证之良药;且善泻相火、清虚热。

龙胆草、苦参　均能清热燥湿,尤善清下焦湿热,治黄疸尿赤、阴肿、阴痒、湿疹、带下等。然龙胆草又长于泻肝胆实火,既治肝火头痛,又治肝经热盛,高热抽搐。而苦参又能杀虫、利尿,治疥癣、麻风,以及小便涩痛。

(三)清热解毒药

本类药物大多味苦性寒,能清热解毒或火毒,尤以对热毒炽盛病证的疗效最为显著。

金银花、连翘　均能清热解毒、疏散风热,治疮痈初起兼有表证或疮痈毒盛,以及用于外感风热或温热病卫、气、营、血各个阶段。然金银花清透解毒力强,又凉血止痢,治疗血痢。而连翘长于消痈散结,为疮家要药,又瘰疬痰核。

大青叶、板蓝根、青黛　清热解毒之中兼能凉血,治温毒发斑、咽喉肿痛、疮痈肿痛、痄腮等证。然大青叶善凉血消斑,治温毒斑疹最宜。而板蓝根善解毒利咽,大头温毒,咽喉疼痛多用。青黛则凉血消斑而治温毒发斑，尤善清肝火，泻肝经实热。

蒲公英、紫花地丁 均能清热解毒，治疮痈。其中，蒲公英为治乳痈要药，亦治肠痈；又利湿，治热淋、黄疸。紫花地丁尤为治疗疮要药。

射干、山豆根、马勃 均入肺经，能清热解毒利咽，多用于热毒咽喉肿痛。然射干兼能降气祛痰，治肺热咳喘。而山豆根既为解毒利咽第一要药；又善清胃热、消肿痛，治胃火牙龈肿痛。马勃则兼能止血，治出血诸证。

（四）清热凉血药

本类药物多为甘苦咸寒之品，入血分而能清解营血之热。尤善治热入营血的实热证。

生地黄、玄参 均甘苦性寒质润，善能清热凉血、养阴生津，治热入营血证及阴伤津亏之证。然生地黄功偏养阴凉血，阴虚血热多用；又凉血止血，治血热出血。而玄参功偏降火滋阴、解毒散结，火盛阴亏之咽喉肿痛及痈疮肿毒、瘰疬痰核等证多用。

牡丹皮、赤芍 均能清热凉血、活血散瘀，治血热、血瘀病证。然牡丹皮善透阴分伏热，治阴虚发热、无汗骨蒸。而赤芍则善清泄肝热；治肝热目赤；且祛瘀止痛力强，用于多种有瘀阻疼痛之证。

（五）清虚热药

本类药物大多性味甘寒，入肝、肾经，善清虚热、退骨蒸，主要适用于阴虚发热，或热病后期，夜热早凉。

青蒿、白薇、地骨皮 既善清虚热，又能泻实热。然青蒿善辛散清透阴分伏热，多用于热病伤阴之虚热；又能截疟、解暑，治疟疾寒热、暑热烦渴。而白薇凉血泄热力强，既治阴虚发热、产后虚热，又治热入营血、高热烦渴；且能解毒疗疮、利尿通淋。地骨皮则长于凉血退蒸，善清肝肾虚热，用于有汗骨蒸，以及血热出血；尚善清肺降火。

银柴胡、胡黄连 均能清虚热、除疳热，治阴虚发热、小儿疳热。然银柴胡为清虚热、除疳热专药。而胡黄连又善清湿热，常治湿热泻痢、痔疮肿痛。

二、要点归纳

1. 清热药中，长于清心火的是：黄连、栀子、连翘、水牛角、生地黄、淡竹叶、竹叶。

2. 清热药中，长于清肝火的是：龙胆草、夏枯草、栀子、大青叶、牛黄、赤芍、黄连、决明子、青葙、密蒙花、谷精草、熊胆。

3. 清热药中，长于清肺火的是：黄芩、石膏、知母、地骨皮、金银花、连翘、芦根、天花粉、鱼腥草、射干、山豆根、马勃。

4. 清热药中，长于清胃火的是：石膏、知母、黄连、芦根、天花粉、穿心莲、蒲公英。

5. 清热药中，长于清肠火的是：黄连、黄芩、黄柏、苦参、白头翁、秦皮、马齿苋、鸦胆子、败酱草、大血藤。

6. 清热药中，清暑热的药物有：青蒿、金银花、石膏、绿豆。

7. 清实热又清虚热的药物有：知母、生地黄、玄参、牡丹皮、白薇、青蒿、地骨皮、胡黄连。

8. 清热解毒药中，兼治湿热泻痢的药物是：白头翁、金银花、拳参、马齿苋、穿心莲。

9. 清热解毒药中，兼治肺痈吐脓的药物是：鱼腥草、金银花、败酱草、蒲公英、穿心莲。

10. 清热解毒药中，兼治肠痈腹痛的药物是：败酱草、大血藤、金银花、蒲公英、紫花地丁、白花蛇舌草、鱼腥草。

11. 清热解毒药中，兼治乳痈肿痛的药物是：蒲公英、金银花、连翘、穿心莲、漏芦。

12. 清热解毒药中，兼治咽喉肿痛的药物是：马勃、射干、山豆根、金银花、连翘、板蓝根、大青叶、青黛、山慈菇、熊胆。

13. 清热解毒药中，兼治疮毒及蛇虫咬伤的药物是：白花蛇舌草、金银花、重楼、紫花地丁、半边莲、半枝莲、山豆根。

14. 清热解毒药中，兼治湿疹湿疮的药物是：白蔹、蒲公英、青黛、半边莲、土茯苓、穿心莲。

15. 清热解毒药中，兼治痰热咳嗽的药物是：穿心莲、马勃、射干、山豆根、鱼腥草、青黛、山慈菇。

目标检测

一、单项选择题

1. 用于温热病壮热、烦渴、汗出、脉洪大等实热亢盛之症，石膏最宜配（　　）
   A. 芦根　　　　　　B. 天花粉　　　　　　C. 知母　　　　　　D. 黄芩

2. 既能凉血退热，又善清泄肺热，治疗有汗骨蒸潮热的药是（　　）
   A. 银柴胡　　　　　B. 牡丹皮　　　　　　C. 地骨皮　　　　　D. 黄柏

3. 胎热胎动不安当首选（　　）
   A. 紫苏　　　　　　B. 黄芩　　　　　　　C. 砂仁　　　　　　D. 白术

4. 功能清热解毒，消痈散结，有"疮家圣药"之称的是（　　）
   A. 金银花　　　　　B. 蒲公英　　　　　　C. 紫花地丁　　　　D. 连翘

5. 功能清虚热，除骨蒸，解暑，截疟，长于清透阴分伏热，为退虚热要药的是（　　）
   A. 银柴胡　　　　　B. 胡黄连　　　　　　C. 青蒿　　　　　　D. 黄柏

6. 清热燥湿药的性味为（　　）
   A. 甘、寒　　　　　B. 辛、寒　　　　　　C. 苦、寒　　　　　D. 咸、寒

7. 大青叶、板蓝根、青黛的共同功效是（　　）
   A. 清热解毒、凉血　B. 清热解毒、燥湿　C. 清热解毒、利水　D. 清热解毒、活血

8. 蒲公英用量过大可导致（　　）
   A. 急性中毒　　　　B. 便秘　　　　　　　C. 缓泻　　　　　　D. 先兆流产

9. 黄连、胡黄连均可治疗的病证是（　　）
   A. 高热烦躁　　　　B. 胃热呕吐　　　　　C. 湿热泻痢　　　　D. 小儿疳热

10. 青黛入汤剂时应（　　）
    A. 后下　　　　　　B. 包煎　　　　　　　C. 另煎　　　　　　D. 作散剂冲服

二、思考题

1. 热证分几类？各类包括哪些内容？如何针对性的选药？
2. 如何理解寒凉伤阳、苦寒败胃、苦燥伤津、甘寒助湿等药物副作用的含义？
3. 从主要性能物点，论述石膏、知母的效用异同？
4. 清热泻火药中，常用治目疾的药物有哪些？各具什么特点？
5. 比较黄芩、黄连、黄柏的功效主治异同点？
6. 龙胆草对肝经的作用，体现在应用上有何特点？
7. 引起咽喉肿痛的主要原因有哪些？治疗咽喉肿痛的药物有何特点？
8. 为什么说牡丹皮除无汗骨蒸，地骨皮除有汗骨蒸？

第十二章

泻下药

案例导入

案例 1：李某，男，59 岁。2 日前因暴饮致头痛且胀，口苦口干，纳呆，腹胀，眠差，大便 3 日未解，小便短赤。自服健胃消食片未解。刻诊：患者痛苦病容，面红体壮，腹胀拒按，口气臭秽，舌红苔黄燥，脉弦数。

案例 2：黄某，女，28 岁。产后 35 天，大便 3～4 日一行。便质干结，胸腹胀满；症见：口干，舌红，苔薄黄，脉细数。

讨论：1. 根据以上两个案例的症状分别进行辨证。

　　　　2. 应选用本章哪类及哪些中药治疗？

1. 含义　凡能引起腹泻或滑利大肠、促进排便的药物，称为泻下药。

2. 性能特点　本类药物性味苦寒，苦降寒清，主入胃、大肠经，泻下力较猛；或富含油脂（种仁），味甘质润，入脾和大肠经，泻下力较缓；或具毒性，其性峻猛，入肺、肾、大肠经，可引起剧烈腹泻且能攻逐水饮。

3. 分类、功效与适应证

表 12 - 1　泻下药的分类、功效与适应证

分类	功效	适应证
攻下药	泻下通便（较猛），清热泻火	实热内结、肠胃积滞、大便秘结及有害物质
润下药	润燥滑肠（滋润平和）	津枯、阴虚、血虚之肠燥便秘
峻下逐水药	逐水退肿（峻猛）	水肿臌胀、胸胁停饮等里实证（随从大小便排出）

4. 配伍应用

（1）攻下药　常与行气药配伍，以增强泻下的力量，并可消除腹满症状；冷积便秘配

伍温理药；部分急腹症，以通里攻下药为主，配伍清热解毒、活血化瘀药。

（2）润下药　可配伍行气药，并随证配伍补血药或养阴药。

（3）峻下逐水药　常配伍补益药以保护正气。宜采用先攻后补或攻补兼施的方法。

5. 使用注意

（1）里实兼有表邪者，当先解表而后攻里或表里双解，以免表邪内陷。

（2）里实正虚者，与补虚药同用，以攻补兼施，使攻下而不伤正，必要时攻下药要与解表药同用。

（3）攻下药和峻下逐水药力强烈，易伤正气及脾胃，故年老体弱、久病体弱、脾胃虚弱、妇女的胎前产后及月经期应慎用。应用泻下药时，当中病即止，慎勿过剂，以免损伤胃气。

（4）峻下逐水药毒性较强，对炮制、用量、用法、禁忌等均须十分注意，以保证安全用药。

（5）应用泻下药时，当中病即止，慎勿过剂，以免损伤胃气。

6. 用法

（1）重证、急证，必须急下者，可加大剂量，宜汤剂内服。

（2）病情较缓，需缓下的患者，药量不宜过大，或制成丸剂内服。

第一节　攻下药

大　黄　**Dahuang**

【来源】为蓼科植物掌叶大黄 *Rheum palmatum* L. 、唐古特大黄 *R. tanguticum* Maxim. ex Balf. 或药用大黄 *R. officinale* Baill. 的干燥根和根茎。

【处方别名】将军、川军、西军、制大黄、酒军、熟军、熟锦纹、熟大黄、酒炒大黄。

【性味归经】苦，寒。归脾、胃、大肠、肝、心包经。

【功效应用】

1. 泻下攻积　用于温热病热结便秘及胃肠积滞证。本品苦寒通降，攻下与泻热之力俱强，为主治热结便秘、高热烦躁、腹中胀满等证之要药，常与芒硝、枳实、厚朴配伍，以增强通便泄热作用，如大承气汤。

2. 清热泻火　用于温热病高热神昏或脏腑火热上炎所致的目赤肿痛、咽喉肿痛、牙龈肿痛等证，常与黄芩、黄连、栀子等药同用，如泻心汤。

3. 凉血止血　用于血热妄行所致的吐衄血，咯血等。

4. 清热解毒　用于热毒疮疡及烧烫伤等。治热毒痈肿疔疮，常与清热解毒药同用；治烧烫伤，可单用粉或配地榆粉，以麻油调敷患处。

5. 活血祛瘀　用于瘀血诸证。如妇科经产，跌打损伤，瘀血肿痛等。

6. 利胆退黄　用于湿热黄疸及湿热淋证。常与茵陈蒿、栀子等药同用，如茵陈蒿汤。

【性能特点】本品苦寒沉降，峻下实热，荡涤肠胃，斩关夺门，素有"将军"之称，为治疗热积便秘的要药。通过泻下，尚能使体内的火毒和上炎之火下泄，有较好的清热泻火、凉血解毒作用；并善活血祛瘀，又为治妇科经产及伤科跌打之佳品。此外，尚可凉血止血、清泄湿热。

【用法用量】煎服，一般用 5～10g，热结重症用 15～20g，散剂减半。外用适量。生大黄泻下力较强；入汤剂应后下，或用开水泡服，久煎则泻下力减弱；酒制大黄泻下力较弱，活血作用较强；大黄炭则多用于出血证。

【使用注意】 本品苦寒，易伤胃气，善攻下泻热、活血逐瘀，故脾胃虚弱者慎服；孕妇、月经期、哺乳期应忌服。

【现代研究】

1. 主要成分 本品含蒽醌类衍生物，其中大部分与葡萄糖结合成蒽苷，为致泻活性成分；少部分以游离的苷元形式存在。此外，尚含鞣酸质、有机酸和雌激素样物质。

2. 药理作用 本品具有泻下、利尿、抗菌、抗病毒、抗炎、解热、调节免疫功能、抗肿癌、降血脂、保肝、利胆、抗胃及十三指肠溃疡、促进胰腺分泌、抑制胰酶活性和改善肾功能等作用。

拓展阅读

大黄的相关知识

1. 煎煮与炮制方法可影响大黄的泻下作用，经炮制和久煎后，大黄蒽苷易被水解成苷元，苷元在小肠内易被破坏而作用减弱。研究证明生大黄煎煮10分钟，蒽苷溶出率最高，泻下作用最强。

2. 大黄停药后可引起继发性便秘，故对习惯性便秘患者，有效却并非理想选择之品。

芒　硝　Mangxiao

【来源】 为硫酸盐类矿物芒硝族芒硝，经加工精制而成的结晶体，主含含水硫酸钠（$Na_2SO_4 \cdot 10H_2O$）。

【处方别名】 皮硝、朴硝、赤硝、马牙硝。

【性味归经】 咸、苦，寒。归胃、大肠经。

【功效应用】

1. 泻下软坚 用于实热积滞，大便燥结。常与大黄相须为用，以增强攻下热结之效。

2. 清热消肿 用于咽痛，口疮，目赤及疮疡肿痛。单用或与清热解毒药同用。

【性能特点】 本品咸以软坚，苦可降泄，寒能清热，入胃与大肠经。长于荡涤肠胃实热、润燥软坚而除燥屎，为治疗实执积滞、大便燥结之常品。而外用有良好的清热消肿作用；近代也常用于胆石症腹痛便秘者。

【用法用量】 内服，10～15g，冲入药汁内或开水溶化后服；或入丸散。外用适量，喷撒、漱口、点眼、化水坐浴。

【使用注意】 本品咸寒攻下，故脾胃虚寒者、孕妇及哺乳期妇女忌服。

番泻叶　Fanxieye

【来源】 为豆科植物狭叶番泻 *Cassia angustifolia* Vahl、或尖叶番泻 *C. acutifolia* Delile 的干燥小叶。

【处方别名】 泄叶、泻叶、泡竹叶。

【性味归经】 甘、苦，寒。归大肠经。

【功效应用】

泻下导滞清热　用于热结便秘，胃肠积滞。本品大多单用泡服或与枳实、厚朴等药同用。

此外，对腹水肿胀之证，常单用泡服或与牵牛子、大腹皮等药同用，可行水消胀。

【性能特点】　本品甘苦寒，清泄沉降，味甘质黏滑润，专入大肠经。长于泻下导滞、清泻实热，善治热结便秘；又可泻下行水消胀，治腹水等证。味较大黄适口且不易引起继发性便秘，对手术后便秘患者较大黄常用。此外还适用于 X 线腹部摄片，腹部或肛肠手术前服用，以清洁肠道，有利于摄片清晰和手术操作。

【用法用量】　开水泡服，2～6g，后下，或开水泡服。大多单味泡服，小剂量则缓下；大剂量则攻下。

【使用注意】　本品攻下力猛，故妇女哺乳期、月经期及孕妇忌服。剂量过大，可致恶心呕吐、腹痛等副作用。

芦　荟　Luhui

【来源】　为百合科植物库拉索芦荟 *Aloe barbadensis* Miller、好望角芦荟 *A. ferox* Miller 或其同属近缘植物叶的汁液浓缩干燥物。

【处方别名】　真芦荟、老芦荟、新芦荟。

【性味归经】　苦，寒。归肝、胃、大肠经。

【功效应用】

1. 泻下清肝　用于热结便秘及胃肠积滞。本品因有刺激性，故一般少作攻下药使用。尤用治热结便秘，兼见肝火亢旺、烦躁失眠者。

2. 杀虫消积　用于小儿疳积。常与健脾、驱虫药同用。

【性能特点】　本品苦寒，降泄下行。既能泻下通便，又能清肝火，宜用于热结便秘兼肝火旺，烦躁失眠之证；兼能杀虫疗疳对小儿疳积有良效。

【用法用量】　煎服，2～5g。入丸散服，每次 0.6～1.5g；或研末装入胶囊服。外用适量，研末干撒，或调敷。

【使用注意】　本品苦寒通泻，故脾胃虚弱、食少便溏者及孕妇忌服。

第二节　润下药

火麻仁　Huomaren

【来源】　为桑科植物大麻 *Cannabis sativa* L. 的干燥成熟种子。

【处方别名】　生麻仁、麻子仁、大麻仁、冬麻子、炒麻仁。

【性味归经】　甘，平。归脾、胃、大肠经。

【功效应用】

润肠通便　用于肠燥便秘。可配伍补血滋阴药治疗老人、产妇及体弱津血不足之肠燥便秘，如益血润肠丸。治肠胃燥热、脾约便秘可与其他泻下理气药同用，如麻子仁丸。

【性能特点】　本品甘平，质润多脂。能润肠通便，且略兼滋养补虚之力，尤适用于老人、产妇及体弱津血不足之肠燥便秘，是临床常用的润肠通便药。

【用法用量】　煎服，10～15g，生用打碎入煎，或捣汁煮粥；或入丸剂。外用适量，研末熬油或煮汁涂洗。其润肠之力较佳，每次 3～6g。

【使用注意】本品虽无毒，但超大量食入，也可引起中毒，症状为恶心、呕吐、腹泻、四肢麻木、失去定向力、抽搐、精神错乱、昏迷及瞳孔散大等。

> 📎 **拓展阅读**
>
> ### 火麻仁的相关知识
>
> 脾约证：肠胃燥热，脾津不足致大便秘结，小便频数。其根源在于胃中燥热，脾受约束，故名脾约。

郁李仁　Yuliren

【来源】为蔷薇科植物欧李 *Prunus humilis* Bge.、郁李 *P. japonica* Thunb. 或长柄扁桃的 *P. pedunculata* Maxim. 干燥成熟种子。

【处方别名】欧李仁、山樱桃仁。

【性味归经】辛、苦、甘，平。归脾、大肠、小肠经。

【功效应用】

1. 润肠通便　用于肠燥便秘。本品可行大肠之气，用于食积气滞，腹胀便秘，津枯肠燥便秘。

2. 利水消肿　用于水肿腹满，脚气浮肿。

【性能特点】本品辛散苦降，性平质润。脂肪油含量高于火麻仁，润肠通便作用较强，治肠燥便秘，兼气滞者尤佳。此外，用治水肿胀满及脚气浮肿，兼二便不利者最宜。

【用法用量】煎服，5～10g，生用打碎入煎。

【使用注意】本品滑肠，故孕妇慎用，大便不实者忌服。

> 📎 **拓展阅读**
>
> ### 郁李仁的相关知识
>
> 脚气与脚气病：脚气是足癣的俗名，是由真菌感染引起的一种皮肤病。而医学上的"脚气病"由维生素 B_1(硫胺素)缺乏引起，以消化系统、神经系统和心血管系统症状为主的全身性疾病。

第三节　峻下逐水药

甘　遂　Gansui

【来源】为大戟科植物甘遂 *Euphorbia kansui* T. N. Liou ex T. P. Wang 的干燥块根。

【处方别名】漂甘遂、煮甘遂、醋甘遂、煨甘遂。

【性味归经】苦、甘，寒；有毒。归肺、肾、大肠经。

【功效应用】

1. 泻水逐饮 用于水肿腹胀，胸胁停饮。本品为逐水峻药，具峻泻作用而使体内水分排出，凡水肿、大腹臌胀、风痰癫痫、宿食积滞、二便不利等正气未衰者均可用之，尤以大腹水肿为常用。

2. 消肿散结 用于疮痈肿毒。本品外用能消肿散结，研末水调敷，可用于湿热壅滞所致的肿毒、痈疽初起、红肿疼痛。

【性能特点】 本品苦寒降泄有毒，为泻水逐饮之峻剂。既善行经隧之水湿，主治水肿胀满、胸胁停饮及风痰癫痫；又能消肿散结，外用治痈肿疮毒。

【用法用量】 入丸散服，每次 0.5～1g。外用适量，生用。内服醋制用，以减低毒性。

【使用注意】 本品峻泻有毒，故孕妇及虚寒阴水者忌服，体虚者慎服。反甘草。

京大戟 Jingdaji

【来源】 为大戟科植物大戟 *Euphorbia pekinensis* Rupr. 的干燥根。

【处方别名】 大戟、炙大戟、醋炙大戟、煨大戟。

【性味归经】 苦，寒；有毒。归肺、脾、肾经。

【功效应用】

1. 泻水逐饮 用于水肿，臌胀，胸胁停饮。本品性能与功用和甘遂相似，仅逐水之力稍逊，常与甘遂同用。

2. 消肿散结 用于痈肿疮毒，瘰疬，痰核等。大戟能消肿散结。内服外用均可。

【性能特点】 本品苦寒泄降，有毒，药力较猛。善泻水逐饮、消肿散结，主治水肿胀满、胸胁停饮、痈疮肿毒及瘰疬痰核等。

【用法用量】 煎服，1.5～3g。入丸散服，每次 0.5～1g。外用适量，研末调敷。内服宜醋制用，以减低毒性。

【使用注意】 本品峻泻有毒，故孕妇虚寒阴水者忌服，体虚者慎服。反甘草。

拓展阅读

附药与京大戟的相关知识

1. 红大戟：为茜草科植物红大戟的根。味苦、性寒，有小毒；偏于消肿散结。京大戟偏于泻水逐饮，毒性更大。

2. 臌胀：是指腹部胀大如鼓的一类病证，临床以腹大胀满、绷急如鼓、皮色苍黄、脉络显露为特征。类似西医学所指的肝硬化腹水。

芫花 Yuanhua

【来源】 为瑞香科植物芫花 *Daphne genkwa* Sieb. et Zucc. 的干燥花蕾。

【处方别名】 净芫花、陈芫花、炙芫花、醋炙芫花。

【性味归经】 苦、辛，温；有毒。归肺、肾、大肠经。

【功效应用】

1. 泻水逐饮 用于胸胁停饮，胸胁引痛，心下痞闷及水肿，臌胀。

2. 祛痰止咳 用于咳喘痰多。常与桑白皮、葶苈子等药同用。

3. 杀虫疗疮 用于痈疽肿毒，秃疮，顽癣。

【性能特点】本品辛温行散，苦能降泄，有毒而作用强烈。既善泻肺逐饮，又能祛痰止咳，主治胸胁停饮、水肿、臌胀及寒痰喘咳等证，以泻胸胁积水见长。芫花泻水逐饮作用与甘遂、京大戟相似而力稍逊，且多同用。外用又可杀虫疗疮。

【用法用量】煎服，1.5~3g；入散剂，每次0.6g。外用适量，研末调敷。内服宜醋制用，以减低毒性。

【使用注意】本品峻烈有毒，故体虚者、孕妇，或有严重心脏病、溃疡病、消化道出血者忌服。反甘草。

巴 豆 Badou

【来源】为大戟科植物巴豆 *Croton tiglium* L. 的干燥成熟果实。

【处方别名】生巴豆、川江子、刚子仁、焦巴豆、巴豆霜。

【性味归经】辛，热；有大毒。归胃、大肠经。

【功效应用】

1. 峻下冷积 用于寒积便秘。本品药性辛热，泻下作用峻猛，为峻下冷积的要药，尤以大腹水肿为常用。

2. 逐水退肿 用于腹水臌胀。本品逐水退肿作用强，能产生强烈泻下作用而消腹水。

3. 祛痰利咽 用于喉痹痰阻及寒实结胸。本品能刺激呼吸道黏膜，引起分泌增多或呕吐，促痰排出，治疗喉痹痰涎壅塞气道，呼吸困难。

4. 外用蚀疮 用于痈肿成脓未溃及疥癣恶疮。本品外用有蚀疮腐肉、疗疮毒的作用，单用贴敷患处。

【性能特点】本品辛热泻散，力强毒大，作用强烈。善峻下寒积、通肠道闭塞，既能荡涤肠胃之沉寒痼冷、宿食积滞；又能逐水退肿。张元素喻其有"斩关夺门之功"，有很强的峻下逐水作用，对大腹水肿、臌胀有良效。且善祛痰利咽以利呼吸，对喉痹痰阻及寒实结胸证亦常用之。外用又善蚀疮去腐。

【用法用量】入丸散或装胶囊服，每次0.1~0.3g。止泻必须炒炭服。外用适量，研末敷。宜制成巴豆霜用，以降低毒性。

【使用注意】本品辛热峻下有大毒，故孕妇及体弱者忌服，以免堕胎或再伤脾胃。服巴豆时，不宜食热粥、饮开水等热物，以免加剧泻下。服巴豆后如泻下不止者，用黄连、黄柏煎汤冷服，或食冷粥以缓解。畏牵牛子。

【现代研究】

1. 主要成分 本品含巴豆油，主要为巴豆酸、巴豆油酸和甘油酯；尚含巴豆毒素、巴豆苷等。

2. 药理作用 巴豆油外用，对皮肤有强烈刺激作用。口服既能产生口腔及胃黏膜的烧灼感及呕吐，短时期内有大量水泄，伴有剧烈腹痛和里急后重；还有镇痛、促血小板凝集、抑菌、抗癌作用。

牵牛子 Qianniuzi

【来源】为旋花科植物裂叶牵牛 *Pharbitis nil* (L.) Choisy 或圆叶牵牛 *P. purpurea* (L.) Voigt 的干燥成熟种子。

【处方别名】黑丑、白丑、二丑、黑白丑、炒牵牛子。

【性味归经】苦，寒；有毒。归肺、肾、大肠经。

【功效应用】

1. 泻下逐水 用于水肿臌胀。本品能通利二便而排泄水湿，治疗水湿停滞之水肿臌胀、二便不利，作用较甘遂、大戟稍缓。

2. 消痰逐饮 用于痰饮喘咳。本品能泻肺气、逐痰饮，治疗痰壅气阻、咳嗽不利、胸闷喘急。

3. 杀虫去积 用于虫积腹痛。本品能借其泻下作用促使虫体排出。

【性能特点】 本品苦寒峻下。逐水作用虽较甘遂、京大戟稍缓，但仍属有毒峻下之品；善通利二便、消积，主治水肿、臌胀、胃肠实热积滞。并可杀虫，治虫积腹痛。

【用法用量】 煎服，3 ~ 6g；入丸散服，每次 1.5 ~ 3g。本品炒用药性减缓。

【使用注意】 本品峻泻有毒，故孕妇忌服，体弱者慎服。不宜与巴豆霜同用。

表 12 - 2　其他泻下中药

类别	品名	来源	性味	功效	主治
峻下逐水药	千金子	大戟科植物续随子的种子	辛、温，有毒	逐水消肿，破血散结	水肿痰饮，血瘀经闭
	商陆	商陆科植物商陆的根	苦、寒，有毒	逐水消肿，解毒散结	水肿胀满，痈肿疮毒

重点小结

一、药物功用比较

（一）攻下药

本类药物，具有苦寒沉降之性，具有较强的泻下通便作用，主要用于大便秘结、胃肠积滞、实热内结及水肿停饮等里实证。

大黄、芒硝 均具苦寒泻热通便之功，能峻下热结、泻火消肿，治实热积滞、大便燥结之实证多相须为用。然大黄苦寒清降较甚，既善泻胃肠实热积滞，又善治湿热积滞泻痢初起里急后重者；且能泻血分实热，兼可破血行瘀，清泄湿热。而芒硝咸寒软坚泻下，尤宜于燥屎坚结难下或热结旁流者，外用有良好的清热消肿作用。

番泻叶、芦荟 均性寒而善泻下通便，治热结便秘。然番泻叶力较强而效速，主治热结便秘，少量还可助消化，治食积腹胀；又能行水消胀以治腹水膨胀。而芦荟善清泻肝火，杀虫疗疳，为热结便秘、肝火眩晕、惊痫抽搐及小儿疳积常用之品。

（二）润下药

本类药物，富含油脂，具有润肠通便之功，多用于肠燥便秘证。

火麻仁、郁李仁 均为植物种仁，富含油脂，善于润肠通便，凡年老、体弱、久病及妇女经期、胎前产后血虚津枯肠燥便秘均为适用。然火麻仁甘润兼能补虚，津血不足肠燥便秘用之效佳。而郁李仁质润苦降，且可下气利尿，长于治气滞津少肠燥便秘，又治水肿、脚气，兼便秘者尤佳。

（三）峻下逐水药

本类药物，大多苦寒有毒，药力峻猛，有峻下逐水作用，能引起剧烈腹泻，适用于水肿、膨胀、胸胁停饮等证。

甘遂、京大戟、芫花 均有毒而善泻水逐饮，治水肿腹胀及胸胁停饮均可相须为用。

药力以甘遂最雄,善治痰迷癫痫;毒性以芫花最烈。然甘遂、京大戟还能消肿散结,用治疮痈肿毒、瘰疬痰核,尤以京大戟为良;而芫花还能法痰止咳,除最善治胸胁停饮外,又能治寒痰咳喘,外用则可杀虫疗癣。京大戟、红大戟均可泻水逐饮,然京大戟毒强,泻水逐饮力峻;红大戟毒弱,以散结消肿力佳。醋制均可减毒。

巴豆、千金子　均性温热而有毒,均可峻下逐水,治水肿膨胀。然巴豆性热而力强,善峻下冷积,治寒积便秘;又祛痰利咽,且外用可蚀疮去腐。而千金子药力、毒性比巴豆为缓,但能破血消癥;外用可治疮毒顽癣、毒蛇咬伤。

二、要点归纳

1. 大黄是泻下实热内结的代表药;巴豆是泻下寒实内结的代表药。
2. 兼有活血作用的药物:大黄、千金子。
3. 兼有消肿散结作用的药物:芒硝、大戟、甘遂、商陆。
4. 兼有利水利尿作用的药物:牵牛子、郁李仁、商陆。
5. 兼有清热泻火作用的药物:大黄、芒硝、芦荟。
6. 其他章节兼有润肠通便作用的药物:当归、肉苁蓉、栀子、桃仁、瓜蒌仁、胖大海、苦杏仁、苏子、柏子仁、核桃仁、何首乌、桑椹、黑芝麻、决明子、蜂蜜等。

目标检测

一、单项选择题

1. 下列除哪项外均为大黄的功效 (　　　)
   A. 泻下攻积　　　　B. 清热泻火　　　　C. 凉血解毒　　　　D. 利尿通淋
2. 甘遂内服时,宜 (　　　)
   A. 入汤剂　　　　　B. 入丸散　　　　　C. 先煎　　　　　　D. 后下
3. 巴豆霜内服多入丸散,每次用量宜 (　　　)
   A. 0.1~0.3g　　　B. 0.3~0.9g　　　C. 1~3g　　　　　D. 3~10g
4. 甘遂、京大戟、芫花配伍应用时,不宜与下列何药配伍 (　　　)
   A. 干姜　　　　　　B. 海藻　　　　　　C. 人参　　　　　　D. 甘草
5. 大黄临床上常用治湿热泻痢,是取其何功 (　　　)
   A. 泻下通便　　　　B. 清热泻火　　　　C. 清热解毒　　　　D. 凉血止血
6. 黑丑是何药的别名 (　　　)
   A. 牛蒡子　　　　　B. 苍耳子　　　　　C. 千金子　　　　　D. 牵牛子
7. 不宜与牵牛子配伍使用的药物是 (　　　)
   A. 芒硝　　　　　　B. 硫黄　　　　　　C. 巴豆　　　　　　D. 郁金

二、思考题

1. 泻下药可分为几类?临床应用时需注意什么?
2. 攻下药的性能特点及主要适应证分别是什么?
3. 峻下药中毒性较强的药物是如何减低毒性的?
4. 哺乳期妇女为什么不宜用大黄?大黄因加工炮制不同,临床应用时有何区别?
5. 巴豆临床用量用法?如何缓解服用巴豆后泻而不止?

第十三章

祛风湿药

学习目标

知识要求 **1. 掌握** 祛风湿药的含义、功效、适应证、性能特点、配伍方法和使用注意；7 味药物（独活、蕲蛇、木瓜、防己、秦艽、五加皮、桑寄生）。

2. 熟悉 2 味药物（威灵仙、川乌）。

3. 了解 防己与广防己、五加皮与香加皮、蕲蛇与金钱白花蛇的来源及功用异同；了解 5 味药物（徐长卿、蚕沙、雷公藤、桑枝、狗脊）。

技能要求 1. 能利用重点药物的药性与功效进行辨证治疗。

2. 学会对功用相似的药物进行异同比较。

3. 熟记重点药物的性能特点与特殊用法用量。

4. 识别 14 味中药饮片。

案例导入

案例 1： 一患者，长期跟随海船从事水下捕海参工作，日久形成全身关节疼痛的疾病。症状表现为全身肩、肘、腰、膝、踝关节呈现游走性疼痛，每遇刮风下雨或天阴则关节面疼痛加剧，苦不堪言。

案例 2： 一患者，自述 2 天前下水塘挖莲藕后出现双下肢疼痛，继而出现双膝关节肿胀，不能活动，关节部位热痛较甚，痛不可近，皮肤潮红，每天需用凉水冷敷稍感减轻。

讨论： 1. 根据以上两个案例的症状分别进行辨证。

2. 应选用本章哪类及哪些中药治疗？

1. 含义 凡以祛除肌表、经络、筋骨、关节的风湿，解除痹痛为主，用于治疗痹证的药物，称为祛风湿药。

2. 性能特点 祛风湿药味多为辛、苦，主入肝、脾、肾经。辛以祛风、苦能燥能泄，药性或温或寒。

（1）祛风湿散寒药 味多辛、苦，性偏温燥，辛可祛风，苦能燥湿，温可胜寒。

（2）祛风湿清热药 味多辛、苦，性偏寒。辛可祛风，苦能除湿，寒可清热。

（3）祛风湿强筋骨药 味多苦、甘，性温。苦能燥，甘可补虚，温通可祛邪。

3. 分类、功效与适应证

表 13 – 1 祛风湿药的分类、功效与适应证

分类	功效	适应证
祛风湿散寒药	祛风湿、散寒止痛、舒筋活络	风寒湿痹，关节疼痛、筋脉拘挛

续表

分类	功效	适应证
祛风湿清热药	祛风湿、清热消肿、通络止痛	风寒热痹，关节红肿热痛诸证
祛风湿强筋骨药	祛风湿、补肝肾、强筋骨	风湿风湿证兼肝肾不足，腰膝无力

4. 配伍应用　运用祛风湿药时，可根据痹证的性质（如风寒湿邪偏胜、病情之寒热虚实、病程之新久等）、病变的部位等具体情况选择相应的药物，并做适当的配伍，以增强或巩固疗效。

（1）行痹　（风胜者，以游走性疼痛为主），选善祛风邪的祛风湿药。

（2）痛痹　（寒胜者，疼痛较为显著），选散寒止痛的祛风湿药，配温经活血药。

（3）着痹　（湿胜者，肿较显著，多见下肢），选温燥的祛风湿药，配祛湿或燥湿药。

（4）热痹　（红肿热痛），选寒凉的祛风湿药，配清热药。

（5）病邪在表，疼痛偏于上部者，配祛风解表药；病邪入络，血凝气滞者，配活血通络药。

（6）肝肾不足，腰膝酸痛者，选强筋骨的祛风湿药，再配伍补养肝肾药。

（7）病久气血不足体虚者，配伍补气养血药。

5. 使用注意

（1）内风证忌用。

（2）有些药物辛散温燥，易于伤阴耗血，故阴血虚者应慎用。

（3）痹证多属慢性疾患，需较长时间治疗，为服用方便，本类药可作酒剂或丸散剂常服。

第一节　祛风湿散寒药

独　活　Duhuo

【来源】　为伞形科植物重齿毛当归 *Angelica pubescens* Maxim. f. *biserrata* Shan et Yuan 的干燥根。

【处方别名】　大活、川独活、香独活、川活。

【性味归经】　辛、苦，微温。归肾、膀胱经。

【功效应用】

1. 祛风湿止痛　用于风寒湿痹证。本品止痛作用较强，为治风寒湿痹之主药，凡风寒湿痹无论新久，均可应用。尤擅治人体下部风寒湿痹、腰膝腿足、关节疼痛。

2. 散风寒　用于风寒夹湿表证。本品善治外感风寒表证兼湿邪的恶寒发热、头痛身痛、肢节重痛酸痛，多与羌活、防风、荆芥等解表散寒药同用。

【性能特点】　本品辛散苦燥温通，性善下行，主散在里之伏风及寒湿而通痹止痛，药力较羌活为缓。既善治下半身风寒湿痹兼肾虚之腰膝冷痛、酸软麻木、屈伸不利或足关节疼痛属寒湿重者，又善治少阴经伏风头痛、风寒表证及表证夹湿等。

【用法用量】　煎服，3~10g；或入丸散。

【使用注意】　本品药性温燥，阴虚血亏虚及实热内盛者慎用。

拓展阅读

独活的相关知识

1. 痹证：是指以肢体关节及肌肉酸痛、麻木、重着、屈伸不利，甚或关节肿大、灼热等为主症的一类病证。西医学称为风湿性关节炎和类风湿关节炎。

2. 风痹：又称"行痹"。是以浑身酸痛、部位不固定等为主要症状的一类病证。原因在中医看来，多属于风、湿、寒等邪气入侵人体所致。

3. 独活是临床治疗风寒湿痹的主药，所以在日常生活中常用独活或配伍其他中药泡酒来预防和治疗腰腿疼痛性疾病。故又有独活为"腰膝疼痛的克星"的说法。

威灵仙　　**Weilingxian**

【来源】　为毛茛科植物威灵仙 *Clematis chinensis* Osbeck、棉团铁线莲 *C. hexapetala* Pall. 或东北铁线莲 *C. manshurica* Rupr. 的干燥根和根茎。

【处方别名】　灵仙、黑灵仙、铁灵仙、酒灵仙、炒灵仙。

【性味归经】　辛、咸，温。归膀胱经。

【功效应用】

1. 祛风湿，通络止痛　用于风寒湿痹，拘挛麻木，瘫痪等证。本品性猛善走，通络止痛作用较强，为治风湿痹痛要药。

2. 消鱼骨鲠　用于诸骨刺鲠咽之轻证。本品味咸软，可单用消鱼骨或其他骨鲠咽，与糖或醋煎汤慢咽。

【性能特点】　本品辛散温通，性猛善走，为治疗风湿痹痛的要药。凡风湿痹痛、拘挛麻木，无论上下皆可应用；味咸软坚、消痰水，为祛风湿药中的消骨鲠药。

【用法用量】　煎服，6～10g。治骨鲠可用30g。

【使用注意】　本品性走窜，久服易伤正气，故体弱者慎服。

拓展阅读

威灵仙的相关知识

1. 寒痹：又称"痛痹"。是以肢体关节疼痛较剧，遇寒加重，得热痛减，昼轻夜重，关节不能屈伸，痛处不红，触之不热为主要表现的痹证。

2. 《药品化义》曰：灵仙，性猛急，善走而不守，宣通十二经络。主治风、湿、痰、壅滞经络中，致成痛风走注，骨节疼痛，或肿，或麻木。

徐长卿　　**Xuchangqing**

【来源】　为萝摩科植物徐长卿 *Cynanchum paniculatum*（Bge.）Kitag. 的干燥根和根茎。

【处方别名】　天竹根、老君须、寮刁竹、寥刁竹、逍遥竹。

【性味归经】　辛，温。归肝、胃经。

【功效应用】

1. 祛风止痛　用于风湿痹痛等多种痛证。本品既善祛风止痛，又善活血通络，广泛地用于风湿、寒凝、气滞、血瘀所致的多种痛证。

2. 活血通络 用于跌打损伤。本品能活血止痛，治跌打损伤之瘀血肿痛，轻者单用。

3. 止痒 用于风疹，湿疹，顽癣。可单用或入复方内服，或煎汤外洗。

【性能特点】本品辛香行散温通，入肝胃经。既善祛风止痛、活血通络，治风湿痹痛、脘腹痛、牙痛、术后痛、癌肿疼痛、跌打伤痛等多种痛证；又能祛风止痒，治皮肤风疹、湿疹及疥癣瘙痒。还可解蛇毒，治毒蛇咬伤等。

【用法用量】煎服，3～10g，或浸酒服。研末服，1.5～3g。本品芳香，入汤剂不宜久煎。

【使用注意】本品行散温通，体弱者慎服。

川　乌　Chuanwu

【来源】为毛茛科植物乌头 *Aconitum carmichaelii* Debx. 的干燥母根。

【处方别名】生川乌、川乌头、制川乌、炒川乌。

【性味归经】辛、苦，热；有大毒。归心、肝、肾、脾经。

【功效应用】

1. 祛风湿散寒 用于风寒湿痹，中风手足不仁，筋脉挛痛。本品止痛作用较强，为治风寒湿痹之佳品，尤宜于寒邪偏盛的风湿痹痛。

2. 温经止痛 用于诸寒疼痛，寒疝腹痛。本品辛散温通，散寒止痛显著，常用治阴寒内盛所致的心痛彻背、寒疝绕脐腹痛、手足厥冷等证。对于跌打损伤、骨折瘀肿也均可使用。

【性能特点】本品辛散苦燥，性热散寒，有大毒，内服需炮制用。功善祛风除湿、散寒止痛，既治风寒湿痹、拘急疼痛，又治寒湿头痛、心腹冷痛及寒疝腹痛等证。此外，古方常以本品做局部麻醉用药。

【用法用量】煎服，1.5～3g，应先煎半小时至一小时；内服宜制用，入散剂或酒剂服，1～2g。外用适量，多用生品。

【使用注意】本品有大毒，不宜久服，孕妇忌用。生品一般只供外用。反半夏、瓜蒌、天花粉、贝母、白及、白蔹。

拓展阅读

附药

草乌：为毛茛科植物北乌头的干燥块根。功用同川乌，唯毒性更烈。

蕲　蛇　Qishe

【来源】为蝰科动物五步蛇 *Agkistrodon acutus*（Güenther）除去内脏的干燥体。

【处方别名】白花蛇、大白花蛇、蕲蛇肉、棋盘蛇、五步蛇、酒蕲蛇、炙蕲蛇。

【性味归经】甘、咸，温；有毒。归肝经。

【功效应用】

1. 祛风通络 用于风湿顽痹，肢体麻木，筋脉拘挛及中风口眼歪斜，半身不遂。本品有较强的祛风通络作用。能内走脏腑，外达肌表而透骨搜风，以祛内外之风邪，为截风之要药。尤善治风湿顽痹、日久不愈及中风口眼歪斜、半身不遂者，每用为方中主药。

2. 祛风止痒 用于麻风疬毒，手足麻木，皮肤瘙痒。本品能外走肌表而祛风止痒，兼以毒攻毒，为治风毒之邪壅于肌肤之麻风、疥癣常用药。

3. 定惊止痉　用于小儿急慢惊风，破伤风。本品入肝经，既祛外风，又能息内风，风去则惊搐自定，为治抽搐痉挛常用药。

【**性能特点**】本品甘咸温，有毒。善走窜搜剔，祛风通经络，能"内走脏腑，外彻皮肤"，药力颇强，故对人体内外风邪皆可用之；又为祛风湿药中的定惊止痉药。

【**用法用量**】煎服，3～10g；研末服，每次1～1.5g。亦可泡酒服。

【**使用注意**】本品性温，阴虚血热者慎用。

【**现代研究**】

1. 主要成分　本品含蛋白质、脂肪、氨基酸以及硬脂酸、棕榈酸、胆甾醇等成分。

2. 药理作用　本品提取物有镇静、镇痛、催眠、抗溃疡作用，注射液能直接扩张血管，有降血压作用。

拓展阅读
附药与蕲蛇的相关知识

1. 金钱白花蛇：眼镜蛇科动物银环蛇的幼蛇的干燥体。功似蕲蛇而力强，用量较轻，研粉吞服，每次1～1.5g。

2. 顽痹：是指皮肤肌肉麻木，不知痛痒或手足酸痛之证。顽痹是因风寒湿邪久羁，或因劳累损伤、年老正虚，肌肉骨骼失却精血充养，经气阻痹所致。

木　瓜　**Mugua**

【**来源**】为蔷薇科植物贴梗海棠 *Chaenomeles speciosa*（Sweet）Nakai 的干燥近成熟果实。

【**处方别名**】皱皮木瓜、酸木瓜、宣木瓜、淳木瓜、陈木瓜、炒木瓜。

【**性味归经**】酸，温。归肝、脾、胃经。

【**功效应用**】

1. 祛风活络　用于风湿痹痛，肢体麻木，筋脉拘挛，筋急项强，不能转侧及脚气肿痛。

2. 化湿和胃　用于湿热内蕴，霍乱吐泻，脚腓转筋挛急疼痛。

3. 消积止痢　用于食积消化不良及泻痢腹痛。

【**性能特点**】本品味酸，入肝、脾经。既善益筋血，又开胃生津而消食止渴；性温，能化湿而和中。具有"酸不收敛湿邪、温而不燥烈伤阴"之长。善治痹证酸重、拘挛麻木、脚气肿痛、吐泻转筋及消化不良，为治久风顽痹、筋脉拘急之要药。

【**用法用量**】煎服，6～9g，或浸酒；外用适量，煎汤熏洗。

【**使用注意**】本品酸温，故阴虚腰膝酸痛及胃酸过多者不宜用。

蚕　沙　**Cansha**

【**来源**】为蚕蛾科昆虫家蚕 *Bombyx mori* Linnaeus 幼虫的干燥粪便。

【**处方别名**】蚕矢、蚕屎、晚蚕沙、原蚕沙、蚕粪。

【**性味归经**】甘，温。归肝、脾、胃经。

【**功效应用**】

1. 祛风除湿　用于风湿痹证。本品能祛风湿，尤长于除湿，其作用与木瓜相似，较为温和，无论寒证或热证，均可与相应的祛风湿药同用。

2. 舒筋活络 用于中风不遂，口眼歪斜。内服或蒸热外熨均可。

3. 化湿和中 用于湿痹拘挛及湿阻中焦之吐泻转筋。

【性能特点】本品辛甘发散，温燥力缓。功能祛风除湿、和中化浊，治风湿痹痛，虽无论寒热新久皆用，但以风寒湿痹之肢节疼痛、屈伸不利者用之最宜。其次，又可治中风之半身不遂、瘫痪麻木及湿浊内阻之吐泻转筋。此外，本品还能止痒，治风疹、湿疹瘙痒。

【用法用量】煎服，6~15g；宜以纱布包后入煎，以防煎液浑浊。外用适量。

【使用注意】本品对瘫痪筋骨不遂，由于血虚不能荣养经络，而无风湿外邪侵犯者，不宜服。

第二节 祛风湿清热药

防 己 Fangji

【来源】为防己科植物防己 *Stephania tetrandra* S. Moore 的干燥根。

【处方别名】汉防己、粉防己。

【性味归经】苦、辛，寒。归膀胱、肾、脾经。

【功效应用】

1. 祛风湿止痛 用于热痹之骨节红肿疼痛，屈伸不利。本品辛散，苦寒降泄，既能祛风除湿止痛，又能清热，为治疗风湿痹证湿热偏盛、肢体酸重、关节红肿疼痛之要药。

2. 利水消肿 用于水肿（一身肌肤悉肿或湿热壅滞之腹胀水肿），小便不利，脚气。本品苦寒降利，能清热利尿，善泻下焦膀胱湿热，常与黄芪、白术、茯苓等药同用。

【性能特点】本品辛能宣散，苦寒降泄。功能祛风除湿、清热止痛、利水消肿，为治疗湿热痹痛与水肿的要药。此外，还可清泻下焦湿热，用于湿热下注诸证。

【用法用量】煎服，5~10g；或入丸散。

【使用注意】本品大苦大寒，易伤胃气，体弱阴虚，胃纳不佳者慎用。

【现代研究】

1. 主要成分 本品含汉防己甲素、汉防己乙素、粉防己丙素、粉防己乙素等，并含黄酮苷等。

2. 药理作用 粉防己有明显的镇痛、解热、抗炎、抗过敏性休克、抗心律失常、降压、抗心肌缺血及抑制血小板聚集等作用。此外，粉防己还具有一定的抗肿瘤及松弛横纹肌的作用。

拓展阅读

附药与防己的相关知识

1. 广防己：为马兜铃科植物广防己的干燥根。一般认为，粉防己偏于利水消肿，广防己偏于祛风止痛。

2. 防己自古以来分为汉防己和木防己两大类，一般习惯所称的汉防己实际上功同防己科的粉防己，但原植物属于马兜铃科。木防己功同广防己，而原植物则属于防己科。

3. 热痹：是指因湿热之邪侵犯关节，以起病急骤、关节疼痛、局部红肿灼热、痛不可触、屈伸不利、得冷稍舒为主要表现的痹证。

秦　艽　Qinjiao

【来源】为龙胆科植物秦艽 *Gentiana macrophylla* Pall.、麻花秦艽 *G. straminea* Maxim.、粗茎秦艽 *G. crassicaulis* Duthie ex Burk. 或小秦艽 *G. dahurica* Fisch. 的干燥根。

【处方别名】大艽、西大艽、左秦艽、麻花艽、酒秦艽。

【性味归经】苦、辛，微寒。归胃、肝、胆经。

【功效应用】

1. 祛风湿　用于湿、热痹证，关节发热肿痛。本品性微寒，既能祛风湿，又能除湿热，较宜用于湿热痹证，且无论寒热新久均可配伍应用。

2. 活络止痛　用于中风不遂，肢体麻木，口眼歪斜，手足不遂，舌强不语。本品能祛风邪、舒筋络，又善"活血荣筋"，可用于上述症状，单用大剂量水煎服即能奏效。

3. 退虚热　用于阴虚内热，骨蒸潮热。如秦艽鳖甲汤。

4. 清湿热　用于湿热黄疸，疮肿，湿疹。

【性能特点】本品辛散苦泄，微寒清热，性质平和而不燥烈，是祛风湿药中的退虚热、利湿退黄药，治风湿痹痛、筋脉拘挛，无论新久或偏寒偏热之痹证均可投用，尤以治湿热痹为宜，被前人称为"风家润药"。

【用法用量】煎服，3～10g；或入丸散。

【使用注意】本品有苦寒而无补虚之功，故久病虚羸、溲多，或脾胃虚寒、便溏者慎用。

雷公藤　Leigongteng

【来源】为卫矛科植物雷公藤 *Tripterygium wilfordii* Hook. f. 的干燥根的木质部。

【处方别名】黄藤、断肠草、菜虫草。

【性味归经】苦、辛，凉；有大毒。归心、肝经。

【功效应用】

1. 祛风湿，通活络　用于风湿痹证。本品可祛风湿，有较强通经络的作用，能改善痹证的关节拘挛、减轻疼痛等。虽为苦寒之品，但各型风湿痹证均可选用，尤长于治疗类风湿关节炎。单用有效，内服或外用皆可。

2. 清热解毒　用于疮痈肿毒，皮肤瘙痒。

【性能特点】本品苦燥辛散，通行性凉，力猛毒大，入心、肝经。善祛风除湿、通络止痛、活血消肿、杀虫解毒，多用于风湿顽痹、疮肿、麻风及顽癣等沉疴痼疾；长于治疗类风湿关节炎、风湿性关节炎及坐骨神经痛等；此外，近年临床用治慢性肾炎、红斑狼疮等疑难病证，取得一定疗效。唯毒性强烈，内服宜慎。

【用法用量】煎服，3～6g。宜久煎（文火沸煎2小时以上）。外用适量，捣烂或研末外敷、调擦或捣汁搽患处。外敷不可超过半小时，否则起泡。

【使用注意】本品大毒，内服宜慎。孕妇、体虚弱者忌用。凡有心、肝、肾器质性病变及白细胞减少者慎用。

【现代研究】

1. 主要成分 本品含雷公藤定碱、雷公藤样碱、雷公藤晋碱、雷公藤春碱和雷公藤增碱等生物碱。

2. 药理作用 本品能抗炎、抑制免疫、抗生育、杀虫、抗菌、抗肿瘤、降低血液黏滞性、改善微循环及降低外周血管阻力，可使肾病患者蛋白尿减少或消失。

拓展阅读

雷公藤的相关知识

雷公藤是一种剧毒药物，尤其皮部毒性极大，使用时应严格剥净皮部，包括二重皮及树缝中的皮。雷公藤对各种动物毒性不同，它对人、犬、猪及昆虫的毒性很大，可以发生中毒甚至导致死亡，但是对羊、兔、猫、鼠、鱼却无毒性。临床所见的一般中毒症状有头晕心悸、恶心呕吐、腹痛腹泻等。治疗过程中，出现肝、肾区疼痛，尿中出现蛋白及血清转氨酶不正常时，应立即停药。

桑　枝　Sangzhi

【来源】 为桑科植物桑 *Morus alba* L. 的干燥嫩枝。

【处方别名】 嫩桑枝、童桑枝、桑条、炒桑枝、酒桑枝。

【性味归经】 苦，平。归肝经。

【功效应用】

1. 祛风湿，通经络 用于风湿痹证之关节疼痛拘挛。本品性平，作用缓和，无论热证或寒证，均较常用，尤以用于上肢之湿热痹证为最适宜。

2. 行水消肿 用于水肿，小便不利等证。

【性能特点】 本品苦泄性平，专入肝经，作用缓和。治疗风湿痹证，无论热证或寒证，均较常用。擅横走肢臂，尤以用于上肢之湿热痹证为最适宜；又可行水而消肿，治水肿与脚气浮肿。现代研究发现本品能降血压，可用于治疗高血压病。

【用法用量】 煎服，10～30g；外用适量，煎汤熏洗。

【使用注意】 本品孕妇忌服。

第三节　祛风湿强筋骨药

五加皮　Wujiapi

【来源】 为五加科植物细柱五加 *Acanthopanax gracilistylus* W. W. Smith 的干燥根皮。

【处方别名】 南五加皮、南五加、炒五加皮、酒五加皮。

【性味归经】 辛、苦，温。归肝、肾经。

【功效应用】

1. 祛风湿，强筋骨 用于风寒湿痹及肝肾不足，筋骨痿软。本品辛能散风，苦能燥湿，温能祛寒，兼有补益作用，对风寒湿痹之实证、虚证皆可应用。

2. 利尿退肿 用于水肿，小便不利。

【性能特点】本品辛散苦燥温通。既善祛除风寒湿邪，治风湿痹痛；又补肝肾、强筋骨，治肝肾亏虚之腰膝软弱及四肢拘挛等证。还能利尿，治水肿、水便不利。

【用法用量】煎服，5~10g；或浸酒。

【使用注意】本品性温，故阴虚火旺、舌干口苦者忌服。

桑寄生 Sangjisheng

【来源】为桑寄生科植物桑寄生 *Taxillus chinensis*（DC.）Danser 的干燥带叶茎枝。

【处方别名】寄生、广寄生、上寄生、炒寄生。

【性味归经】苦、甘，平。归肝、肾经。

【功效应用】

1. 祛风湿，强筋骨 用于风寒湿痹及肝肾不足诸证。本品苦燥甘补，祛风湿又长于补肝肾、强筋骨，对痹证日久、伤及肝肾、腰膝酸软、筋骨无力者尤宜。

2. 安胎 用于胎动不安及胎漏下血。本品能补肝肾，养血调冲任，安胎。

【性能特点】本品味苦甘，性平。具有补肝肾、强筋骨、养血安胎的作用，用治风湿痹痛及肝肾不足、营血亏虚诸证。

【用法用量】煎服，10~15g，或浸酒。

【使用注意】本品对寒性病症及泄泻者忌服。

【现代研究】

1. 主要成分 本品含槲皮素、槲皮苷、蒿蓄苷及少量的右旋儿茶酚等黄酮类化合物。

2. 药理作用 本品具有降压、镇静、利尿、抗菌、抑制脊髓灰质炎病毒和其他肠道病毒等作用。

拓展阅读

附药与桑寄生的相关知识

1. 槲寄生：为桑寄生科植物槲寄生的干燥带叶茎枝。两者功用相同，但桑寄生偏于补肝肾、健筋骨；槲寄生偏于祛风湿。

2. 现代临床以桑寄生和槲寄生治冠心病心绞痛、心律失常、高血压和高脂血症等病，均有一定疗效。

狗 脊 Gouji

【来源】为蚌壳蕨科植物金毛狗脊 *Cibotiun baromelz*（L.）J. Sm. 的干燥根茎。

【处方别名】金毛狗脊、狗脊金、烫狗脊、制狗脊、扶筋。

【性味归经】苦、甘，温。归肝、肾经。

【功效应用】

1. 祛风湿 用于风寒湿痹证。本品辛苦而温，宜用于风寒湿痹而兼肝肾不足、筋骨软弱、腰脊疼痛之证，常与杜仲、桑寄生、续断等祛风湿药及补肝肾药配伍。

2. 补肝肾，强腰脊 用于肝肾不足、腰脊失养之强痛，俯仰不利或肾气不固，遗尿尿频，白带过多。本品补肝肾而兼收涩，能温肾气、固冲任，无论有无风寒湿痹俱宜使用。

【性能特点】 本品苦甘性温，主坚脊骨。除善祛脊骨之风寒湿外，又善补肝肾，故有良好的强腰膝作用，治疗脊椎部位的风湿疾病。又可补肾缩尿止带，治疗肾虚下元不固之尿频、遗尿带下等证。

【用法用量】 煎服，6～12g；或入丸散。

【使用注意】 本品因兼固涩之性，故肾虚有热之小便不利、短涩黄赤、口苦口干等证忌用。

表 13 – 2　其他祛风湿中药

类别	品名	来源	性味	功效	主治
祛风湿散寒药	乌梢蛇	游蛇科动物乌梢蛇的蛇体	辛，温	祛风通络，定惊止痉	风湿痹痛，急慢惊风
	伸筋草	石松科植物石松的全草	苦、辛，温	祛风除湿，舒筋活血	风湿痹痛，跌打损伤
	松节	松科植物油松的枝干结节	苦，温	祛风除湿，止痛	风湿痹痛，跌打损伤
	海风藤	胡椒科植物海风藤的藤茎	辛、苦，温	祛风湿，通经络	风湿痹痛，跌打损伤
	路路通	金缕梅科植物枫香树果序	辛、苦，平	祛风活络，通经下乳	风湿痹痛，乳滞胀痛
	丝瓜络	葫芦科丝瓜的果实维管束	甘，平	祛风通络，化痰解毒	风湿痹痛，咳嗽疮肿
	穿山龙	薯蓣科植物穿龙薯蓣根茎	苦、辛，平	祛风除湿，活血通络	风湿痹痛，跌打损伤
祛风湿清热药	豨莶草	菊科植物豨莶的地上部分	苦，辛	祛风除湿，活络解毒	风湿痹痛，疮痈肿毒
	络石藤	夹竹桃科植物络石的藤茎	苦，寒	祛风通络，凉血消肿	风湿痹痛，筋挛疮肿
	老鹳草	牻牛儿苗科牻牛儿苗茎叶	辛、苦，平	祛湿活络，解毒止痢	风湿痹痛，湿热泻痢
	海桐皮	豆科植物刺桐的干皮	苦、辛，平	祛风通络，止痛止痒	风湿痹痛，疥癣湿疹
祛风湿强筋骨药	千年健	天南星科植物千年健根茎	苦、辛，温	祛风湿止痛，强筋骨	风湿痹痛，筋骨无力
	鹿衔草	鹿蹄草科植物鹿蹄草全草	苦，平	祛风健骨，止血止咳	风湿痹痛，咳血崩漏

📊 **重点小结**

一、药物功用比较

本类药物多辛香苦燥走散，既善祛除留着肌表、经络的风湿，又兼止痹痛、通经络、强筋骨。主治风湿痹痛、筋脉拘挛、麻木不仁、腰膝酸痛、半身不遂、下肢痿弱等证。

独活、羌活 均善祛风散寒、胜湿止痛，治疗风寒湿痹、表证夹湿及头风头痛等证。然独活药力较缓，主治腰以下风寒湿痹及少阴伏风头痛；而羌活则作用强烈，主治上半身风寒湿痹、太阳经头痛及项背强痛。

粉防己、广防己 均能祛风湿、止痛，利水消肿。然广防己长于祛风止痛，多用治痹证关节肿痛；粉防己以利水消肿见长，多用治痹证关节积水及水肿、腹水、脚气浮肿等。

川乌、草乌 均能祛风除湿、散寒止痛，又能麻醉止痛，入煎均当先下久煎，不宜过量或久服。唯草乌毒性更大，药力更强，用时当别。

木瓜、蚕沙 均性温，能除湿和中，治痹痛及吐泻转筋。然木瓜味酸力强，主治久湿顽痹、筋脉拘挛；还能生津开胃，治津伤口渴、消化不良。而蚕沙甘辛力缓，用治各种痹证。

蕲蛇、金钱白花蛇、乌梢蛇 均为动物类药，均归肝经而祛风通络，治风湿痹痛、中风口歪及半身不遂。然蕲蛇、金钱白花蛇性温有毒力强，久痹顽痹及麻风多用；乌梢蛇则性平无毒力缓，风痹癣痒多用。

二、要点归纳

1. 性偏温燥，善治寒痹的药物有独活、威灵仙、川乌、草乌、桑寄生。而独活风寒湿痹均相适宜，尤善治下半下身痹痛。

2. 性偏寒，善治热痹的药物：防己、豨莶草、络石藤、桑枝、秦艽。

3. 善治行痹的药物：威灵仙、金钱白花蛇、蕲蛇、乌梢蛇、海风藤、络石藤。其中，金钱白花蛇能"透骨搜风"，为治风湿顽痹之要药。

4. 善治着痹的药物有独活、防己、木瓜、松节、豨莶草；而善治腰背痛的药物有桑寄生、独活、狗脊、五加皮。

5. 既能祛风湿又能利水消肿的药物有五加皮、防己、路路通、桑枝；祛风湿兼有止痛作用的药物有独活、威灵仙、防己、秦艽、徐长卿、川乌、千年健等。

6. 偏治上肢痹痛的药物有秦艽、桑枝、羌活、桂枝、姜黄；而偏治下肢痹痛的药物有独活、木瓜、防己、五加皮。

7. 其他章节中具有祛风湿作用或常用治风湿痹痛的药物：麻黄、桂枝、细辛、防风、羌活、藁本、苍术、薏苡仁、萆薢、附子、川乌、续断、川芎、牛膝、天麻、巴戟天等。

目标检测

一、单项选择题

1. 下列哪种药不具有通络之功（　　）
　　A. 千年健　　　　　　B. 海风藤　　　　　C. 海桐皮　　　　　D. 桑枝
2. 治筋脉拘挛、吐泻转筋者，首推（　　）
　　A. 威灵仙　　　　　　B. 黄连　　　　　　C. 防己　　　　　　D. 木瓜
3. 秦艽的功效是（　　）
　　A. 祛风湿，清虚热　B. 祛风湿，消水肿　C. 祛风湿，消骨鲠　D. 祛风湿，安胎
4. 川乌内服一般应（　　）
　　A. 生用、先煎　　　B. 生用、浸酒　　　C. 炮制、久煎　　　D. 生用、研末
5. 祛风湿药采用的剂型中最有利于驱除病邪的是（　　）
　　A. 汤剂　　　　　　B. 丸剂　　　　　　C. 酒剂　　　　　　D. 膏剂
6. 桑寄生临床用于（　　）

   A. 胎热胎动不安   B. 气虚胎动不安   C. 气滞胎动不安   D. 肾虚胎动不安

7. 蕲蛇宜用于（　　）

   A. 寒痹证   B. 湿痹证   C. 痿痹证   D. 顽痹证

8. 既能治疗风湿痹痛，又能治疗慢性肾炎、红斑狼疮的药物是（　　）

   A. 川乌   B. 马钱子   C. 雷公藤   D. 络石藤

二、思考题

1. 祛风湿药有哪些共同性能？应用时须注意些什么？

2. 本章止痹痛作用突出的药物有哪些？各自的药性特点与功能是什么？

3. 风湿痹证，腰膝酸痛，兼肝肾不足者宜选用何祛风湿药？为什么？

4. 试比较下列各组药物之性味、功效及主治的异同：

   独活与羌活   防己与防风   秦艽与黄柏   粉防己与广防己

5. 秦艽治疗风湿痹证有何特点？桑寄生治疗风湿痹证有何特点？

6. 治疗诸骨鲠喉时如何使用威灵仙？

第十四章

化湿药

学习目标

知识要求 **1. 掌握** 化湿药的含义、功效、适应证、配伍方法和使用注意；4 味药物（苍术、厚朴、广藿香、砂仁）。

2. 熟悉 2 味药物（佩兰、白豆蔻）。

3. 了解 2 味药物（草豆蔻、草果）。

技能要求 1. 能利用重点药物的药性与功效进行辨证治疗。

2. 学会对功用相似的药物进行异同比较。

3. 熟记重点药物的性能特点与特殊用法用量。

4. 识别 8 味中药饮片。

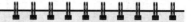

案例导入

案例： 李某，女，47 岁。1 年前因饮食不节，致身热下利，食后呕吐，经治症状消失，但遗留胃脘痞闷、周身倦怠、大便溏薄等症，曾服多种中西药，时愈时复。出现身倦乏力，饮食减少，胃脘痞满、腹胀，便溏日 3 次，小便黄，口干黏腻。查体：面色晦滞、舌红苔黄厚腻、脉沉弦数。

讨论： 1. 根据本案例的症状进行辨证。

2. 应选用本章哪些中药治疗？

1. 含义 凡气味芳香，性偏温燥，以化湿运脾为主要作用，治疗湿阻中焦证的药物，称为化湿药。因本类药物多有芳香味，故又称为芳香化湿药。其中药性偏于温燥，作用较强的，称为燥湿药。

2. 性能特点 本类药物辛香温燥，能醒脾化浊，苦温燥湿。有疏畅气机而健运脾胃、祛除湿邪之功。因脾主运化水湿，脾合气于胃，故化湿药主入脾胃经。此外，本类药物通过化湿又能解暑，暑温、阴寒闭暑、湿温等证亦可选用。

3. 功效与适应证

（1）化湿

①湿阻中焦证 用于脘腹胀满、恶心呕吐、食少体倦、大便稀溏、泄泻、舌苔白腻或湿热口甘多涎、舌苔厚腻等。

②湿温、暑湿初起、湿热内蕴。

（2）行气 用于脾胃气滞、脘腹痞满，如厚朴、砂仁、豆蔻等。

（3）部分药物还有祛暑、辟秽、解表等作用。

4. 配伍应用 湿为阴邪，黏腻重着，易于阻遏气机致脘腹胀满，故常与理气药配伍，既可增强化湿功效、又可消胀除满。

（1）脾虚寒湿中阻者，配温里药，以温化寒湿。

（2）脾胃湿热中阻者，宜与清热燥湿药及清利解暑药配伍，以清化湿热。

（3）湿阻气滞者，常配行气药，有助于化湿。

（4）湿邪在表者或有表证者，配解表药，以解表化湿。

（5）脾虚湿阻乏力，脘痞纳呆者，应配补气健脾药，以健脾化湿。

5. 使用注意

（1）本类药物多属辛香温燥之品，易耗气伤阴，故阴虚血燥及气虚者宜慎用。

（2）气味芳香，富含挥发油，故入煎剂不宜久煎，以免药效降低。

苍 术 Cangzhu

【来源】为菊科植物茅苍术 *Atractylodes lancea*（Thunb.）DC. 或北苍术 *A. chinensis*（DC.）Koidz. 的干燥根茎。

【处方别名】茅术、梅术、炒苍术、制苍术、焦苍术、麸炒苍术。

【性味归经】辛，苦，温。归脾、胃、肝经。

【功效应用】

1. 燥湿健脾 用于湿滞中焦证。本品除湿作用较强，兼能健脾补气，可治湿阻中焦、脾失健运而致脘腹胀闷、呕恶食少、吐泻乏力、舌苔白腻等症，既能治标又能治本，单用即有效，常与厚朴、陈皮等配伍。

2. 祛风散寒 用于风寒湿痹证。尤以湿胜者为宜。

【性能特点】本品辛散苦燥力强。内可化湿浊之郁，外能散风湿之邪，有燥湿健脾、祛风湿和发表之功，凡湿邪为病，无论表里上下，皆可应用。既主治湿阻中焦、风湿痹痛、表证夹湿、痰饮及水肿等，又可治湿浊带下、湿热下注、疮疹及脚气痛等。为治风寒湿痹及表证夹湿所常用。此外，本品还能明目，用治夜盲症及眼目昏涩等。

【用法用量】煎服，3～10g。炒用燥性减缓。

【使用注意】本品苦温燥烈，故阴虚内热，气虚多汗者忌服。

【现代研究】

1. 主要成分 本品含挥发油，主要为苍术醇、苍术酮、β－桉叶醇、苍术呋喃烃及菊糖等。

2. 药理作用 本品具有抗胃溃疡、调节胃肠运动、降血糖及显著增加尿中的钠钾排泄等作用。

拓展阅读

苍术的相关知识

1. 苍术所含挥发油有驱风健胃作用，所含苦味也有健胃、促进食欲的作用，久服轻身、延年、不饥。

2. 湿阻中焦：病证名。中焦指脾胃。即湿邪阻滞脾胃，影响其运化功能。症见头重、怠倦、脘闷、腹胀、纳呆、口黏渴、喜热饮、小便短赤，舌苔厚白或腻，脉缓等。

厚 朴　Houpo

【来源】为木兰科植物厚朴 *Magnolia officinalis* Rehd. et Wils. 或凹叶厚朴 *M. officinalis* Rehd. et Wils. Var. *biloba* Rehd. et Wils. 的干燥干皮、根皮及枝皮。

【处方别名】川朴、温朴、紫油朴、姜厚朴、制厚朴。

【性味归经】苦、辛，温。归脾、胃、肺、大肠经。

【功效应用】

1. 燥湿行气　用于湿阻中焦，或脾胃气滞所致的脘腹胀闷、腹痛、呕恶食少、倦怠便溏等症，常与苍术、陈皮等同用，如平胃散。

2. 消积除满　用于肠胃积滞，大便秘结。与大黄等同用，如小承气汤。

3. 下气平喘　用于痰饮喘咳及梅核气。厚朴苦降而能下肺气，燥湿而能化痰涎。

【性能特点】本品苦能下气，辛以散结，温可燥湿。既可下有形之实满，又可除无形之湿满；功善燥湿、行气、消积、平喘，可用治脾胃气滞之脘痞纳呆、肠胃积滞之便秘、痰饮阻肺之咳喘气逆等证，为消除气滞、湿阻、食积所致脘腹胀满之要药。

【用法用量】煎服，3~10g；或入丸散。

【使用注意】本品苦降下气，辛温燥烈，故体虚及孕妇慎服。

【现代研究】

1. 主要成分　本品含挥发油，主要为 β – 桉叶醇，并含厚朴酚、异厚朴酚等木脂素类化合物等。

2. 药理作用　本品具有抗溃疡、调节胃肠运动、保肝、抗菌、抗肿瘤、降压及抑制中枢等作用。

广藿香　Guanghuoxiang

【来源】为唇形科植物广藿香 *Pogostemon cablin*（Blanco）Benth. 的干燥地上部分。

【处方别名】藿香、枝香。

【性味归经】辛，微温。归脾、胃、肺经。

【功效应用】

1. 化湿　用于湿阻中焦证。本品性微温，多用于寒湿困脾、脘腹痞闷、少食作呕、神疲体倦等证，为芳香化湿之要药。

2. 止呕　用于湿浊呕吐。常与半夏同用。

3. 发表解暑　用于暑湿证及湿温初起。本品既可化湿、又能解暑，治暑月外感风寒、内伤生冷，症见恶寒发热、头痛、脘闷、吐泻的暑湿证，常为方中君药。

【性能特点】本品芳香辛散而不峻烈，微温化湿而不燥热。功善化湿醒脾，为治疗湿阻中焦证之要药；并能辛散表邪解暑，治夏伤暑湿，感寒饮冷之寒热头痛、胸膈满闷、腹痛吐泻等；还可和中止呕，治疗湿浊呕吐，故为“暑湿时令要药”。

【用法用量】煎服，3~10g，鲜品加倍，不宜久煎，或入丸散。藿香叶偏于发表；藿香梗偏于和中；鲜藿香解表之力较强，夏季泡汤代茶，可作清暑饮料。

【使用注意】本品芳香温散，有伤阴助火之虞，故阴虚火旺者忌服。

【现代研究】

1. 主要成分　本品含挥发油，主要为广藿香醇、广藿香酮，尚含 α – 广藿香烯、β – 广藿香烯等。

2. 药理作用　本品具有抗螺旋体、抗病毒、抗菌、促进胃液分泌、增强消化能力、对胃肠有解痉等作用。

佩 兰 Peilan

【来源】 为菊科植物佩兰 *Eupatorium fortunei* Turcz. 的干燥地上部分。

【处方别名】 省头草、佩兰叶、佩兰梗、陈佩兰、香佩兰。

【性味归经】 辛，平。归脾、胃、肺经。

【功效应用】

1. 化湿 用于湿阻中焦证。本品气味芳香，其化湿和中之功与藿香相似，治湿阻中焦之证，每相须为用；亦治脾经湿热、口中甜腻、多涎、口臭的脾瘅证，单用或复方配伍。

2. 解暑 用于暑湿证或湿温初起。

【性能特点】 本品辛香宣化，性平偏凉。因其善醒脾而除中州陈腐秽浊之气，故多用于治疗脾经湿热、口气腐臭、口中甜腻之脾瘅证。此外，发表解暑与藿香相似，鲜品更佳，可用治外感暑湿或湿温初起等证。

【用法用量】 煎服，3～10g，鲜品加倍；外用适量，装香囊佩戴。

【使用注意】 本品芳香辛散，故阴虚血燥、气虚者慎服。

豆 蔻 Doukou

【来源】 为姜科植物白豆蔻 *Amomum kravanh* Pierre ex Gagnep. 或瓜哇白豆蔻 *A. compactum* Soland ex Maton 的干燥成熟果实。

【处方别名】 白豆蔻、原豆蔻、紫豆蔻、白蔻仁、豆蔻仁。

【性味归经】 辛，温。归肺、脾、胃经。

【功效应用】

1. 化湿行气 用于湿阻中焦及脾胃气滞所致的脘腹胀满、不思饮食等。

2. 温中止呕 用于胃寒、湿阻或气滞呕吐。

【性能特点】 本品辛能行散，芳香温化，入肺脾胃经。善醒脾化湿温中，理中上焦气机而止呕，治湿阻中焦、脾胃气滞、胃寒呕吐常用，疗湿温胸闷可投。

【用法用量】 煎服，3～6g，入汤剂宜后下；以入丸散为好。

【使用注意】 本品辛香温燥，故火升作呕者忌服。

拓展阅读

豆蔻的相关知识

1. 噎膈：是由于食管干涩，食管、贲门狭窄所致的以咽下食物梗塞不顺，甚则食物不能下咽到胃，食入即吐为主要临床表现的一类病证。

2. 对于身体脾胃虚寒的人，可以本品和生姜一起去炖食物，能够很好地缓解身体症状。日常喜欢饮酒的人群使用白豆蔻也可以很好地解酒。

砂　仁　**Sharen**

【来源】 为姜科植物阳春砂 *Amomum villosum* Lour.、绿壳砂 *A. villosum* Lour. var. *xanthioides* T. L. Wu et Senjen 或海南砂 *A. longiligulare* T. L. Wu 的干燥成熟果实。

【处方别名】 砂米、砂壳、缩砂、阳春砂、春砂仁、广砂仁、西砂仁、盐砂仁。

【性味归经】 辛，温。归脾、胃、肾经。

【功效应用】

1. 化湿行气 用于湿阻中焦及脾胃气滞证。其化湿醒脾、行气温中作用均佳，尤宜用于寒湿气滞者，常与苍术、厚朴、陈皮等同用；若证兼脾气虚弱者，又常配木香、人参、白术等。

2. 温中止呕止泻 用于脾胃虚寒吐泻。症状较轻者可单用或研末吞服。

3. 安胎 用于气滞妊娠恶阻及胎动不安。

【性能特点】 本品辛香温散，善芳化中焦之湿浊，温理脾胃之滞气，具有良好的化湿开胃、温脾止泻、理气安胎作用，凡脾胃寒湿气滞所致病证均可选用。又善治脾胃虚寒之吐泻，还善治妊娠气滞之恶阻及胎动不安等证。

【用法用量】 煎服，5～10g。用时打碎生用，宜后下。利尿补肾应盐水炙用。

【使用注意】 本品辛香温燥，故阴虚有热者慎服。

【现代研究】

1. 主要成分 本品含挥发油，主要为乙酰龙脑酯、樟烯、龙脑、柠檬烯、α-蒎烯等。

2. 药理作用 本品具有促进消化液分泌、促进胃肠运动等作用。

拓展阅读

砂仁的相关知识

1. 胎动不安：指妊娠期出现腰酸腹痛，胎动下坠，或阴道少量流血，又称"胎气不安"。本病类似于西医学的先兆流产、先兆早产。

2.砂仁食疗具有芳香行散，开胃、消食、增食欲之功，还能补肺益肾、开郁结，四时皆可用。夏季使用起到化湿健胃消食的作用；秋季使用起到化酒食、去异味、祛寒助消化的作用。

草豆蔻　Caodoukou

【来源】为姜科植物草豆蔻 *Alpinia katsumadai* Hayata 的干燥近成熟种子。

【处方别名】草蔻、草叩、草豆叩、草蔻仁。

【性味归经】辛，温。归脾、胃经。

【功效应用】

1. 温中止呕　用于寒湿中阻，脾胃气滞证。常与半夏、陈皮等药配伍。

2. 燥湿行气　用于虚寒夹湿久泻。常与炒白术、煨木香、煨诃子等药配用。

【性能特点】本品辛香温燥。功能燥湿行气、温中止呕；既适用于寒湿中阻、脾胃气滞所致的脘腹冷痛、恶心呕吐，又可治脾虚有寒夹湿之久泻等。

【用法用量】煎服，5~10g；打碎后下，不宜久煎。

【使用注意】本品辛香温燥，阴虚血少者忌服。

拓展阅读

草豆蔻的相关知识

1.反胃：是指以食后脘腹闷胀、宿食不化、朝食暮吐、暮食朝吐为主要临床表现的病证。多由饮食不节、酒色所伤，或长期忧思郁怒，使脾胃功能受损，以致气滞、血瘀、痰凝而成。又称胃反、翻胃。

2.本品是辛香调味料，又去冷气、消酒毒，可去膻腥味、怪味。在烹饪中可与豆蔻同用。对虚弱饮食不佳者最宜，兼解酒毒。

草　果　Caoguo

【来源】为姜科植物草果 *Amomum tsao-ko* Crevost et Lemaire 的干燥成熟果实。

【处方别名】草果仁、炒草果仁、煨草果、姜草果仁。

【性味归经】辛，温。归脾、胃经。

【功效应用】

1. 燥湿散寒　用于寒湿中阻所致的脘腹胀痛，呕吐泄泻，舌苔浊腻。

2. 除痰截疟　用于疟疾。常与常山等截疟药同用。

【性能特点】本品辛散温燥，有特异的香味。燥湿与温中作用均强于草豆蔻，功能燥湿散寒、除痰截疟，主治寒湿阻滞脾胃之脘腹胀痛、吐泻及湿浊瘴气所致的疟疾等证。

【用法用量】煎服，3~6g。去壳取仁，捣碎用。

【使用注意】本品温燥伤津，阴虚血少者忌服。

重点小结

一、药物功用比较

本类药物多辛香温燥，善芳香化燥除湿浊、舒畅气机而健运脾胃，对湿阻中焦、脾胃运化失常所致病证的疗效尤为显著。

广藿香、佩兰 均辛香入脾胃而善化湿解暑，治湿阻中焦、湿温初起及暑湿等证，常相须为用。然广藿香微温，化湿力较强，且兼发表，善治夏月感寒饮冷之阴寒闭暑证及表证夹湿，另能止呕；佩兰则性平偏凉，药力平和，又善治脾经湿热之口中甜腻、多涎或口苦等症。

苍术、厚朴 均辛苦温燥，治湿阻中焦诸证。然苍术可健脾，湿阻兼脾虚食少便溏者多用；厚朴能行气，湿阻兼气滞胀满者宜之，并治脾胃气滞。其次，苍术能祛风湿除痹，兼发表、明目；厚朴能消积，兼消痰平喘。

砂仁、豆蔻 均善化湿行气、温中止呕，治湿阻中焦、脾胃气滞及胃寒呕吐等证。然砂仁唯入中焦脾胃而力强，兼止泻安胎；豆蔻则既入中焦脾胃，又入上焦肺，药力较缓。

草豆蔻、草果 均辛香温燥，善燥湿温中散寒，治寒湿中阻诸证。然草豆蔻力稍缓，又兼行气止呕。而草果味异香，力较强，又兼除痰截疟。

二、要点归纳

1. 芳香化湿药，性偏温燥，易致伤阴，阴虚者当慎用。芳香化湿药入汤剂不宜久煎，以免挥发油成分散失，而降低药效。

2. 化湿兼能行气的药物有厚朴、砂仁、白豆蔻、草豆蔻；而化湿兼能止呕的药物有广藿香、砂仁、白豆蔻、草豆蔻。

3. 化湿兼能温中，可用治中寒之脘腹冷痛的药物有砂仁、草豆蔻、白豆蔻、草果；化湿兼能宣化外湿，用治暑湿、湿温、湿热之病的药物有广藿香、佩兰、苍术、白豆蔻。

4. 芳香化湿药中，能散无形之滞，下有形之积，可治湿、食、气、虚等多种因素引起脘腹胀满疼痛的药物是厚朴；既化内湿又散表寒，为治外寒内湿之要药的是广藿香。

5. 其他章节中能化湿的药物：香薷、白术、扁豆、陈皮、半夏、佛手。

目标检测

一、单项选择题

1. 既能燥湿健脾又能祛风湿的药物是（　　）
   - A. 厚朴
   - B. 苍术
   - C. 独活
   - D. 羌活

2. 用治外感暑湿内伤生冷的病证，常选用的药物是（　　）
   - A. 青蒿
   - B. 砂仁
   - C. 厚朴
   - D. 藿香

3. 用治湿阻气滞之脘腹胀闷、腹痛及咳喘多痰宜选（　　）
   - A. 佩兰
   - B. 砂仁
   - C. 藿香
   - D. 厚朴

4. 白豆蔻具有止呕的作用，善于治疗（　　）
   - A. 胃寒呕吐
   - B. 胃虚呕吐
   - C. 妊娠呕吐
   - D. 寒饮呕吐

5. 化湿药入汤剂时应（　　）

  A. 先煎   B. 后下   C. 另煎   D. 包煎

6. 两药均能化湿，又解暑的药组是（ ）

  A. 砂仁、豆蔻 B. 苍术、厚朴 C. 藿香、佩兰 D. 草果、草豆蔻

二、思考题

1. 何谓芳香化湿药？其性能特点是什么？

2. 为什么说厚朴为消除胀满的要药？

3. 比较苍术、厚朴、砂仁的功用异同点。

4. 藿香、佩兰、香薷均有外散表邪、内化里湿之功效，三者在应用方面有何区别？

第十五章

利水渗湿药

学习目标

知识要求　**1. 掌握**　利水渗湿药的含义、功效、适应证、配伍应用、使用注意及各类药物的功用特点；7 味药物（茯苓、泽泻、车前子、滑石、川木通、茵陈、金钱草）。

　　　　　2. 熟悉　5 味药物（猪苓、薏苡仁、石韦、萆薢、海金沙）。

　　　　　3. 了解　4 味药物（香加皮、通草、地肤子、虎杖）。

技能要求　1. 能利用重点药物的药性与功效进行辨证治疗。

　　　　　2. 学会对功用相似的药物进行异同比较。

　　　　　3. 熟记重点药物的性能特点与特殊用法用量。

　　　　　4. 识别 16 味中药饮片。

案例导入

案例1：张某，男，48 岁。主诉：颜面四肢浮肿，反复发作半年。患者自述半年前出现鼻塞、咳嗽、痰白，无发热，后逐渐出现眼睑、四肢浮肿，伴有形寒肢冷、头晕目眩，腰酸痛，小便量少，大便稀，口渴喜热饮。查体：精神欠佳，舌质淡胖，边有齿痕，舌苔白滑，脉沉细等症状。

案例2：王某，女，34 岁。主诉：发热、食欲减退 3 周，皮肤黄染 1 周后来诊。患者 3 周前无明显诱因发热达38℃，全身不适，乏力、食欲减退、恶心、右上腹部不适，偶尔呕吐，发黄如橘、尿色较黄、厌食油腻、口黏不渴、小便不利。查体：舌苔厚腻微黄，脉濡缓或弦滑。

讨论：1. 根据以上两个案例的症状进行辨证？

　　　　2. 应选用本章哪类及哪些中药治疗？

　　1. 含义　凡以通利水道，渗泄水湿，治疗水湿内停诸证为主要作用的药物，称为利水渗湿药。

　　2. 性能特点　本类药物味多甘淡或苦，以其味淡能渗泄，味苦能降泄而奏渗利水湿之功，又其性多偏微寒，属于沉降之性，故有清热利湿作用。肾为水脏，主津液和气化；膀胱为州都之官，是贮尿的器官，主要起分清泌浊作用。故本类药物主入肺、脾、肾、膀胱经，主治水湿内停诸证。

　　（1）利水消肿药　甘淡平或微寒，淡能渗泄，偏于利水渗湿。

　　（2）利尿通淋药　多苦寒或甘寒，苦渗降泄，寒能清热，尤能清利下焦湿热，长于利尿通淋。

（3）利湿退黄药　多苦寒，苦泄寒清而清热利湿退黄。

3. 分类、功效与适应证

表 15 – 1　利水渗湿药的分类、功效与适应证

分类	功效	适应证
利水消肿药	淡渗利湿	主要用于水肿、小便不利、泄泻及痰饮等
利尿通淋药	清下焦湿热，利尿通淋	主要用于各种淋证
利湿退黄药	利湿退黄	主要用于湿热黄疸等

4. 配伍应用　本类药物偏于治标，据形成水湿的原因及症状，做适当配伍。

（1）水肿骤起有表证者，配宣肺发汗药。

（2）水肿日久，脾肾阳虚水肿者，配温补脾肾药，以培其本。

（3）湿热淋证，常与清热药配伍。

（4）热伤血络而尿血者，配凉血止血药。

（5）寒甚者，配温里祛寒药。

（6）由于气行则水行，气滞则水停，故本类药常与行气药配伍。

5. 使用注意

（1）利水渗湿药易耗伤津液，慎用于阴亏津少的病证。

（2）通利性较强的药物，对于肾气不固的滑精、遗尿、小便量多者或孕妇当慎用。

第一节　利水消肿药

茯　苓　Fuling

【来源】为多孔菌科真菌茯苓 *Poria cocos*（Schw.）Wolf 的干燥菌核。

【处方别名】云苓、安苓、赤茯苓、白茯苓、松苓、朱茯苓、带皮苓。

【性味归经】甘、淡，平。归心、肺、脾、肾经。

【功效应用】

1. 利水渗湿　用于水肿，小便不利。本品甘淡性平，有良好的利水消肿作用，可用治寒热虚实各种水肿，为利水消肿之要药。

2. 健脾　用于脾虚诸证。本品健脾作用不强，常与人参、白术等补脾气药同用。

3. 宁心安神　用于心悸，失眠。多用为方中辅药。

【性能特点】本品甘淡平，甘补淡渗，性平和，无寒热之偏。兼有补虚及利水而不伤正气的特点，广泛用于水湿、停饮的寒热虚实证，为利水渗湿要药，也为利水渗湿药中的健脾安神药。

【用法用量】煎服，10～15g；或入丸散。既往安神常以朱砂拌用，今则极少用。

【使用注意】本品甘淡渗利，故阴虚而无湿热、虚寒滑精、气虚下陷者慎服。

【现代研究】

1. 主要成分　本品含多聚糖类，其中含茯苓聚糖 75%；另含茯苓酸、麦角甾醇、卵磷脂、钾盐等。

2. 药理作用　本品具有利尿、增强机体免疫功能、调节胃肠功能、保肝、镇静、抗肿

瘤、抗炎、抗菌等作用；茯苓对免疫功能的调节作用可认为是其健脾的药理学基础。

拓展阅读

茯苓的相关知识

1. 茯苓皮：为黑色外皮，利水消肿，多用于水肿；赤茯苓：皮层下红色部分，偏于利湿；白茯苓：内部白药部分；偏于健脾。茯神：中间环松根生长部分，偏于安神。

2. 茯苓还可制作茯苓饼、茯苓酥和茯苓酒等食物。经常食用可有健脾助消化、壮体质、延年益寿、抗衰老、养颜美容等功效。尤其可作为春夏潮湿季节的调养佳品。

猪 苓 Zhuling

【来源】 为多孔菌科真菌猪苓 *Polyporus umbellatus*（Pers.）Fries 的干燥菌核。

【处方别名】 枫苓、野猪粪、猪苓片、粉猪苓。

【性味归经】 甘、淡，平。归肾、膀胱经。

【功效应用】

利水渗湿 用于水肿，小便不利，泄泻，淋浊，带下。治脾虚水肿、小便不利，常与茯苓等药同用，以健脾利水，如五苓散；治水湿泄泻，则与苍术、厚朴、茯苓等燥湿健脾止泻药同用；治阴虚有热之小便不利、淋浊等证，又常与泽泻、滑石、阿胶等药同用，以利水清热养阴。

【性能特点】 本品甘淡平，性主渗泄。功专于利水渗湿，但无补益作用，能开腠理、助气化、利小便，有较强的利水渗湿作用。每与茯苓相须为用，治水湿停滞之水肿、小便不利、泄泻、淋浊、带下等证。

【用法用量】 煎服，6~12g；或入丸散。

【使用注意】 本品甘淡渗利，有伤阴之虞，故水肿兼阴虚者不宜单用，无水湿者忌服。

泽 泻 Zexie

【来源】 为泽泻科植物泽泻 *Alisma orientale*（Sam.）Juzep. 的干燥块茎。

【处方别名】 建泽泻、淡泽泻、福泽泻、泽泄、水泻、泽舍、炒泽泻、盐泽泻。

【性味归经】 甘、淡，寒。归肾、膀胱经。

【功效应用】

1. 利水渗湿 用于水肿，小便不利，泄泻，痰饮等证。本品甘淡渗泄，利水作用较强，为治各种水湿证之要药。

2. 泄热 用于湿热带下，淋浊。常与龙胆草、车前子、木通等同用。

【性能特点】 本品甘淡渗利水湿，性寒能清泄肾与膀胱之热，故善治下焦湿热之水湿证。此外，在滋阴药中常加本药，泻相火，以保真阴。

【用法用量】 煎服，5~10g；或入丸散。

【使用注意】 本品对肾虚精滑无湿热者禁服。

拓展阅读

泽泻的相关知识

1.淋证：是指因饮食劳倦、湿热侵袭而致的以肾虚、膀胱湿热、气化失司为主要病机，以小便频急、滴沥不尽、尿道涩痛、小腹拘急、痛引腰腹为主要临床表现的一类病证。根据病因和症状特点不同，可分为热淋、血淋、石淋、气淋、膏淋、劳淋六证。

2.泄泻：是以大便次数增多，粪质稀薄，或泻出如水样为临床特征的病症。粪出少而势缓，若漏泄之状者为"泄"；粪大出而势直无阻，若倾泻之状者为"泻"；近代多泄、泻并称，统称为泄泻。泄泻是一种常见的胃肠道症状，一年四季均可发生，但以夏秋两季较为多见。

薏苡仁　Yiyiren

【来源】为禾本科植物薏苡 *Coix lacryma-jobi* L. var. *mayuen* (Roman.) Stapf 的干燥成熟种仁。

【处方别名】薏米、生苡仁、米仁、苡米、炒苡仁、焦苡仁、麸苡仁。

【性味归经】甘、淡，微寒。归脾、胃、肺经。

【功效应用】

1. 利水渗湿　用于水肿，小便不利及脚气。本品甘补淡渗，功似茯苓，有利水渗湿作用，对脾虚湿滞者尤为适用。

2. 健脾　用于脾虚泄泻。一般不单用，多炒黄后与其他健脾止泻药配伍。

3. 除痹　用于湿痹筋脉拘挛。

4. 清热排脓　用于肺痈，肠痈。

【性能特点】本品味甘、淡。既能渗利水湿，又能健脾益胃，故能利水而不伤正；凡水湿滞留者均可适用，尤以脾虚湿盛者为宜。前人极赞本药之功用，谓"薏苡仁，除湿不如二术、助燥，清热不如芩、连辈损阴，益气不如参、术辈犹滋湿热，诚为益中气要药"。本药补脾力弱，又能利湿除痹缓挛急；且性微寒又可清热排脓。

【用法用量】煎服，9～30g。清利湿热宜生用，健脾止泻宜炒用。本品力缓，用量宜大。除入汤、丸、散剂外，亦可做粥食用，为食疗佳品。

【使用注意】本品力缓，宜多服久服。脾虚无湿，大便燥结及孕妇慎服。

拓展阅读

薏苡仁的相关知识

薏苡仁营养价值很高，被誉为"世界禾本科植物之王或生命健康之禾"。食用本品能健脾消食、清暑利湿，适用于久病体虚、脾虚腹泻、病后恢复期患者，长期服用有养颜美容、益寿延年及抗衰老的效果。

香加皮　Xiangjiapi

【来源】为萝藦科植物杠柳 *Periploca sepium* Bge. 的干燥根皮。

【处方别名】北五加皮、杠柳皮、山五加皮。

【性味归经】辛、苦，温；有毒。归肝、肾、心经。

【功效应用】

1. 利水消肿　用于水肿，小便不利。

2. 祛风湿　用于风湿痹痛。常与祛风湿、强筋骨药配伍。

3. 补肝肾，强筋骨　用于肝肾不足，筋骨痿软无力。

【性能特点】本品辛苦温燥，主入肝肾经。功善利水消肿、祛风湿、强筋骨。本药作用与五加皮相似；但有毒，以强心利尿为胜，故不宜多用与久服。五加皮无毒，以补肝肾、强筋骨见长。

【用法用量】煎服，3～6g。浸酒或入丸散，酌量。

【使用注意】本品有毒，不宜多用；酒剂宜作外用。

第二节　利尿通淋药

车前子　Cheqianzi

【来源】为车前科植物车前 *Plantago asiatica* L. 或平车前 *P. depressa* Willd. 的干燥成熟种子。

【处方别名】车前、车前仁、车前实、炒车前子、盐车前子。

【性味归经】甘，寒。归肝、肾、肺、小肠经。

【功效应用】

1. 利尿通淋　用于小便淋涩，水肿。本品清热利水作用较强，善治膀胱湿热，小便淋沥涩痛及水湿内停之水肿、小便不利，轻者单用即效。

2. 渗湿止泻　用于暑湿泄泻。本品利水湿，分清浊则止泻，利小便以实大便。

3. 清肝明目　用于目赤涩痛，目暗昏花，翳障。

4. 清肺化痰　用于痰热咳嗽。多与清肺化痰药同用。

【性能特点】本品甘寒滑利，性专降泄。既能清热利尿通淋，善治湿热淋证及水肿兼热者；又能利小便以实大便、分清浊而渗湿止泻，善治湿热盛及暑湿之水泻；且能清肝明目、清肺化痰止咳。

【用法用量】煎服，9～15g。宜布包煎。

【使用注意】本品甘寒滑利，故阳气下陷、肾虚遗精及内无湿热者禁服；车前子包煎时，布不宜包得过紧，以免车前子在煎煮膨胀后，影响有效成分的析出，降低疗效。

拓展阅读
附药与车前子的相关知识

1. 车前草：与车前子功能相似，还可清热解毒。车前草还可食用，可做成车前叶苋菜粥、车前草炖猪小肚、车前草小西瓜粥、车前茶、车前叶萝卜粥等。

2. 车前子长期适量服用有保健功效，能降血脂、降血糖，降血压。尤其适用于有高血脂、糖尿病、心脑血管方面疾病的患者。

滑 石 Huashi

【来源】为硅酸盐类矿物滑石族滑石，主含含水硅酸镁 $[Mg_3(Si_4O_{10})(OH)_2]$。

【处方别名】硬滑石、块滑石、飞滑石、滑石粉、西滑石。

【性味归经】甘、淡，寒。归膀胱、胃经。

【功效应用】

1. 利尿通淋 用于小便不利，淋沥涩痛。本品性寒而滑，能清泄膀胱湿热而通利水道，常用于治疗各种湿热淋证，尤多用于石淋（尿路结石）。

2. 清解暑热 用于暑湿，湿温。本品甘淡而寒，能利水湿、解暑热，善治暑热烦渴、小便短赤、湿温初起及暑温夹湿等证，常与其他清热解暑药同用。

3. 收湿敛疮 用于湿疮，湿疹，痱子。可单用或复方配伍。

【性能特点】本品甘淡质滑利，能清热利窍；性寒质重，有清膀胱热结、通利水道之功，故为治湿热淋证之常用药。本品既能利湿，又能清热解暑，亦为治暑热烦渴及夏日暑湿之常用药。外用有清热收湿敛疮之效。

【用法用量】煎服，10～20g，宜先煎或包煎。外用适量。

【使用注意】本品寒滑清利，故脾气虚、精滑及热病伤津者及孕妇忌服。

拓展阅读

滑石的相关知识

痱疮：是指夏季因汗泄不畅而生的一种皮肤病。亦名痱汗疹、痱疮、痱子。该病由于暑湿蕴蒸、汗泄不畅所致。小儿肥胖者易患，症见皮肤汗孔发生密集红色丘疹，患者自觉瘙痒及灼热感，常因搔抓疹破而继发感染引起痱毒（汗腺炎）。

川木通 ChuanMutong

【来源】为毛茛科植物小木通 Clematis armandii Franch. 或绣球藤 C. montana Buch. – Ham. 的干燥藤茎。

【处方别名】小木通、细木通、油木通、白木通、炒木通。

【性味归经】苦，寒。归心、小肠、膀胱经。

【功效应用】

1. 清热利尿通淋 用于心烦尿赤，热淋涩痛，水肿。本品上清心经之火，下泄小肠之热，能引湿热之邪从小便排出。

2. 通经下乳 用于经闭，乳汁不通。常与王不留行、穿山甲等通络下乳药同用。

【性能特点】本品苦寒，降泄力强。既入膀胱而利水退淋，又归心与小肠而清心火、导热下行，用治湿热淋证及心火上炎所致口舌生疮，或心火下移于小肠而致的心烦尿赤等症。

此外，又可通经下乳。

【用法用量】 煎服，3～6g；或入丸散。

【使用注意】 本品对内无湿热者、脾胃虚寒与体弱者慎服，孕妇忌服。

拓展阅读

附药与川木通的相关知识

1. 关木通：为马兜铃科植物东北马兜铃的藤茎。性能功效同川木通。因含马兜铃酸，用量为3～6g，过量使用会引起急性肾功能衰竭，甚至导致死亡。故不能使用关木通，以免中毒。

2. 马兜铃酸肾病，又常称关木通中毒性肾病，是一类由关木通及相关马兜铃科属的药物所造成的急性或慢性肾小管间质疾病。马兜铃酸肾病的确切发病机制仍不明确。现有研究表明，是由过量摄入马兜铃酸损伤肾小管上皮细胞所致。

石 韦 Shiwei

【来源】 为水龙骨科植物庐山石韦 *Pyrrosia sheareri*（Bak.）Chin、石韦 *P. lingua*（Thunb.）Farwell 或有柄石韦 *P. petiolsa*（Christ）Ching 的干燥叶。

【处方别名】 石苇、石尾、石兰。

【性味归经】 甘、苦，微寒。归肺、膀胱经。

【功效应用】

1. 利尿通淋 用于热淋，血淋，石淋。本品味苦微寒，对下能清利膀胱，以洁净府，府洁而尿自通，用治湿热蕴结所致的小便淋沥涩痛之证，为治疗湿热淋证的常用药。

2. 清肺止咳 用于肺热咳喘。本品入肺，对上能清泄肺金，以清水之上源，源清而水自畅，适用于肺热偏盛之咳嗽喘息者。

3. 凉血止血 用于血热出血证。

【性能特点】 本品苦寒。上清肺止咳，以治喘咳；下能清利膀胱湿热而利尿通淋，治湿热淋证。并可凉血止血，故既为治血淋之要药；又善治血热妄行之吐衄血及崩漏等证。

【用法用量】 煎服，6～12g。外用适量，研末涂敷。

【使用注意】 本品苦寒清泄，故阴虚及无湿热者禁服。

拓展阅读

石韦的相关知识

血淋：淋证以尿血或尿中夹血为主要症状者。血淋病位主要在膀胱和肾，其主要发病机制为湿热蕴结下焦，导致膀胱气化不利。

萆 薢 Bixie

【来源】 为薯蓣科植物绵萆薢 *Dioscorea spongiosa* J. Q. Xi，M. Mizuno et W. L. Zhao、福州薯蓣 *D. futschauensis* Uline ex R. Kunth 或粉背薯蓣 *D. hypoglauca* Palibin. 的干燥根茎。

【处方别名】绵萆薢、粉萆薢、川萆薢、白萆薢。

【性味归经】苦，平。归肾、胃经。

【功效应用】

1. 利湿浊 用于膏淋，白浊。本品味苦，其性下降，善于通利下窍，有利湿去浊之功，为治小便浑浊，或尿如米泔之膏淋要药，常与利湿化浊药配伍。

2. 祛风湿 用于风湿痹痛。本品能祛风湿，通络止痛。

【性能特点】本品苦平。功善利湿而分清去浊，为治膏淋之要药。并能祛风除湿，善治风湿痹证之腰膝痹痛、筋脉屈伸不利。

【用法用量】煎服，9～15g；或入丸散。

【使用注意】本品味苦泄降，易伤阴，故肾阴亏虚遗精者慎服。

拓展阅读

萆薢的相关知识

1. 膏淋：又名肉淋。此病以小便浑浊，或如米泔，或如膏脂为主症。现中医认为膏淋以肾虚或湿热蕴蒸为主要病理。膏淋多见于乳糜尿、泌尿系统感染及前列腺炎等病。

2. 白浊：又称尿精，亦称便浊、溺浊、尿浊，系指在排尿后或排尿时从尿道口滴出白色浊物，可伴小便涩痛的一种病证。《内经》称之为白淫。

海金沙　Haijinsha

【来源】为海金沙科植物海金沙 *Lygodium japonicum*（Thunb.）Sw. 的干燥成熟孢子。

【处方别名】左转藤灰、金沙粉。

【性味归经】甘、咸，寒。归膀胱、小肠经。

【功效应用】

利尿通淋 用于各种淋证。尤常用于砂淋、石淋。本品甘淡而寒，善通水道，清泄膀胱、小肠湿热；功专利尿通淋，缓解尿道疼痛，为治小便淋涩疼痛的常用药。

【性能特点】本品甘寒质滑，其性下降，善清小肠与膀胱湿热。功专于利尿通淋止痛，尤善治尿道疼痛，为治诸淋涩痛的要药。

【用法用量】煎服，6～12g。因质地轻浮，宜布包煎。

【使用注意】本品甘淡渗利，故阴虚者慎服。

通　草　Tongcao

【来源】为五加科植物通脱木 *Tetrapanax papyrifer*（Hook.）K. Koch 的干燥茎髓。

【处方别名】白通草、方通草、泡通、丝通草、穿方通。

【性味归经】甘、淡，微寒。归肺、胃经。

【功效应用】

1. 利尿通淋 用于湿热淋证。本品能清热利尿通淋，治膀胱湿热之小便不利、淋沥涩痛，常与滑石、白茅根、木通等同用。

2. 下乳 用于产后乳汁不通或乳少。本品有通气上达而行乳汁作用，常配伍穿山甲、川芎、甘草等，如通乳汤。

【性能特点】本品甘淡微寒，入肺、胃、膀胱经，气味淡渗清降。既能引热下行，使热邪从小便而出，又可通气上达而行乳汁，功能清热利尿、通气下乳。

【用法用量】煎服，3～5g；或入丸散。

【使用注意】本品甘淡渗利，故气阴两虚者及孕妇慎服。

地肤子　Difuzi

【来源】为藜科植物地肤 *kochia scoparia*（L.）schrad. 的干燥成熟果实。

【处方别名】地夫子、扫帚菜子、扫帚子、炒地肤子。

【性味归经】辛、苦，寒。归肾、膀胱经。

【功效应用】

1. **清热利湿**　用于湿热淋证。本品有清热利尿通淋作用。

2. **祛风止痒**　用于风疹，湿疹，皮肤瘙痒，阴痒带下。

【性能特点】本品苦寒降泄，入膀胱经。既善清利下焦湿热，治湿热蕴积膀胱之小便不利、赤涩热痛；又能祛风止痒，治湿疹、风疹、皮肤瘙痒、阴痒等证，为皮肤科常用药。

【用法用量】煎服，9～15g。外用适量，煎汤熏洗。

【使用注意】本品苦寒清利，故内无湿热，小便过多者忌服。

拓展阅读

地肤子的相关知识

瘙痒：是许多皮肤病所共有的一种自觉症状。只感觉皮肤瘙痒，而无任何原发性皮肤损害，称为皮肤瘙痒症。瘙痒症多由于风、湿、热所致。全身性皮肤瘙痒者，称为"风瘙痒""痒风"；抓破皮肤，血痕累累者，称"血风疮"；局限性皮肤瘙痒者，称"阴痒""肛门作痒"。

第三节　利胆退黄药

茵　陈　Yinchen

【来源】为菊科植物茵陈蒿 *Artemisia capillaris* Thunb. 或滨蒿 *A. scoparia* Waldst. et Kit. 的干燥地上部分。

【处方别名】茵陈蒿、绵茵陈、西茵陈、白蒿、绒蒿。

【性味归经】苦、辛，微寒。归脾、胃、肝、胆经。

【功效应用】

1. **利胆退黄**　用于黄疸。本品苦泄下降，性寒清热，善清利脾胃肝胆湿热，使之从小便而出，为治黄疸要药，无论湿热阳黄还是寒湿阴黄，均可配伍应用。配伍大黄、山栀子等清热泻火药，以治阳黄，如茵陈蒿汤；配伍白术、附子、干姜等温化燥湿药，以治阴黄，如茵陈四逆汤。

2. 清利湿热 用于湿温，湿疹，湿疮及流黄水。可内服或外敷。

【性能特点】本品味苦降泄，寒以清热。功善祛除脾胃肝胆湿热而退黄疸，为治湿热黄疸之要药。通过配伍，亦常用于寒湿黄疸证。

【用法用量】煎服，6～15g。外用适量，煎汤熏洗。

【使用注意】本品微寒苦泄，故脾胃虚寒者及血虚萎黄者慎服。

【现代研究】

1. 主要成分 本品含挥发油、蒿属香豆精、绿原酸、茵陈素、茵陈色原酮、茵陈黄酮、蓟黄素等。

2. 药理作用 本品具有显著的保肝、利胆、利尿、抗肿瘤、解热、镇痛、抗炎、降血压、降血脂、提高机体免疫力及抗凝血等作用。

📎 **拓展阅读**

茵陈的相关知识

1. 黄疸：是以目黄、身黄、尿黄为其主症的病证。多由感受外邪，或饮食不节，脾胃受损，湿邪内阻中焦，影响肝胆，胆汁不循常道，渗入血液，溢于肌肤所致。其中湿热内蕴所致者为阳黄；寒湿内侵所致者为阴黄。

2. 现代临床以茵陈为主，适当配伍治疗甲、乙型肝炎，黄疸型肝炎，中暑，感冒，前列腺炎，急慢性盆腔炎，复发性口腔溃疡，皮肤瘙痒，荨麻疹等，效果良好。

金钱草　Jinqiancao

【来源】为报春花科植物过路黄 *Lysimachia christinae* Hance 的干燥全草。

【处方别名】过路黄、对坐草、大金钱草、大叶金钱草。

【性味归经】甘、淡，微寒。归肝、胆、肾、膀胱经。

【功效应用】

1. 除湿退黄 用于湿热黄疸。本品既可清肝胆之火，又能除下焦湿热，治湿热效佳，常与茵陈、栀子、虎杖等同用。

2. 通淋排石 用于石淋，热淋。本品善消结石，又清热利尿通淋，用于石淋、热淋、肝胆结石，是治疗泌尿系统结石要药，常与海金沙、鸡内金等同用，如二金排石汤。

3. 解毒消肿 用于恶疮肿毒，毒蛇咬伤等。可用鲜品捣烂取汁饮，并以渣外敷。

【性能特点】本品味甘淡渗利，微寒能清，入肾与膀胱经。长于利水通淋，又善于排出结石，故为治疗石淋之要药。又本药兼归肝胆经，常用于肝胆湿热之黄疸。鲜用还能清热解毒消肿，为治疮肿、蛇伤所常用。

【用法用量】煎服，15～60g，鲜品加倍；外用适量，捣敷。治热毒痈疮或毒蛇咬伤，可取鲜品捣汁服，以渣外敷。

【使用注意】本品微寒，故脾胃虚寒者慎服。外用鲜品熏洗，有引起接触性皮炎的报道。

拓展阅读

附药与金钱草的相关知识

1. 广金钱草：为豆科植物广金钱草的干燥地上部分。本品有清热除湿、利尿通淋之功，但较少用。

2. 结石：是指体内某些部位形成并停滞为病的砂石样病理产物或结块。结石较大者难以排出，故多留滞而致病。结石常见的因素有饮食不当、情志内伤、服药不当，以及体质差异等方面。

3. 石淋：小便涩痛，尿出砂石。又称砂淋、沙石淋。多因下焦积热，煎熬水液所致。

4. 金钱草做药膳适量服用，有一定的保健作用。小儿服用有消食强身之功；成年服用有保肝利胆之效，尤其对于经常喝酒人群更佳；中老年服用有降压防栓之功；对于女性还有一定的养颜美容之效。

虎 杖 Huzhang

【来源】 为蓼科植物虎杖 *Polygonum cuspidatum* Sieb. et Zucc. 的干燥根茎和根。

【处方别名】 阴阳莲、苦杖、酒虎杖。

【性味归经】 微苦，微寒。归肝、胆、肺经。

【功效应用】

1. 利胆退黄 用于湿热黄疸。本品苦寒，善于清泄中焦湿热，祛除肝胆瘀滞，为治湿热黄疸之良药。

2. 清热解毒 用于烫伤，痈疮，毒蛇咬伤。

3. 活血祛瘀 用于血瘀经闭，跌打损伤。

4. 祛痰止咳 用于肺热咳嗽。单用或与清热止咳药同用。

【性能特点】 本品苦泄寒清。既善泄中焦瘀滞，降泄肝胆湿热，治湿热黄疸、淋浊带下；又善活血祛瘀以通经，通利经络以定痛；并可清肺化痰止咳。还可清热解毒、泻热通便。

【用法用量】 煎服，9～15g；外用适量，制成煎液或油膏涂敷。

【使用注意】 本品有活血祛瘀之功，故孕妇慎服。

表 15－2　其他利水渗湿中药

类别	品名	来源	性味	功效	主治
利水消肿药	冬瓜皮	葫芦科植物冬瓜外果皮	甘，寒	利水消肿，清热解暑	暑热烦渴，水肿泄泻
利尿通淋药	冬葵子	锦葵科植物冬葵的种子	甘，寒	利水通淋，下乳润肠	水肿淋证，乳滞便秘
	瞿麦	石竹科植物瞿麦的茎叶	苦，寒	利尿通淋，破血通经	淋沥涩痛，闭经不调
	萹蓄	蓼科植物萹蓄的地上茎	苦，寒	利尿通淋，杀虫止痒	热淋血淋，湿疹虫积
	赤小豆	豆科植物赤小豆的种子	甘，平	利水消肿，利湿解毒	水肿黄疸，痈疮肿毒
	灯心草	灯心草科灯心草的茎髓	辛，苦，平	祛风除湿，解毒止痛	风湿痹痛，湿热泻痢
利胆退黄药	地耳草	金丝桃科地耳草的全草	苦，平	利湿退黄，解毒消肿	湿热黄疸，跌打痈肿
	垂盆草	景天科植物垂盆草全草	甘，酸，凉	利湿退黄，清热解毒	湿热黄疸，痈疮肿毒

一、药物功用比较

（一）利水消肿药

本类药物，性味多属甘淡平，能通调水道、利水消肿，主治水湿内停之水肿、小便不利以及泄泻、痰饮等证。

茯苓、猪苓　均能利水渗湿，治水湿内停所致的水肿、小便不利。然茯苓药性平和，利水而不伤正气，为利水渗湿要药；又能健脾、安神，为治脾虚诸证及心悸失眠所常用。而猪苓性主渗泄，功专利水，其利水作用强于茯苓，以治水湿滞留实证为宜。

泽泻、薏苡仁　均性味甘淡寒而能利水渗湿、清热，治水湿内停所致的水肿、小便不利。然泽泻性寒，归肾与膀胱经，能泄肾与膀胱之热。而薏苡仁又能健脾止泻，利水而不伤正气，补脾而不滋腻，尚能清热排脓、除痹。

（二）利尿通淋药

本类药物，性味多属苦寒，能清利湿热、利尿通淋，主治热淋、血淋、石淋及膏淋小便浑浊等病证。

车前子、滑石　均性寒，功善清热利尿通淋，治湿热下注、热结膀胱所致的小便不利、淋沥涩痛及暑湿泄泻。然车前子甘而滑利，既能清热，又能利水湿分清浊而止泻，并能清肝明目，清肺化痰。而滑石性寒质重，渗湿利窍，善治石淋、热淋；且善清热解暑，外用又可收湿敛疮。

川木通、通草　均能清热利尿通淋，下乳。治湿热下注、热结膀胱所致的湿热淋及产后乳少。但川木通苦寒，能上清心火，下泄小肠热，为治心火上炎而下移小肠之口舌生疮、心烦尿赤之要药；并可通利血脉而通经、通痹。通草气味较薄，为滑利通导之品，药力较缓，以湿热不甚者宜之。

海金沙、石韦　均性寒而利尿通淋，可治各种淋证。然海金沙甘寒，体滑而降，功专利尿通淋止痛，尤善止尿道疼痛，为治诸淋涩痛之要药。而石韦苦寒，利尿之中兼能凉血止血，故治血淋尤宜；并可清肺止咳，治肺热喘咳。

（三）利湿退黄药

本类药物，性味多属苦寒，能清利湿热，利胆退黄，主治湿热黄疸，亦可治疗湿疮、湿疹、湿温等湿邪为患病证。

茵陈、金钱草、虎杖　均性寒，具有利胆退黄作用，治湿热蕴结肝胆所致的湿热黄疸。但茵陈味苦微寒，功专清肝胆湿热而退黄疸，为治黄疸之要药，无论阳黄、阴黄，均可配伍应用。然金钱草甘淡微寒，既可除湿退黄而治肝胆湿热之证；又善利尿通淋、排出结石，为治石淋要药；且能解毒消肿。而虎杖苦寒，降泄下焦湿热，常治淋浊带下；又可活血祛瘀，祛痰止咳，泻热通便。

二、要点归纳

1. 利水渗湿药中，茯苓、猪苓、泽泻、薏苡仁等以利水消肿为主，适用于小便不利、水肿等疾患；其中猪苓、泽泻主要适用于下焦代谢失常之水肿、小便不利；茯苓主要适用于中上焦代谢失常之水肿、小便不利；而泽泻、薏苡仁性寒，尤宜于偏热之水湿疾患。

2. 治泄泻的药物有茯苓、薏苡仁、猪苓、泽泻、车前子、滑石。其中茯苓、薏苡仁用治脾虚泄泻；泽泻、车前子、滑石、薏苡仁用治湿热泄泻；而车前子、滑石则又能用治暑湿泄泻。

　　3. 本章中茯苓用治脾虚痰饮者，车前子、虎杖用治肺热痰饮者，泽泻用治湿热痰饮者。

　　4. 利尿通淋兼清热的药物有泽泻、木通、通草、灯心草；但心火动宜用木通，肾火动善用泽泻。

　　5. 为治湿热淋、膏淋、血淋、砂石淋之要药的分别为：车前子、萆薢、石韦、金钱草。

　　6. 茵陈以利湿退黄为主，金钱草等亦能利湿退黄，适用于湿热黄疸。但作用最强最全面者首推茵陈，金钱草次之。

　　7. 利湿兼清肺化痰或止咳的药物有车前子、石韦、虎杖；利湿兼清热解毒的药物有车前草、金钱草、虎杖、地耳草、垂盆草；而利湿兼安神或除烦的药物则有茯苓、茯神、木通、灯心草。

　　8. 利湿兼健脾的药物为茯苓、薏苡仁。其中茯苓甘补淡渗，利水兼补心肺于上焦，渗湿补脾于中焦，利肾中水邪于下焦使水湿之邪由上、中、下分消。

　　9. 利湿兼杀虫止痒的药物有萹蓄、地肤子；而利湿兼通经下乳的药物有木通、通草。

　　10. 其他章节中有利水（尿）作用的药物有：麻黄、香薷、浮萍、竹叶、淡竹叶、商陆、牵牛子、桑枝、五加皮、大腹皮、槟榔、白茅根、蒲黄、牛膝、益母草、泽兰、小蓟、海藻、昆布、桑白皮、葶苈子、黄芪、白术、地龙、琥珀等。

目标检测

一、单项选择题

1. 既能利水通淋，又能杀虫止痒的药是（　　）
　　A. 茯苓　　　　　　　B. 石韦　　　　　　　C. 通草　　　　　　　D. 萹蓄
2. 治水肿日久脾肾阳虚者，用利水渗湿药必须配用的药物是（　　）
　　A. 益脾滋肾药　　　　B. 温补脾肾药　　　　C. 健脾利水药　　　　D. 温肾壮阳药
3. 通草的适应证是（　　）
　　A. 产后乳汁不多　　　B. 风寒湿痹证　　　　C. 湿阻中焦证　　　　D. 寒湿泄泻证
4. 治膏淋最常用的药物是（　　）
　　A. 石韦　　　　　　　B. 车前草　　　　　　C. 金钱草　　　　　　D. 萆薢
5. 车前子除能利水通淋外，还能（　　）
　　A. 通经下乳　　　　　B. 除湿和胃　　　　　C. 解暑祛湿　　　　　D. 清肝清肺
6. 关木通来源于（　　）
　　A. 木通科　　　　　　B. 马兜铃科　　　　　C. 毛茛科　　　　　　D. 防己科
7. 车前子入煎剂宜（　　）
　　A. 包煎　　　　　　　B. 后下　　　　　　　C. 另煎　　　　　　　D. 先煎

二、思考题

1. 应用利水渗湿药常与行气药配伍，其意义是什么？
2. 利水渗湿药、祛风湿药、芳香化湿药、清热燥湿药的作用与适应证有什么不同？
3. 茯苓、车前子、黄连均治泄泻，其作用机制和所治证型有何不同？
4. 茵陈蒿善治黄疸，临床如何配伍应用？
5. 薏苡仁治疗肠痈和肺痈如何配伍？

第十六章

温里药

学习目标

知识要求　1. **掌握**　温里药的含义、功效、适应证及配伍应用、性能特点、用法用量和禁忌；4 味药物（附子、干姜、肉桂、吴茱萸）。

2. **熟悉**　2 味药物（小茴香、丁香）。

3. **了解**　1 味药物（荜茇）。

技能要求　1. 能利用重点药物的药性与功效进行辨证治疗。

2. 学会对功用相似的药物进行异同比较。

3. 熟记重点药物的性能特点与特殊用法用量。

4. 识别 7 味中药饮片。

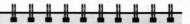

案例导入

案例：患者，男，46 岁，泄泻反复发作 6 年余，近来更为严重，经常在黎明前脐腹作痛，肠鸣即泻，泻后则安，腹部喜暖，腰膝酸软，舌淡苔白，脉沉细。

讨论：1. 根据本案例的症状进行辨证？

2. 应选用本章哪些中药治疗？

1. 含义　凡以温里散寒，治疗里寒证为主要作用的药物，称为温里药，又称祛寒药。

表 16－1　寒证的病因、证候与治则

病因	证候	治则
寒邪致病	表寒证	辛温发散以解表，属于解表药的治疗范畴
	里寒证	辛热祛寒以温里，属于温里药的治疗范畴

2. 性能特点　本类药物大多辛温大热。辛能散，性热祛寒，偏走在里脏腑，祛散在里寒邪，振奋阳气而奏温里散寒之功。故本类药物属升浮之性，多归脾胃经。又能温肾、暖肝、温心、温肺，也归肾、肝、心、肺经。部分药物具有毒性。

3. 归经、功效与适应证

表 16－2　温里药的归经、功效与适应证

归经	功效	适应证
脾胃	温中散寒止痛	脾胃受寒或中焦虚寒之脘腹冷痛，呕吐泻痢，舌淡苔白等
肝	暖肝散寒止痛	肝经受寒之寒疝作痛，少腹痛或厥阴头痛等
肺	温肺化饮	肺寒痰饮证，痰鸣咳喘，痰白清稀，舌淡苔白滑等
肾	温肾助阳	肾阳不足之阳痿宫冷，腰膝冷痛，滑精遗尿等

归经	功效	适应证
心肾	温阳通脉利水	心肾阳虚之心悸怔忡，畏寒肢冷，小便不利及肢体浮肿等
	回阳救逆	亡阳证之汗出神疲，四肢逆冷，脉微欲绝或浮数而空等

4. 配伍应用　使用本类药物应根椐病因、证候及兼症的不同，作适当配伍。

（1）外寒内侵，表邪未解者，常配发散风寒药，以表里双解。

（2）寒凝经脉，气滞血瘀者，常配行气活血药，以温经通脉。

（3）寒湿内阻者，常配芳香化湿或温燥化湿药，以温散寒湿。

（4）脾肾阳虚者，常配温补脾肾药，以温阳散寒。

（5）亡阳气脱者，常配大补元气的人参以益气固脱。

5. 使用注意

（1）温里药性多辛热而燥，易助火伤阴，故热证、阴虚忌用；孕妇及气候炎热时当慎用。

（2）对真热假寒之证，尤当明辨，误用则祸不旋踵。

（3）有毒药物，应注意炮制、剂量及用法，避免中毒。

附　子　Fuzi

【**来源**】为毛茛科植物乌头 *Aconitum carmichaelii* Debx. 的子根的加工品。

【**处方别名**】黑顺片、盐附子、附片、淡附片、炮附片、熟附片、制附子、天雄。

【**性味归经**】辛、甘，大热；有毒。归心、肾、脾经。

【**功效应用**】

1. 回阳救逆　用于亡阳证。本品辛甘大热，为纯阳燥烈之品，为回阳救逆之要药。治阳气衰微、阴寒内盛，或大汗、大吐、大泻而致四肢厥逆、脉微欲绝之亡阳证，常与干姜、甘草等同用，如四逆汤；若治亡阳兼气虚欲脱，常与人参同用，以回阳固脱，即参附汤。

2. 补火助阳　用于阳虚证。本品大热，能补一身之阳气，凡阳虚者均可应用，尤善治肾阳虚。

3. 散寒止痛　用于寒痹证。本品能温经通络、驱除寒邪，凡风寒湿痹周身骨节疼痛者均可用之，尤善治寒痹疼痛剧烈之证。

【**性能特点**】本品辛甘热，毒力猛，入心、肾、脾经。功善上助心阳、中温脾阳、下补肾阳，而奏回阳救逆之功；还能峻补元阳，益火消阴，为治亡阳证之主药；也为肾阳虚、脾阳虚、心阳虚等阳虚诸证之良品，尤宜治心阳虚。且秉性纯阳，散寒力大，温散走窜，亦为散阴寒、除风湿、止疼痛之猛药，善治寒湿痹痛及阳虚外感等。

【**用法用量**】制用煎服，3~15g，因有毒，宜先煎0.5~1小时，至口尝无麻辣感为度。

【**使用注意**】本品辛热燥烈，凡阴虚阳亢者及孕妇忌用。反半夏、瓜蒌、天花粉、贝母、白蔹、白及。

【**现代研究**】

1. 主要成分　本品含多种生物碱，尤其是剧毒的二萜双酯类生物碱，包括乌头碱、次乌头碱、新乌头碱、川乌碱甲、川乌碱乙，以及消旋去甲基乌药碱等。尚有氯化甲基多巴胺及类脂质成分。

2. 药理作用　本品具有强心、抗心律失常、扩张血管、调节血压、提高耐缺气能力、抗心肌缺血、抗休克、抗寒冷、增强免疫功能、镇静、镇痛及局麻等作用。

拓展阅读

附子的相关知识

1. 亡阳证：是指由大吐、大汗、大泄及失血等引起阳气暴脱或极度衰微而出现全身衰竭的危重证候，主要的症状有：呼吸极度微弱、四肢厥逆、脉微欲绝等。

2. 附子中毒表现：首先感到唇舌辛辣灼热，后而发痒麻木，见恶心、呕吐、腹痛、腹泻，继之瞳孔放大、视觉模糊、呼吸困难、抽搐、血压下降、心律失常，可因呼吸衰竭而死亡。

干　姜　Ganjiang

【来源】 为姜科植物姜 *Zingiber officinale* Rosc. 的干燥根茎。

【处方别名】 干姜片、干薑、均姜、犍姜、淡干姜。

【性味归经】 辛，热。归脾、胃、心、肺经。

【功效应用】

1. 温中散寒　用于脾胃寒证。本品主入脾胃经，为温暖中焦之主药。

2. 回阳通脉　用于亡阳证。本品有通心助阳、回阳通脉的作用，但回阳之功力弱，须与附子配伍同用，还可降低附子毒性。

3. 温肺化饮　用于寒饮咳喘。常配伍细辛、五味子等药。

【性能特点】 本品辛热，入脾、胃经。既能祛脾胃之寒邪，又能助脾胃之阳气，为温中散寒之要药。治脾胃寒证，无论是外寒内侵之实寒证，还是脾胃阳气不足之虚寒证，均可应用；入心经，能回阳通脉，每与附子相须为用，治亡阳证；入肺经，善温散肺经寒邪而温肺化饮，为治寒饮伏肺喘咳之常品。

【用法用量】 煎服，3～10g；外用适量，研末调敷。

【使用注意】 本品燥热助火，故阴虚体质、体内津液不足者及孕妇慎用。

肉　桂　Rougui

【来源】 为樟科植物肉桂 *Cinnamomum cassia* Presl 的干燥树皮。

【处方别名】 桂皮、紫油桂、企边桂、板桂、桂通、上玉桂、官桂、牡桂、桂心。

【性味归经】 辛、甘，热。归肾、脾、心、肝经。

【功效应用】

1. 补火助阳　用于肾阳衰弱阳痿，宫冷，形寒肢冷，腰膝冷痛，滑精遗尿，尿频便溏。本品补阳作用温和持久，为治疗命门火衰的要药。

2. 散寒止痛　用于心腹冷痛，寒疝腹痛，寒湿痹痛。

3. 温经通脉　用于寒凝血滞的痛经、经闭及阴疽。

【性能特点】 本品辛甘热，入肾、脾、心经。其性纯阳温散，善补命门之火，益阳消阴，并能引火归原，为治命门火衰及虚阳上浮诸证之要药；又善温脾胃、散寒邪，为治脾胃虚寒证及脾肾阳虚证之常用药；且散血分阴寒而温通经脉功胜。此外，取其甘热助阳补虚，有温运阳气、鼓舞气血生长之功。

【用法用量】 煎服，2～5g，宜后下；研末冲服，每次1～2g。采自粗枝条或幼树干皮者称官桂，作用较弱，用量可适当增加。

【使用注意】本品辛热助火动血，故孕妇及里有实热、血热妄行者忌服，阴虚火旺者不宜单用。畏赤石脂。

【现代研究】

1. 主要成分 本品含挥发油，油中主要为桂皮醛。其他还包括肉桂醇、肉桂醇乙酸酯、肉桂酸、乙酸苯丙酯、桂皮苷、阿拉伯木聚糖等。

2. 药理作用 本品具有促进血液循环作用。此外，还有抗炎、抗凝血、抗肿瘤、抗心肌缺血、镇痛、解热、杀菌、抗肥胖和神经保护等多种作用。

拓展阅读

肉桂的相关知识

1. 引火归原：即引离上越之火，使之向下归于本原。肾阴亏竭，阴不敛阳，出现虚阳上越的病症，表现为上热下寒、面色浮赤、头晕耳鸣、口舌糜烂等。中医治疗将上越之火引导回到命门之中。

2. 肉桂多数用老树的干皮入药，粗枝条和幼树的干皮作用比较弱，用时应加大剂量才能达到效果。

吴茱萸　　Wuzhuyu

【来源】为芸香科植物吴茱萸 *Euodia rutaecarpa*（Juss.）Benth.、石虎 *E. rutaecarpa*（Juss.）Benth. var. *officinalis*（Dode）Huang 或疏毛吴茱萸 *E. rutaecarpa*（Juss.）Benth. var. *bodinieri*（Dode）Huang 干燥近成熟果实。

【处方别名】吴萸、茱萸、淡吴萸、制茱萸。

【性味归经】辛、苦，热；有小毒。归肝、脾、胃经。

【功效应用】

1. 散寒止痛 用于寒凝诸痛证。本品性热祛寒，既散肝经之寒邪，又疏肝气之郁滞，为治肝寒气滞诸痛之主药。常配伍其他温里药用治寒凝气滞之厥阴头痛、脘腹疼痛、寒湿脚气，及肝寒气滞所致的疝痛、痛经等。

2. 温中止呕 用于虚寒呕吐证。本品有温中散寒、疏肝降逆止呕、制酸止痛之效，尤以用治胃寒呕吐、肝郁化火、肝胃不和之呕吐吞酸为宜。常与黄连或半夏、生姜同用。

3. 助阳止泻 用于虚寒泄泻。

【性能特点】本品辛苦热，辛散苦泄，辛热温散，苦热能燥，主入厥阴肝经。散肝经之寒邪而止痛，又可疏肝下气而降逆，为治肝寒气滞诸痛之要药；并善燥湿助阳止泻，以消阴寒之气为主要特点，为治虚寒泄泻证所常用。

【用法用量】煎服，2~5g。外用适量，研末调敷。

【使用注意】本品辛热燥烈有小毒，易耗气动火，故不宜多服久服，阴虚有热者忌服。

【现代研究】

1. 主要成分 本品含挥发油和生物碱，油中主要为吴茱萸烯、月桂烯、吴茱萸内酯、吴茱萸内酯醇等。

2. 药理作用 本品具有健胃、抗溃疡、保肝及抗菌、抗病毒、镇痛及抑制血小板聚集、抗血栓形成等作用。此外，本药还有升高体温的作用，大剂量使用有兴奋中枢神经作用。

拓展阅读

吴茱萸的相关知识

寒疝：是由脾胃虚寒，或产后血虚，复感风寒外邪，结聚瘀腹中而致。症见脐周绞痛、冷汗、四肢厥逆、脉沉紧，甚则全身发冷。寒邪侵于厥阴经的痛证，症见阴囊冷痛肿硬、痛引睾丸、阴茎不举、喜暖畏寒、形寒肢冷等。

小茴香　Xiaohuixiang

【来源】为伞形科植物茴香 *Foeniculum vulgare* Mill. 的干燥成熟果实。

【处方别名】茴香、茴香子、西茴香、谷香、炙茴香。

【性味归经】辛，温。归肝、肾、脾、胃经。

【功效应用】

1. 散寒止痛　用于寒疝腹痛，少腹冷痛，虚寒痛经或睾丸偏坠胀痛。

2. 行气和中　用于胃寒呕吐，脘腹胀痛。常与干姜、木香等药同用。

【性能特点】本品辛温，以暖肝肾而止寒疝腹痛为主。入肾经能助阳补火以温肾，兼入脾胃经，可理气和中以开胃，为治寒疝腹痛、睾丸偏坠胀痛之佳品，常治肝经受寒之少腹冷痛、冲任虚寒之痛经及中寒气滞所致脘腹胀痛等证。

【用法用量】煎服，3～10g。外用适量，研末调敷。

【使用注意】本品辛香温散，故热证及阴虚火旺者忌服。

拓展阅读

小茴香的相关知识

小茴香可作香料，常用于肉类、海鲜及烧饼等面食的烹调。小茴香的种子是调味品，它们所含的主要成分都是茴香油，能刺激胃肠神经血管，促进消化液分泌，增加胃肠蠕动，排出积存的气体，所以有健胃、行气的功效；小茴香还有抗溃疡、镇痛、抗癌、性激素样等作用，茴香油有不同程度的抗菌作用。

丁　香　Dingxiang

【来源】为桃金娘科植物丁香 *Eugenia caryophyllata* Thunb. 的干燥花蕾。

【处方别名】公丁香、紫丁香、雄丁香、丁子香。

【性味归经】辛，温。归脾、胃、肺、肾经。

【功效应用】

1. 散寒止痛　用于胃寒脘腹冷痛。本品辛散温通力强，常与高良姜、小茴香等同用。

2. 温肾助阳　用于肾虚阳痿。

3. 温中降逆　用于胃寒呕吐，呃逆。为治胃寒呃逆之要药。

【性能特点】本品辛香温散沉降。入脾胃经，既能温中散寒止痛，又善降逆止呕，为治胃寒呕逆之要药。入肾经，能温肾助阳，治肾虚阳痿及宫冷。

【用法用量】煎服，3～6g，或研末外敷。

【使用注意】本品辛温香燥，易伤阴助火，故热证及阴虚火旺者慎服。畏郁金。

荜 茇　**Bibo**

【来源】为胡椒科植物荜茇 *Piper longum* L. 的干燥近成熟或成熟果穗。

【处方别名】荜拔、荜菝、鼠尾、必卜。

【性味归经】辛，热。归脾、胃、大肠经。

【功效应用】

1. 温中散寒　用于脾胃寒证之脘腹冷痛、呕吐呃逆、泄泻等。

2. 行气止痛　用于胸痹冷痛，龋齿牙痛。本品配胡椒研末，填塞龋齿中，可治龋齿疼痛。

【性能特点】本品辛散温通。既善温中散寒，又可降气止呕，治胃寒之腹痛、呕吐、泄泻、呃逆等证。

【用法用量】煎服，1～3g。外用适量，研末塞龋齿孔中或调敷。

【使用注意】本品辛热，能助火伤阴，故热证及阴虚火旺者忌服，孕妇慎服。

表 16－3　其他温里中药

品名	来源	性味	功效	主治
荜澄茄	樟科植物山鸡椒的成熟果实	辛，温	温中散寒，行气止痛	脘腹冷痛，胃寒呕逆
胡椒	胡椒科植物胡椒的近成熟果实	辛，热	温中散寒，下气消痰	胃寒呕吐，腹痛泄泻
花椒	芸香科植物花椒的成熟果皮	辛，苦	温中止痛，除湿止泻	脘腹冷痛，呕吐泄泻
大茴香	木兰科植物八角茴香的成熟果实	辛，温	温阳散寒，理气止痛	寒疝腹痛，胃寒呕吐
高良姜	姜科植物高良姜的根茎	辛，热	温胃止呕，散寒止痛	脘腹冷痛，胃寒呕吐
山柰	姜科植物山柰的根茎	辛，温	行气温中，消食止痛	脘腹冷痛，胸膈胀满

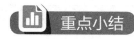 重点小结

一、药物功用比较

温里药多味辛而性温热，以其辛散温通偏走脏腑而温里散寒，主治里寒证，然因其主要归经不同而有多种效用。

　　附子、干姜　同为辛热之品，均善回阳、散寒止痛，治亡阳欲脱、脾肾阳虚或外寒直中、寒湿痹痛等。然附子有毒力强，为回阳救逆第一要药，故为治亡阳证之首选；又善补火助阳。干姜则无毒力弱兼通脉，治亡阳证须配附子方效；又长于温脾阳、止吐止泻；还能温肺化饮。

　　干姜、生姜　均性味辛温，具有温中散寒、温肺止咳的作用，用治胃寒呕吐及肺寒咳嗽。然生姜性微温，长于发汗解表，治外感风寒表证；又善温中降逆止呕，为"呕家圣药"，尤以用于胃寒呕吐最宜。而干姜辛散之性已减，而温燥之性更强，长于温中散寒，偏治里寒证，主治脾胃寒证之脘腹冷痛、呕吐泄泻；并可回阳通脉、温肺化饮。

　　附子、肉挂　同为辛热纯阳之品，既善补火助阳，治肾阳虚衰或脾肾阳虚所致诸证；又善散寒止痛，治寒邪直中、寒湿痹痛、胸痹冷痛等证。然而，附子有毒力强，又善回阳

救逆，为治亡阳证之主药。肉桂则无毒力缓，以温补命门火为主，又入血分，善温通经脉。

肉桂、桂枝 同为辛甘热之品，均能助阳散寒、温经通脉、止痛，可用治寒凝血滞之风湿痹痛、脘腹冷痛、阳虚水肿痰饮、痛经经闭、胸痹心痛等证。然肉桂性热力强，主祛里寒，善补火助阳，以温补命门火衰为主，功专走里，又能止呕止泻；而桂枝性温力缓，既走表又走里；又善发汗解表。

吴茱萸、丁香 均具有祛寒止痛、降逆作用，用治胃寒之脘腹冷痛、呕吐等证。然吴茱萸辛热，入肝经，既善散肝经之寒邪，以治寒疝腹痛、厥阴头痛、痛经、寒湿脚气肿痛，为治寒滞肝脉诸痛之要药；又可疏肝下气降逆，并能助阳止泻；而丁香长于温中降逆，善治胃寒呕吐、呃逆；并可温肾助阳。

二、要点归纳

1. 温心阳的药物有附子、肉桂、干姜；温脾阳的药物有干姜、附子；温肾阳的药物有肉桂、附子、乌药、丁香、小茴香。其中，附子力强，为回阳之要药，干姜力弱，且能助附子回阳，故有"附子无姜不热"之说。

2. 温胃散寒的药物有干姜、高良姜、吴茱萸、荜澄茄、荜茇；而温脾散寒止泻的药物有干姜、附子、吴茱萸、胡椒。

3. 温肝散寒止痛，治少腹痛（疝痛）的药物：吴茱萸、小茴香、肉桂、荜澄茄。

4. 可治胃痛的药物有丁香、高良姜、花椒、干姜、荜澄茄、胡椒；可治胸痛的药物有附子、乌头、肉桂；可治痛经的药物有吴茱萸、肉桂。

5. 茴香有大、小两种。大茴香辛甘温，其香虽有，其味颇甘，其性不烈，用作调料调味则宜；小茴香辛温，助以除沉寒痼冷比大茴香力大。

6. 生姜发汗解表、温中止呕、温肺止咳；生姜皮和脾行水以治水肿；生姜汁温散、温中及温肺之力均较生姜为强；干姜温中散寒、回阳通脉、温肺化饮；炮姜则功似干姜而力较弱，但长于温经止血，以治虚寒性出血；煨姜温散之力减弱，但温中止呕及温肺止咳之力增强。

7. 其他章节兼有温里作用的药物有：桂枝、细辛、草果、生姜、乌药、艾叶、仙茅等。

目标检测

一、单项选择题

1. 能引火归原、温通经脉的药物是（　　）
   A. 肉桂　　　　　　　　B. 附子　　　　　　　　C. 吴茱萸　　　　　　　D. 干姜

2. 既能回阳，又能温肺化饮的药物是（　　）
   A. 附子　　　　　　　　B. 干姜　　　　　　　　C. 细辛　　　　　　　　D. 肉桂

3. 干姜最适宜于治疗（　　）
   A. 寒疝腹痛　　　　　　B. 两胁胀痛　　　　　　C. 脘腹冷痛　　　　　　D. 腹满胀痛

4. 需要先煎半小时以上的药物是（　　）
   A. 附子　　　　　　　　B. 吴茱萸　　　　　　　C. 细辛　　　　　　　　D. 肉桂

5. "十九畏"中不宜与郁金同用的药物是（　　）
   A. 细辛　　　　　　　　B. 吴茱萸　　　　　　　C. 丁香　　　　　　　　D. 小茴香

6. 吴茱萸宜用于治（　　）

    A. 少阴经头痛   B. 厥阴经头痛   C. 太阳经头痛   D. 阳明经头痛

二、思考题

1. 何谓温里药？试述其功效、适应证及使用注意。

2. 温里药中，温心阳、温脾阳和温肾阳的主要药物各是哪一味？有何配伍意义？

3. 说明附子的用量用法、中毒原因和注意事项？

4. 如何解释"附子无姜不热"？

5. 比较附子与肉桂、附子与干姜的功用异同点。

第十七章

理气药

学习目标

知识要求　**1. 掌握**　理气药的含义、功效、适应证、配伍应用及使用注意；相似药物功效、应用的异同点；4味药物（陈皮、枳实、木香、香附）。

　　　　　2. 熟悉　5味药物（青皮、沉香、乌药、薤白、川楝子）。

　　　　　3. 了解　1味药物（荔枝核）。

技能要求　1. 能利用重点药物的药性与功效进行辨证治疗。

　　　　　2. 学会对功用相似的药物进行异同比较。

　　　　　3. 熟记重点药物的性能特点与特殊用法用量。

　　　　　4. 识别10味常用中药饮片。

案例导入

案例：患者，女，32岁，乳房胀痛1年，月经不调。近日因情志不遂而加重，右侧乳房有肿块，伴有胸闷胁胀，善抑郁，易生气发怒，心烦口苦，失眠多梦，苔薄黄，脉弦滑。

讨论：1. 根据本案例的症状进行辨证。

　　　2. 应选用本章哪些中药治疗？

1. 含义　凡能调理气分，消除气滞与气逆证为主要作用的药物，称为理气药，又谓行气药。其中行气力强者，又称为破气药。

表 17-1　气分药的病变类型、病证、治则与治疗范畴

病变类型	病证	治则	治疗范畴
气的病变	气虚	气虚当补	补气药的治疗范畴
	气滞（闷、胀、痛）	气滞当通	理气药的治疗范畴
	气逆（呃逆、呕恶、喘息）	气逆当降	理气药的治疗范畴

2. 性能特点　本类药物大多味辛、苦，性温，气味芳香，主归脾、肝、肺经。辛香行散走窜、苦能降泄、温能通行。具有理气健脾、疏肝解郁、顺气宽胸、行气止痛、降逆止呕、止呃平喘等功效。

3. 功效与适应证

表 17-2　理气药的功效与适应证

功效	适应证
理气健脾	主要适用于脾胃气滞证，症见脘腹胀痛、嗳气吞酸、恶心呕吐、不思饮食、大便秘结或泻痢不爽等

功效	适应证
疏肝解郁	主要适用于肝气郁滞证，症见胁肋疼痛、胸闷不舒、疝气疼痛、乳房胀痛或结块积聚以及月经不调、痛经等
理气宽胸	主要适用于肺气壅滞证，症见胸闷不畅、喘咳短气等

4. 配伍应用 气滞气逆之证常有兼证，因此使用本类药物时，必须根据具体病证的部位和病机的不同，选择适宜的药物进行配伍。

（1）脾胃气滞 除选用理脾和胃的理气药之外，还应根据具体兼证而配伍。寒湿困脾者，宜配温中燥湿药；食积不化者，宜配消食导滞药；脾胃虚弱者，宜配补脾益气药；湿浊中阻者，宜配化湿药；若兼寒兼热者，又当配温里药或清热药。

（2）肝郁气滞 在选用疏肝理气药的同时，若因寒凝肝脉者，应配散寒暖肝药；瘀血阻滞胸痹者，当配活血化瘀药；肝血不足者，应配养血柔肝药。

（3）肺气壅滞 在选用理肺气药的同时，若外邪客肺者，应配宣肺解表药；痰饮阻肺者，多配化痰止咳药；肾虚喘咳者，则配补益肺肾、纳气平喘药。

5. 使用注意 本类药物气多芳香，辛散温燥，易于耗气伤阴，故临床应用时气虚阴亏者慎用。作用峻猛的破气药更易耗气伤胎，孕妇则应慎用。理气药含挥发性成分，入汤剂一般不宜久煎，以免挥发性有效成分耗散，影响疗效。

陈　皮　Chenpi

【来源】 为芸香科植物橘 *Citrus reticulata* Blanco 及其栽培变种的干燥成熟果皮。

【处方别名】 橘皮、广陈皮、新会皮、炒陈皮、陈皮炭。

【性味归经】 苦、辛，温。归肺、脾经。

【功效应用】

1. 理气健脾 用于脾胃气滞证。本品性温，作用温和，长于行脾胃气滞，故凡脾胃气滞之证皆可选用。又因兼有降逆止呕、燥湿健脾的功效，故而治脾胃气滞而见脘腹胀闷、呕恶、便溏泄泻者及湿阻气滞者尤宜，常与理气健脾、调中化湿药同用，以增强疗效。

2. 燥湿化痰 用于湿痰证。本品辛散温通，能行能降，既能燥湿化痰，又能宣降肺气，为治痰之要药。

【性能特点】 本品味辛、苦，气香，性温，主入脾肺经。辛香而能行气、醒脾快膈，苦温而能燥湿、运脾祛湿以化痰，共奏理气运脾、调中快膈、燥湿化痰之功，为治脾胃气滞、痰湿壅肺之要药。又本品理气化痰之性较缓和，故用于脾胃气滞较轻、湿痰壅肺不重者较为适宜。

【用法用量】 煎服，3～10g；或入丸散。

【使用注意】 本品辛散苦燥而温，能助热伤津，故舌红少津、内有实热者慎服。

【现代研究】

1. 主要成分 本品含挥发油及黄酮苷。油中主要为柠檬烯、枸橼醛、α-蒎烯、β-蒎烯等。

2. 药理作用 本品具有抑制胃肠道平滑肌、促进胃液分泌、抗胃溃疡、保肝、利胆、祛痰、平喘、抗炎、抗菌、抗病毒、升血压等作用。

拓展阅读

附药与陈皮的相关知识

1. 习惯认为新鲜橘皮味较辛辣，气较燥烈，而经放置陈久后，气味缓和，行而不峻，温而不燥烈，其质量为优，故名为陈皮。橘皮以广东新会所产的为佳品，奉为道地药材。

2. 陈皮药性和缓，"同补则补，同泻则泻，同升则升，同降则降"。适当的配伍可用于脾胃气滞或脾胃气虚，为"理气之珍"。

3. 橘核：为橘的种子。味苦，性平，归肝经；功能理气散结止痛。用于疝气痛，睾丸肿痛，乳房肿痛及乳房结块。

4. 橘络：为橘的中果皮及内果皮之间的纤维束群。味甘、苦，性平，归肝、肺经；功能行气通络，化痰止咳。用于痰滞经络之胸痛，咳嗽，痰中带血。

5. 化橘红：为芸香科植物化州柚的未成熟外层果皮。味辛、苦，性温，归肺、脾经；功能理气宽中，燥湿化痰。用于湿痰或寒痰咳嗽及食积呕恶胸闷等。

青　皮　Qingpi

【来源】　为芸香科植物橘 *Citrus reticulata* Blanco 及其栽培变种的干燥未成熟果皮或幼果。

【处方别名】　四花青皮、四开青皮、均青皮、化青皮、个青皮、炒青皮、醋青皮。

【性味归经】　苦、辛，温。归肝、胆、胃经。

【功效应用】

1. 理气疏肝　用于肝气郁滞诸证。本品辛散温通，苦泄下行，药性峻烈，作用力强，长于行气疏肝、破气散结，故适用于肝郁气滞证及乳房胀痛结块或乳痈初起，常与柴胡、郁金、瓜蒌、蒲公英、乌药、小茴香等疏肝解郁、解毒散结药同用。

2. 消积化滞　用于食积腹痛。本品行散降泄，有消积化滞作用。

【性能特点】　本品苦辛温，其气峻烈，沉降下行，主入肝胆气分。长于疏肝胆、破结气。凡肝气郁滞之胁痛、乳核、疝气，甚至癥瘕积聚、久疟癖块等证，均可应用。又兼入胃经能消积化滞，可治食积痰滞等证。

【用法用量】　煎服，3～10g。醋炙疏肝止痛力增强。

【使用注意】　本品辛散苦泄，性烈耗气，故气虚津伤者慎服。

【现代研究】

1. 主要成分　本品所含成分与陈皮相似，但所含对羟福林的含量比陈皮高。

2. 药理作用　本品有抑制肠管及胆囊平滑肌、利胆、升压、缓解胃肠道刺激、促进消化液的分泌和排出肠内积气等作用。

枳　实　Zhishi

【来源】　为芸香科植物酸橙 *Citrus aurantium* L. 及其栽培变种或甜橙 *C. sinensis* Osbeck 的干燥幼果。

【处方别名】　小枳实、江枳实、陈枳实、炒枳实。

【性味归经】　苦、辛，微寒。归脾、胃经。

【功效应用】

1. 破气消积 用于食积内停，痞满胀痛，泻痢后重。本品辛散苦降，气锐性猛，作用力强，善行中焦之气，破气散结、消除痞满，为破气消痞之要药。

2. 化痰消痞 用于痰浊阻滞，胸痹，心下痞满。本品破气化痰，为消痞除满之要药，常与黄连、半夏、人参等同用，如枳实消痞丸。

【性能特点】本品苦辛微寒，行滞降泄力强。长于破滞气、行痰湿、消积滞、除痞满，为脾胃气分药。凡积滞内停、气机受阻而见胸腹痞满胀痛、便秘或泻痢后重等症，无论气血痰食皆可配伍应用；还常与补气升阳药同用治脏器下垂病证。唯破气作用较强，能伤正气，若非邪实之证，用当宜慎。

【用法用量】煎服，3～10g；大剂量可用至15g；炒后性较平和；外用适量，研末调涂或炒热熨。

【使用注意】本品破气，故脾胃虚弱者及孕妇慎用。

【现代研究】

1. 主要成分 本品含挥发油和黄酮类成分。挥发油中主要为柠檬烯、芳樟醇等。黄酮类成分包括橙皮苷、新橙皮苷、枳实苷等。近年又从中分离出 N－甲基酪胺、对羟福林。

2. 药理作用 本品具有调节胃肠蠕动、抗胃溃疡、抗炎、利胆、镇痛、镇静、抗过敏、升血压、强心、利尿及兴奋子宫等作用。

拓展阅读

附药与枳实的相关知识

1. 枳壳：为酸橙近成熟果实。其性味、归经、功用与枳实同，但作用缓和，长于行气宽中除胀。

2. 痞证：以自觉心下痞塞、胸膈胀满、触之无形、按之柔软、压之无痛为主要症状的病症。

3. 破气：即用较峻烈的理气药散气结、开郁滞的方法。功效往往比理气药要强。

木　香　Muxiang

【来源】为菊科植物木香 *Aucklandia lappa* Decne. 的干燥根。

【处方别名】云木香、广木香、炒木香、煨木香。

【性味归经】辛、苦，温。归脾、胃、大肠、三焦、胆经。

【功效应用】

行气止痛 用于多种气滞证。本品辛行苦泄温通，善行三焦之滞气，具有良好的行气止痛作用，为治气滞胀痛之要药。

【性能特点】本品气芳香而辛行温通，归脾胃、大肠经，为行气消胀止痛之要药。脾胃气滞所致腹胀腹痛，无论属虚属实，每多用之，尤多用于治疗大肠气滞、下痢里急后重之证。兼入胆经，可用治湿热郁蒸腹痛、胁痛并见黄疸以及胆石症、胆绞痛；与补剂同用，可收补而不滞的效果。

【用法用量】煎服，3～10g。生用行气力强，煨用行气力缓而多用于止泻。

【使用注意】本品辛温香燥，能伤阴助火，故阴虚火旺者慎服。

拓展阅读

附药与木香的相关知识

1. 川木香：为菊科植物川木香或灰毛川木香的干燥根。性味功效与木香相似，但力逊。

2. 痢疾：是以痢下赤白脓血、腹痛、里急后重为临床特征。主要病因是外感时邪疫毒，内伤饮食不洁。病位在肠，与脾胃有密切关系。

香　附　Xiangfu

【来源】为莎草科植物莎草 *Cyperus rotundus* L. 的干燥根茎。

【处方别名】香附子、莎草根、香附米、醋香附、制香附、香附炭。

【性味归经】辛、微苦、微甘，平。归肝、脾、三焦经。

【功效应用】

1. 理气疏肝　用于气滞胁痛，腹痛。本品为疏肝解郁、行气止痛之要药，治疗肝气郁结之胁肋胀痛、寒凝气滞、肝气犯胃之胃脘疼痛、寒疝腹痛及气、血、火、痰、湿、食六郁所致胸膈痞满、脘腹胀痛等证，常用为方中主药。

2. 调经止痛　用于肝郁月经不调，痛经，乳房胀痛。本品为妇科调经的要药。

3. 理气宽中　用于脾胃气滞证。用于脘腹胀痛、消化不良等，常与行气调中药同用。

【性能特点】本品辛行苦降，微甘能和，芳香性平。辛香善能散肝气之郁，微甘性平而无寒热之偏，故为疏肝理气解郁之要药。肝为藏血之脏，气为血之帅，肝气调和则血行通畅，故本药又为调经止痛之主药。凡肝气郁滞之胸胁脘腹胀痛、妇科经产诸病，均持为要药，被李时珍誉为"气病之总司，妇科之主帅"。

【用法用量】煎服，6～10g。醋炙止痛力增强。

【使用注意】本品辛温助热，故阴虚血热及气虚下陷或气虚无滞者慎服。

拓展阅读

香附的相关知识

肝气郁结证：表现为情志抑郁，肝经所过部位发生胀闷疼痛，胸胁或少腹胀、闷、窜痛，胸闷，善太息，情志抑郁易怒，或咽喉部异物感，或颈部瘿瘤，或胁下肿块。

沉　香　Chenxiang

【来源】为瑞香科植物白木香 *Aquilaria sinensis*(Lour.)Gilg 含有树脂的木材。

【处方别名】沉水香、蜜香、沉香木、盏沉香。

【性味归经】辛、苦，微温。归脾、胃、肾经。

【功效应用】

1. 行气止痛　用于胸腹胀闷疼痛。本品能散胸腹阴寒、行气而止痛，治寒凝气滞之胸腹胀痛，也可用于脾胃虚寒之脘腹冷痛。

2. 温中止呕　用于胃寒呕吐呃逆。本品能散胃寒、降胃气，治疗寒邪犯胃之呕吐清水及脾胃虚寒所致呕吐、呃逆等证。

3. 纳气平喘　用于肾虚喘急。常与肉桂、附子、补骨脂等补肾阳药同用。

【性能特点】本品辛香性温。善散胸腹阴寒、行气止痛；虽为木材，入水却沉，故质重、苦降下行。入脾胃经，善于温中降逆止呕；入肾经，既能温肾散寒以纳气，又能苦泄降逆而平喘。

【用法用量】煎服，1~5g。宜后下，或磨汁冲服；或入丸散剂，每次 0.5~1.5g。

【使用注意】本品辛温助热，故阴虚火旺及气虚下陷者慎服。

拓展阅读

沉香的相关知识

1. 肾虚咳喘：多由年高肾气亏虚、房事过度、久病伤肾、摄纳无权、气不归元所致。主要表现为呼多吸少，气不得续，动则喘甚。

2. 古人认为沉香沉水者质量较好。沉香是树脂与木质的混合体，当沉香木质中树脂的含量超过25%时，即可沉于水。沉香树脂含量越高，品质越好。

乌　药　Wuyao

【来源】为樟科植物乌药 *Lindera aggregata*(Sims)Kosterm. 的干燥块根。

【处方别名】台乌、天台乌药、台片。

【性味归经】辛，温。归肺、脾、肾、膀胱经。

【功效应用】

1. 行气止痛　用于寒凝气滞所致胸腹诸痛证。本品上入脾肺，具有宣畅气机、温散寒邪、行气止痛之功，常与行气调中止痛、活血通经等药合用。

2. 温肾散寒　用于尿频遗尿。本品下达肾与膀胱，温肾散寒、除膀胱冷气、缩尿止遗，治肾阳不足、膀胱虚冷之便频遗尿，宜与益智仁等温肾助阳药同用，如缩泉丸。

【性能特点】本品辛温走窜。上走脾肺，下达肾与膀胱，有行气散寒止痛之功，在治疗寒疝的天台乌药散中为君药。

【用法用量】煎服，6~10g；或入丸散。

【使用注意】本品辛温香散，能耗气伤阴，故气阴不足或有内热者慎服。

薤　白　Xiebai

【来源】为百合科植物小根蒜 *Allium macrostemon* Bge. 或薤 *A. chinense* G. Don 的干燥鳞茎。

【处方别名】薤白头、亥白、荄白、炒薤白。

【性味归经】辛、苦，温。归心、肺、胃、大肠经。

【功效应用】

1. 通阳散结　用于痰浊闭阻胸阳之胸痹证。本品能散胸腹阴寒、行气而止痛，治寒凝气滞之腹胀痛，也可用于脾胃虚寒之脘腹冷痛，如瓜蒌薤白半夏汤。

2. 行气导滞　用于胃肠气滞之脘腹胀痛及泻痢后重。

【性能特点】本品辛开行气，苦泄痰浊，性温祛寒。善温通胸中之阳气、散阴寒之凝滞，为治胸痹证之要药。下能行大肠之气滞，可用治泻痢后重。

【用法用量】煎服，5~10g；外用适量，捣敷，或捣汁涂。

【使用注意】本品辛散苦泄温通，并有蒜味，故气虚无滞、阴虚发热及不耐蒜味者慎服。

川楝子　Chuanlianzi

【来源】为楝科植物川楝 *Melia toosendan* Sieb. et Zucc. 的干燥成熟果实。

【处方别名】金铃子、川楝、楝实、炒川楝子。

【性味归经】苦，寒；有小毒。归肝、胃、小肠、膀胱经。

【功效应用】

1. 行气止痛　用于肝郁化火之胸腹诸痛及肝胃气痛、疝气疼痛等证。本品独寒，行气之中兼散郁热。

2. 杀虫疗癣　用于虫积腹痛，头癣。本品外涂治头癣、秃疮。

【性能特点】本品味苦能泄，性寒清热，主归肝经。善疏肝泄热、行气止痛，故凡肝郁有热诸痛证用之最宜，兼可驱虫疗癣。

【用法用量】煎服，3~10g。外用适量，研末调涂。炒用寒性降低。

【使用注意】本品苦寒，脾胃虚寒者慎用，又有毒，故不宜过量或持续服用。

荔枝核　Lizhihe

【来源】为无患子科植物荔枝 *Litchi chinensis* Sonn. 的干燥成熟种子。

【处方别名】荔仁、荔核、盐荔枝核。

【性味归经】甘、微苦，温。归肝、肾经。

【功效应用】

1. 行气止痛　用于寒疝疼痛及睾丸肿痛。

2. 祛寒散结　用于胃脘疼痛，妇女痛经，产后腹痛。

【性能特点】本品辛苦温。既能祛寒散结、行气止痛，又善行血中之气，常用治寒凝肝脉、肝郁结之疝气痛、睾丸肿痛（"以核治核"）、妇人痛经，以及肝胃不和之胃脘疼痛等证，常与小茴香、吴茱萸、橘核等伍用。

【用法用量】煎服，5~10g；或入丸散。

【使用注意】本品苦泄温通，能耗气助热，故气虚或有内热者慎服。

表 17-3　其他理气中药

品名	来源	性味	功效	主治
檀香	檀香科植物檀香的木质心材	辛，温	行气温中，开胃止痛	寒凝气滞，胸膈不舒
降香	豆科降香檀树干和根的心材	辛，温	化瘀止血，理气止痛	吐血衄血，外伤出血
佛手	芸香科植物佛手的果实	辛、苦、酸，温	疏肝理气，和胃止痛	肝胃气滞，胸胁胀痛
香橼	芸香科植物枸橼的成熟果实	辛、苦、酸，温	疏肝理气，宽中化痰	肝胃气滞，胸胁胀痛
青木香	马兜铃科植物马兜铃的根	辛、苦，寒	行气止痛，解毒消肿	胸胁脘疼痛，疝气痛

续表

品名	来源	性味	功效	主治
玫瑰花	蔷薇科植物玫瑰的花蕾	甘、苦，温	行气解郁，和血止痛	肝胃气痛，食少呕恶
绿萼梅	蔷薇科植物梅的花蕾	酸涩，平	疏肝和胃，散结化痰	肝郁气痛，痰气郁结
柿蒂	柿树科植物柿的果实宿萼	苦涩，平	降逆止呃，止咳下气	呃逆咳嗽，淋下尿血
九香虫	蝽科昆虫九香虫的全虫	咸，温	理气止痛，温中助阳	胃寒胀痛，肾虚阳痿
刀豆	豆科植物刀豆的成熟种子	甘，温	温中下气，补肾止呃	虚寒呃逆，肾虚腰痛
甘松	败酱科植物甘松的根及根茎	辛、甘，温	理气止痛，开郁醒脾	脘腹胀满，食欲不振
大腹皮	棕榈科植物槟榔的果皮	辛，微温	行气宽中，利水消肿	湿阻气滞，水肿脚气

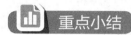 重点小结

一、药物功用比较

理气药性多辛香苦温，主归脾肝肺经，长于调理气分、疏畅气机，用于治疗气滞、气逆病证。

陈皮、青皮 均可行气，以治痰湿、积食壅滞中脘或脾胃气滞之胸脘胀痛、不思饮食等。但陈皮性缓而调气，味辛微苦而偏升，主理脾肺之气；青皮性猛而破气，苦辛性烈而沉降，主理肝胆之气。

枳实、枳壳 为同为一物，接近成熟的果皮为枳壳，幼果为枳实。二者苦辛微寒，均能行气除满、化痰消积，用治脾胃气滞及痰阻胸痞证。但枳实性猛、苦泄破气，长于消积除痞导滞，积滞痞闷便秘多用；而枳壳性缓、偏于理气，长于开胸宽中消胀，气滞胸满腹胀多用。

木香、香附、乌药 均为辛香理气止痛之常用药。但三药各有专长。其中木香辛香温燥，善调肠胃气滞，且可健脾消食，对肠胃食积气滞之脘腹胀痛、便秘或泻痢后重等证功效显著；煨木香又可止泻。然香附辛香性平，善调肝气郁滞，并能调经止痛，多用于肝郁不舒之胁肋胀痛、月经不调等证。而乌药辛香温通，偏理中下焦寒凝，可理脾胃之气用治气滞寒凝之胸腹疼痛，又可下达膀胱温肾散寒。

二、要点归纳

1. 偏行脾胃气滞的药物有陈皮、木香、枳实、枳壳、甘松、檀香、大腹皮；偏行肝郁气滞的药物有青皮、香附、川楝子、乌药、绿萼梅、玫瑰花、香橼、佛手；偏行肺气壅滞的药物有乌药、薤白、陈皮。

2. 用治气滞热证的药物有枳实、枳壳、川楝子、青木香；用治气滞寒证的药物有青皮、陈皮、乌药、木香、沉香、檀香。

3. 行气兼可止痛的药物有川楝子、乌药、木香、香附；行气而能调经的药物有香附、乌药、玫瑰花。

4. 行气而能治疝痛的药物有橘核、橘络、香附、乌药、川楝子、青皮等；行气而兼化痰湿的药物有陈皮、枳实、枳壳、佛手、香橼。

5. 陈皮性缓而调气，长于理脾肺之气而健脾燥湿化痰，而宜于中上二焦；青皮力猛而破气，长于理肝胆气而消积化滞止痛，宜于中下二焦。故有"陈皮升浮，入脾肺治高而主

通，青皮沉降入肝胆，治低而主泻"之说。

6. 其他章节兼有理气作用的药物有：紫苏、厚朴、砂仁、白豆蔻、吴茱萸、丁香、莱菔子、槟榔、川芎、乳香、没药、延胡索、郁金、姜黄、莪术、三棱、肉豆蔻。

目标检测

一、单项选择题

1. 香附除能疏肝行气外，又能 （   ）

    A. 温肾纳气　　　　　B. 调经止痛　　　　　C. 散结消滞　　　　　D. 燥湿化痰

2. 木香的功效是 （   ）

    A. 行气止痛　　　　　B. 理气健脾　　　　　C. 消积除痞　　　　　D. 理气散结

3. 常与补气、升阳药同用，治疗脏器下垂病证的理气药是 （   ）

    A. 枳实　　　　　　　B. 木香　　　　　　　C. 陈皮　　　　　　　D. 香附

4. 药性苦寒的理气药是 （   ）

    A. 枳实　　　　　　　B. 乌药　　　　　　　C. 川楝子　　　　　　D. 香附

5. 枳实治食积停滞之痞满胀痛，是因其能 （   ）

    A. 化痰除痞　　　　　B. 破气消积　　　　　C. 通阳散结　　　　　D. 健脾消食

6. 陈皮化痰，适用于 （   ）

    A. 风寒咳嗽　　　　　B. 阴虚咳嗽　　　　　C. 湿痰咳嗽　　　　　D. 肺燥咳嗽

7. 香附调经，适用于何种原因所致的月经不调 （   ）

    A. 气血虚亏所致　　　B. 气滞血瘀所致　　　C. 寒凝血滞所致　　　D. 肝气郁结所致

8. 金铃子是下列何药的别名 （   ）

    A. 金樱子　　　　　　B. 川楝子　　　　　　C. 千金子　　　　　　D. 牛蒡子

二、思考题

1. 何谓理气药？有何作用及适应证？

2. 薤白、枳实、桂枝均用于胸痹证，作用机制如何？

3. 薤白、黄连、白头翁均可治痢疾，其功效分别是什么？所治痢疾有何特点？

4. 在理气药中，具有疏肝理气作用的药物有哪些？各有何特点？

5. 理气药中，具有止痛作用的药物有哪些？请说明各药物治何种疼痛？

第十八章

消食药

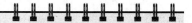

案例导入

案例：患者，男，18 岁，与朋友相约一起吃自助餐，期间进食大量肉食性食物，饭后觉得脘腹胀满不适、嗳腐吞酸、恶心呕吐。

讨论：1. 根据本案例的症状进行辨证。

　　　　2. 应选用本章哪些中药治疗？

1. 含义　凡以消积导滞、促进消化，治疗饮食积滞为主要作用的药物，称为消食药。

2. 性能特点　本类药物多味甘性平，性平作用和缓，味甘能和中。主归脾胃二经。适用于脾胃功能失常导致的诸证。

3. 功效与适应证　具有消食化积、开胃和中的作用。治疗饮食不消所致的脘腹胀闷、嗳气吞酸、恶心呕吐、大便失常等脾胃虚弱的消化不良证。

4. 配伍应用　食积气滞之证，常有兼证，临床用药时，应根据不同病情，选取适当药物配伍应用。

（1）食积气滞者，配伍理气药，以行气导滞。

（2）脾虚食积者，配伍健脾益胃药，以健脾消积。

（3）积而化热者，配伍苦寒攻下药，以泻热化积。

（4）湿阻中焦者，配伍芳香化湿药，以化湿醒脾、消食开胃。

（5）脾胃虚寒者，配伍温里药，以温运脾阳、散寒消食。

5. 使用注意

（1）消食药作用虽缓和，但部分药也有耗气之弊，素体脾胃虚弱而常停食者，当以调养脾胃为主，不宜单用或过用消食药，以免再伤脾胃，故素有"久服消人之气"之说。

（2）对暴饮暴食，食积时短，证情急重者，当用涌吐法尽快吐出胃中宿食，消食药则缓不济急。

山 楂 **Shanzha**

【来源】 为蔷薇科植物山里红 *Crataegus pinnatifida* Bge. var. *major* N. E. Br. 或山楂 *C. pinnatifida* Bge. 的干燥成熟果实。

【处方别名】 生山楂、炒山楂、焦山楂、焦楂肉、山楂炭。

【性味归经】 酸、甘，微温。归脾、胃、肝经。

【功效应用】

1. 消食化积 用于肉食积滞证。本品能治各种饮食积滞，尤为消化油腻肉食积滞之要药，单用煎服有效；治泻痢腹痛，单用或配白术、茯苓、木香等药；焦山楂常与焦神曲、焦麦芽配伍，合称为"焦三仙"。

2. 行气止痛 用于泻痢腹痛，疝气作痛。

3. 活血散瘀 用于瘀阻胸腹痛，痛经。本品性温，入肝经血分，能通行气血。

近年来用治冠心病、高脂血症、高血压病、细菌性痢疾等也取得了良好的疗效。

【性能特点】 本品酸甘微温。既善于消食化积，可治诸般食积停滞，尤为消油腻肉积之要药，又能行气止痛。兼入肝经，通行气血，能活血化瘀止痛，多用治瘀滞胸腹诸痛。此外，炒炭兼止泻痢，可治泻痢腹痛。

【用法用量】 煎服，9～12g；大剂量可用至30g。生山楂用于消食散瘀；焦山楂用于导滞止泻。

【使用注意】 本品味酸，故胃酸过多者忌服，脾胃虚弱者慎服。

【现代研究】

1. 主要成分 本品含黄酮类，主要为槲皮素、金丝桃苷、芦丁等，尚含齐墩果酸等有机酸等。

2. 药理作用 本品具有促进脂肪分解消化、强心、降压、降血脂、增加冠脉流量和抗动脉粥样硬化作用。

拓展阅读

山楂的相关知识

山楂中含有一种叫牡荆素的化合物，具有抗癌的作用。因此，消化道癌症患者可经常食用山楂粥，辅助治疗。

神 曲 **Shenqu**

【来源】 为面粉、麦麸与适量鲜辣蓼、鲜青蒿、鲜苍耳、鲜辣蓼自然汁混合拌匀后经发酵而成的加工品。

【处方别名】 六神曲、六曲、陈曲、炒神曲、焦神曲。

【性味归经】 甘、辛，温。归脾、胃经。

【功效应用】

消食和胃 用于饮食积滞。本品甘温，能消食和中，并略兼辛味，尚能行脾胃滞气，故对各种饮食积滞证均颇为常用。炒焦后又具止泻之功，对食积腹泻可发挥消食与止泻双重作用，常与焦山楂、焦麦芽等同用。

此外，在含有金石贝壳之品的丸药中，常用神曲糊丸以护脾胃、助消化，如磁朱丸。

【性能特点】 本品甘辛温，为酵母制品，其甘而不壅，味辛微散。炒焦气香，又善健胃，长于消食化积、健脾和胃；略兼解表之功，对伤食兼有外感表证者，尤为适宜。

【用法用量】 煎服，6~15g。消食宜炒焦用。

【使用注意】 本品性温，故胃阴虚、胃火盛者不宜用。

【现代研究】

1. 主要成分 本品含酵母菌、淀粉酶、维生素 B 复合体、麦角甾醇、蛋白质、脂肪、挥发油等。

2. 药理作用 本品能促进消化液分泌，增加食欲，具有 B 族维生素样作用。

麦　芽　Maiya

【来源】 为禾本科植物大麦 *Hordeum vulgare* L. 的成熟果实经发芽干燥的炮制加工品。

【处方别名】 生麦芽、大麦芽、炒麦芽、焦麦芽。

【性味归经】 甘，平。归脾、胃、肝经。

【功效应用】

1. 消食健胃 用于饮食积滞。本品能促进淀粉食物的消化，主治米面薯芋类食滞不化，也可用于小儿乳食停滞、脾虚食少、食后饱胀等，单用或配伍山楂、神曲等药。

2. 回乳消胀 用于断乳，乳房胀痛。

此外，本品又兼能疏肝解郁，用治肝气郁滞等证，常作为辅助之品。

【性能特点】 本品甘平生发。既入脾、胃经而善消食化积，为治食积腹满之良药，尤宜用于治疗米、面类等淀粉性食滞不化者；又可回乳消胀，用于断乳或乳汁郁积引起的乳房胀痛。兼能疏肝解郁，用治肝郁气滞或肝胃不和等证。

【用法用量】 煎服，10~15g；大剂用 30~120g。生麦芽功善消食化积；炒麦芽性偏温而气香，长于回乳消胀；焦麦芽偏于消食止泻。

【使用注意】 本品能回乳，故妇女授乳期不宜服。

【现代研究】

1. 主要成分 本品含酶类，主要为淀粉酶、转化糖酶等，尚含大麦芽碱等多种生物碱等。

2. 药理作用 本品有助消化、抑制催乳素分泌及降血糖、降血脂、护肝作用。

拓展阅读

麦芽的相关知识

断乳：随着孩子的生长发育，母乳的质量下降，同时营养不能满足孩子的生长，此时需要断乳，最佳断乳时期是婴儿6~10个月，气温舒适的季节，断乳时母亲易见乳房胀痛。

谷　芽　Guya

【来源】 为禾本科植物粟 *Setaria italica*（L.）Beauv. 的成熟果实经发芽干燥的炮制加工品。

【处方别名】生谷芽、炒谷芽、香谷芽、炙谷芽。

【性味归经】甘，温。归脾、胃经。

【功效应用】

消食健胃　用于饮食积滞。本品消食作用功似麦芽而力缓，两者常相须为用，以增强疗效。治食滞腹胀满，可与山楂、神曲、青皮等药同用；本品还可促消化而不伤胃气，对脾虚食少、饮食不消者，常与党参、白术、山药等益气健脾之品同用。

【性能特点】本品甘平生发。能健脾开胃，消食化积，尤善消谷面积滞。但其作用较麦芽缓和，每相须为用，用治脾胃虚弱、消化不良、饮食乏味者，尤为适宜。

【用法用量】煎服，10～15g；大剂量可用至30g。生用长于消食化积，炒用长于消食健胃；炒焦用偏于消食止泻。

莱菔子　Laifuzi

【来源】为十字花科植物萝卜 *Raphanus sativus* L. 的干燥成熟种子。

【处方别名】萝卜子、炒卜子、炒莱菔子、炙莱菔子。

【性味归经】辛、甘，平。归脾、胃、肺经。

【功效应用】

1. 消食除胀　用于食积气滞。本品既能消食又善行气，最宜治疗食积气滞，症见脘腹胀满疼痛、嗳气吞酸者，常与山楂、神曲、陈皮等药同用，如保和丸。

2. 降气化痰　用于咳嗽痰多，胸闷食少。常与白芥子、紫苏子同用，如三子养亲汤。

【性能特点】本品辛能行散。入脾胃经，消食化积之中又善于行气消胀，多用于治疗食积脾胃气滞之脘腹胀痛等证。又入肺经，善降气化痰，治痰盛喘咳、胸闷气逆等证。

【用法用量】煎服，3～10g，打碎入煎。生品长于祛痰；炒后药性缓和，有香气，可避免生品服后恶心的副作用，且长于消食除胀。

【使用注意】本品辛散耗气，故气虚及无食积、痰滞者慎用；不宜与人参等补气药同用。

鸡内金　Jineijin

【来源】为雉科动物家鸡 *Gallus gallus domesticus* Brisson 的干燥砂囊内壁。

【处方别名】鸡肫皮、鸡真皮、炒内金、炙内金、炙鸡金。

【性味归经】甘，平。归脾、胃、小肠、膀胱经。

【功效应用】

1. 消食健胃　用于饮食积滞，小儿疳积。本品消食化积作用较强，并能健运脾胃。广泛用于米、面、薯、芋、肉食等各种食滞证。病情较轻者，单用研末服有效；若治食积不化、脘腹胀满或小儿脾虚疳积，可与山楂、麦芽、青皮或白术、使君子等药同用。

2. 涩精止遗　用于肾虚遗精，遗尿。

此外，本品尚能通淋化石，可用治砂石淋证及胆结石等，多与金钱草、海金沙等同用。

【性能特点】本品甘平。既善磨谷消积，以治诸种食积；又善健脾强胃，治食积兼脾虚或小儿疳积之证。且能软坚散癥、通淋消石，治泌尿系统结石、胆结石及癥瘕痞块等证。此外，还能固精止遗。

【用法用量】煎服，3～10g。研末服，每次1.5～3g。研末用效果优于煎剂。

【使用注意】本品消食化积力强，故脾虚无积滞者慎服。

📊 **重点小结**

一、药物功用比较

本类药物大多有消积导滞、促进消化的作用，主治食积不化、脘腹胀痛、呕恶泻痢，或脾胃虚弱、食欲不振、小儿疳积或石淋、遗尿等证。

山楂、神曲、麦芽 三者均可消积、促进消化。山楂消食化滞之中，尤长于消油腻肉积和乳积；且兼行滞止泻之功，可治伤食泄泻、炒焦用并能止痢；又入肝经以通行气血，可治妇科经产病，并能降血脂、降血压。然神曲味甘不壅、辛而微散，长于消谷面食积，又能健脾和胃。而麦芽具生发之性，长于消散，既能和胃消食又能疏肝导滞，尤适于治疗米面薯芋类食滞不化；又入肝经以治肝郁气滞、肝胃不和之证，并能回乳。

二、要点归纳

1. 善消米面食积者：麦芽、谷芽、神曲、莱菔子。
2. 消中兼补，有健脾开胃之功的药物有：鸡内金、麦芽、谷芽。
3. "焦三仙"是指焦山楂、焦神曲、焦麦芽。焦山楂善消肉积、乳积，焦神曲善消酒积与陈腐之积，焦麦芽善消米面薯芋等淀粉类积滞。
4. 其他章节有消食化滞作用的药物有：枳实、陈皮、青皮、厚朴、槟榔、莪术、三棱。

📋 **目标检测**

一、单项选择题

1. 治疗食积不化、消化不良、小儿疳积宜首选 （　　　）
   A. 山楂　　　　　　　B. 神曲　　　　　　　C. 鸡内金　　　　　　D. 麦芽
2. 山楂的功效是 （　　　）
   A. 消食回乳　　　　　B. 消食散瘀　　　　　C. 消食化痰　　　　　D. 消食止痛
3. "焦四仙"是由"焦三仙"配以何药而组成的 （　　　）
   A. 槟榔　　　　　　　B. 鸡内金　　　　　　C. 使君子　　　　　　D. 枳实
4. 在含有大量金石类药的丸剂中，起赋形与助消化作用的是 （　　　）
   A. 神曲　　　　　　　B. 鸡内金　　　　　　C. 山楂　　　　　　　D. 莱菔子
5. 治疗饮食积滞，常需配伍使用的药物类别是 （　　　）
   A. 理气药　　　　　　B. 温里药　　　　　　C. 泻下药　　　　　　D. 补益药
6. 莱菔子不具有的药理作用是 （　　　）
   A. 助消化　　　　　　B. 镇咳祛痰　　　　　C. 抗菌　　　　　　　D. 缓解心绞痛

二、思考题

1. 临床使用消食药时，常配伍哪几类药物？
2. 消食药中可助消化作用的成分有哪些？
3. "焦三仙"是指哪三味药物？为何临床放在一起使用？
4. 莱菔子有哪些使用注意？其生用与炒用的功效有何不同？

第十九章

驱虫药

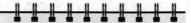

案例导入

案例： 张某，男，6 岁，近 1 个月来，脐周腹痛，时作时止，食欲缺乏，日渐消瘦，大便不调，面色萎黄，恶心呕吐，大便下虫，睡眠不安，寐中磨牙，面部出现淡色白斑，粪便检出有蛔虫卵。

讨论： 1. 根据本案例的症状进行辨证。

2. 应选用本章哪些中药治疗？

1. 含义　凡以驱除或杀灭人体寄生虫为主要作用，用于治疗虫证的药物，称为驱虫药。

2. 性能特点　本类药物的性味与其杀虫功效无明显相关性，其药性多结合兼有功效而确定，主归脾、胃、大肠经，多有毒性；可麻醉、分解虫体或刺激虫体使其逃逸而排出体外，起到驱虫的作用。此外，部分驱虫药具甘温之性，既能驱虫，又能健脾和胃、消积化滞。

3. 功效与适应证

（1）具有毒杀麻痹虫体的作用，促使其排出体外，治疗肠道寄生虫病（如蛔虫病、绦虫病、蛲虫病、钩虫病、姜片虫病等）。

肠道寄生虫多由饮食不洁，食入虫卵或蚴虫侵入人体所致。虫居肠道，壅滞气机，久则伤及气血，损伤脾胃。虫证患者多表现为绕脐腹痛、不思饮食或多食善饥、嗜食异物、迁延日久则可见面色萎黄、形体消瘦、浮肿乏力、青筋暴露等症状。也有部分患者症状较轻，只在查验大便时才发现患者有肠虫病。

（2）部分药物具有健脾消积疗疳的作用，用于治疗潮热体瘦，腹部臌大，多食不化的小儿疳积证。

4. 配伍应用　应用驱虫药时，必须根据寄生虫的种类、患者体质强弱、病势的缓急以及不同的兼证，分别选用恰当的药物，以增强驱虫效果。

（1）大便秘结者，配伍泻下药，以促进虫体及残存驱虫药的排出。

（2）兼有积滞者，配伍消积导滞药。

（3）脾胃虚弱者，配伍健脾和胃药。

（4）体质虚弱者，配伍补益药。根据病情需要，可先补后攻或攻补兼施。

5. 使用注意

（1）一般应在空腹时服，使药力较易作用于虫体，以收驱虫之效。

（2）无泻下作用的药物，应加服泻药，促使虫体排出。

（3）对毒性较大的药物，应注意剂量、用法，以免中毒或损伤正气。

（4）虫证患者，在发热或腹痛剧烈时，以安虫止痛或解热为主，待疼痛或发热缓解后再驱虫。

（5）孕妇及老弱患者应慎用。

使君子　**Shijunzi**

【来源】为使君子科植物使君子 *Quisqualis indica* L. 的干燥成熟果实。

【处方别名】君子、使君肉、使君子仁、川君子、留球子。

【性味归经】甘，温。归脾、胃经。

【功效应用】

1. 杀虫　用于蛔虫病，蛲虫病。本品为驱蛔要药，既可驱杀蛔虫，又能滑利通畅，尤宜于小儿蛔虫、蛲虫病，单用本品炒香嚼服或研末冲服。

2. 消疳　用于小儿疳积。常与槟榔、神曲、麦芽等药同用。

【性能特点】本品甘温，香甜无毒，不苦多脂。善治蛔虫、蛲虫等肠道虫证，为驱蛔杀虫之要药；又可益脾胃、消积滞，为治小儿疳积之常用药。

【用法用量】捣碎煎服，10～15g。炒香嚼服，6～9g。小儿每岁，每日1～1.5粒，总量不超过20粒。空用服用，每日1次，连用2～3天。

【使用注意】本品大量服用可致呃逆、眩晕、呕吐及腹泻等反应。若与热茶同服，亦能引起呃逆、腹泻；故服用时当忌饮茶。

【现代研究】

1. 主要成分　使君子种子及果壳均含驱蛔作用的使君子酸钾。种仁还含脂肪油，如油酸、棕榈酸等。

2. 药理作用　本品具有较强驱除蛔虫、蛲虫的作用，对绦虫也有杀灭作用，此外，还有升压、抑制皮肤真菌等作用。

📎 **拓展阅读**

使君子的相关知识

小儿疳积：是指婴幼儿饮食异常、面色萎黄、形体消瘦、皮肤干燥、毛发枯焦，神情烦躁或呆钝，甚则头大颈细，肚大青筋显露，久之郁而化热为主要症状的慢性疾病。主要是因脾胃虚弱，食滞胃肠，或喂养失宜，感染寄生虫所致。多见于5岁以下儿童。

苦楝皮　Kulianpi

【来源】 为楝科植物楝 *Melia azedarach* L. 和川楝 *M. toosendan* Sieb. et Zucc. 的干燥树皮和根皮。

【处方别名】 楝皮、川楝皮、楝白皮、苦楝根皮。

【性味归经】 苦，寒；有小毒。归肝、脾、胃经。

【功效应用】

1. 杀虫 用于蛔虫、蛲虫、钩虫病，虫积腹痛。本品有较强的杀虫作用。

2. 疗癣 用于疥癣，湿疮等。本品苦寒，外用能清热燥湿，杀虫止痒。

【性能特点】 本品苦燥寒清，有毒而力较强。功善杀虫，兼能清热燥湿、止痒，外用可杀灭皮肤寄生虫及抑制致病真菌，治头癣、疥疮。鲜品作用尤佳。

【用法用量】 煎服，3～6g。鲜品用至15～30g。外用适量，煎水洗或研末调涂患处。

【使用注意】 本品苦寒有毒，能伤胃损肝，故不宜过量或持续服用。脾胃虚寒者及孕妇慎用，肝病患者忌服。

槟　榔　Binglang

【来源】 为棕榈科植物槟榔 *Areca catechu* L. 的干燥成熟种子。

【处方别名】 大白、大腹子、花槟榔、炒槟榔、焦槟榔、槟榔炭。

【性味归经】 苦、辛，温。归胃、大肠经。

【功效应用】

1. 杀虫 用于多种肠道寄生虫病。本品为广谱驱虫药，对绦虫、蛔虫、蛲虫、钩虫、姜片虫等肠道寄生虫都有驱杀作用，兼有泻下之功，能促使虫体排出，用治绦虫病疗效最佳。

2. 消积 用于食积。常以焦槟榔配伍焦三仙，合称为"焦四仙"。

3. 利水 用于水肿，脚气肿痛。

4. 行气 用于气滞。本品可随证配伍行气药，用治胃肠气滞之腹胀、便秘及湿热泻痢。

【性能特点】 本品质重苦降，辛温行散。善杀虫而力强，又能缓通大便而有利于虫体排出，凡虫积腹痛皆可选用，并对绦虫有麻痹作用，尤对治疗绦虫证疗效最佳，常与南瓜子相须为用。味辛能消胃肠积滞，行气导滞；又可利水，还能截疟。

【用法用量】 煎服，3～10g。单用驱杀绦虫、姜片虫时，需用30～60g；或入丸散。外用适量，煎水洗，或研末调敷。焦槟榔长于消积。

【使用注意】 本品行气、缓通大便，故脾虚便溏或气虚下陷者忌服。

【现代研究】

1. 主要成分 本品含生物碱，主要为槟榔碱，并含槟榔次碱、去甲基槟榔次碱、去甲基槟榔碱等。

2. 药理作用 本品对猪肉绦虫有较强的驱虫作用，可使全虫体麻痹；对牛肉绦虫则仅能麻痹头部和未成熟节片；对预防血吸虫病有一定作用；对皮肤真菌、流感病毒有抑制作用。

拓展阅读

附药与槟榔的相关知识

1. 大腹皮：为槟榔的果皮。性温味苦。归脾胃、大肠、小肠经。具有行气宽中、利水消肿之功。

2. 槟榔对猪肉绦虫有较强的作用，可使全虫体麻痹；对牛肉绦虫则仅能麻痹头部和未成熟节片；对蛲虫、蛔虫、钩虫、姜片虫等亦有驱杀作用。

3. 槟榔是我国名贵的"四大南药"之一。嚼食槟榔后，人们通常会面颊通红，并且身体微微出汗，所以槟榔也有驱寒和兴奋作用。过量嚼食槟榔会出现不良反应。

南瓜子　Nanguazi

【来源】 为葫芦科植物南瓜 *Cucurbita moschata*（Duch.）Poiret 的种子。

【处方别名】 白瓜子、南瓜仁。

【性味归经】 甘，平。归胃、大肠经。

【功效应用】

杀虫　用于绦虫病。本品杀虫，甘平不伤正气，治绦虫，每与槟榔同用，可增强疗效。

【性能特点】 本品甘平油润，无毒。具有较好的杀虫作用，主要用于驱杀绦虫，安全有效。南瓜子对牛肉绦虫中后段有麻痹作用，甚至变薄变宽；大量长期服用，对血吸虫病、蛔虫、蛲虫证亦有疗效。

【用法用量】 驱绦虫生用连壳或去壳研粉，冷开水调服 60～120g；也可去壳取仁口嚼服。外用适量，煎水熏洗。治血吸虫病，须生用大量久服。

【使用注意】 古籍记载，南瓜子无毒。但现代实验表明，南瓜子服用过多有小毒，故慢性肝炎、脂肪肝患者须慎服。

【现代研究】

1. 主要成分　本品含南瓜子氨酸（南氨酸），为其驱虫的主要成分；并含丰富的脂肪油等。

2. 药理作用　本品对绦虫、蛔虫有明显驱除作用；并对血吸虫幼虫有抑制和杀灭作用。

雷　丸　Leiwan

【来源】 为白蘑科真菌雷丸 *Omphalia lapidescens* Schroet. 的干燥菌核。

【处方别名】 雷实、竹苓、白雷丸、雷丸粉。

【性味归经】 苦，寒；有小毒。归胃、大肠经。

【功效应用】

杀虫　用于绦虫，钩虫，蛔虫病。单用研末吞服。驱杀钩虫、蛔虫病，常与槟榔、牵牛子、苦楝皮等药配伍；驱杀蛲虫病，可与大黄、牵牛子共用。

【性能特点】 本品苦寒，有小毒。以驱杀绦虫为佳，并有泻下作用，有利于虫体排出。

【用法用量】 入丸散，每次 6～15g。驱绦虫单用研末吞服，每次 12～18g。日服 3 次，

【使用注意】 本品苦寒，脾胃虚寒者慎服。

【现代研究】

1. 主要成分 本品含雷丸素，为一种溶蛋白酶，是驱虫有效成分；尚含雷丸多糖等。

2. 药理作用 雷丸能通过溶蛋白酶作用使虫体蛋白质分解、破坏，虫头不能附于肠壁而排出；可使自然排出的绦虫节片死亡；本品有抑蛔作用。

表 19 - 1 其他驱虫中药

品名	来源	性味	功效	主治
鹤草芽	蔷薇科植物龙芽草的冬芽	苦、涩，凉	杀虫	绦虫，阴道滴虫
鹤虱	菊科天名精植物的成熟果实	苦、平，小毒	杀虫消积	虫积腹痛，小儿疳疾
榧子	红豆杉科植物榧的成熟种子	甘，平	杀虫消积，润肠通便	虫积腹痛，肠燥便秘

重点小结

一、药物功用比较

本类药物能驱除和杀灭人体内寄生虫，特别是对蛔虫、绦虫、钩虫、蛲虫、姜片虫等肠道寄生虫，有毒杀、麻痹以及促使其排出体外的作用。但临床应用，各有所长。

使君子、苦楝皮 均为驱蛔虫、蛲虫要药。但使君子驱虫力较强，单用即有效；其味甘气香、性平质润，能助运扶脾、消积通肠，尤宜于小儿腹痛蛔虫、疳积形瘦等证。然苦楝皮杀虫之力较使君子强而可靠，对钩虫也有较强的驱杀作用；外治疥癣疮癞。

槟榔、南瓜子 均善治绦虫。其中槟榔作用广泛，是治疗肠道寄生虫病的广谱驱虫药，以治绦虫证疗效最佳；又能行气利水、消积、截疟。然南瓜子甘平无毒，对驱除绦虫有显著疗效，常与槟榔相须为用。

二、要点归纳

1. 偏于驱杀蛔虫的药物：使君子、苦楝皮、鹤虱、榧子。其中使君子历来被医家视为小儿驱蛔虫之良药。

2. 偏于驱杀绦虫的药物：槟榔、南瓜、鹤草芽、雷丸。其中槟榔为驱绦虫之专药；南瓜子杀虫力较弱，常与槟榔相配伍，用于绦虫病。

3. 偏于驱杀钩虫的药物为雷丸、榧子；偏于驱杀姜片虫的药物为槟榔、榧子；偏于驱杀蛲虫的药物为使君子、槟榔、鹤虱。

4. 驱虫兼消积滞的药物为使君子、槟榔、鹤虱、榧子；驱虫兼能通便的药物为槟榔、榧子；驱虫兼能利水的药物为槟榔。

5. 其他章节具有驱虫作用的药物有：贯众、百部、萹蓄、牵牛子、川楝子、花椒、乌梅、石榴皮、雄黄。

目标检测

一、单项选择题

1. 下列药物中，最适用于小儿蛔虫病的药物是（   ）

   A. 使君子　　　　　　B. 苦楝皮　　　　　　C. 槟榔　　　　　　D. 雷丸

2. 槟榔与南瓜子配伍主要用治（   ）

   A. 蛔虫病　　　　　　B. 疟疾　　　　　　C. 小儿疳积　　　　　　D. 绦虫病

3. 服用驱蛔药，宜选择的服用方法 （　　　）

    A. 睡前　　　　　　　　　B. 饭后　　　　　　　C. 空腹　　　　　　　D. 与食同服

4. 肝病患者忌服的药物是 （　　　）

    A. 鹤虱　　　　　　　　　B. 雷丸　　　　　　　C. 苦楝皮　　　　　　D. 槟榔

5. 外用能杀灭皮肤寄生虫及抑制致病真菌的是 （　　　）

    A. 雷丸　　　　　　　　　B. 使君子　　　　　　C. 槟榔　　　　　　　D. 苦楝皮

6. 虫病患者在发热或腹痛较剧时，宜（　　　）

    A. 先驱虫，再清热或止痛　　　　　　　　　B. 驱虫的同时清热或止痛

    C. 先清热或止痛，待缓解后再驱虫　　　　　D. 只给予驱虫药即可

二、思考题

1. 驱虫药的适应证、服药方法及使用注意有哪些？

2. 试述槟榔的功效及临床应用？槟榔驱绦虫时应注意什么问题？

3. 试述使君子、苦楝皮、鹤虱三药的性味功效、主治有何异同？使用时各应注意些什么？

4. 主要驱杀绦虫的药物有哪些？驱虫药中除哪味药外均能驱杀蛔虫？

第二十章

止血药

学习目标

知识要求　1. **掌握**　止血药的含义、性能特点、适应证、配伍方法及使用注意；6
味药物（仙鹤草、大蓟、地榆、三七、艾叶、炮姜）。

2. **熟悉**　5味药物（白及、槐花、侧柏叶、茜草、蒲黄）。

3. **了解**　白及、三七、蒲黄、灶心土等药的用法；4味药物（棕榈炭、
血余炭、白茅根、灶心土）。

技能要求　1. 能利用重点药物的药性与功效进行辨证治疗。

2. 学会对功用相似的药物进行异同比较。

3. 熟记重点药物的性能特点与特殊用法用量。

4. 识别15味中药饮片。

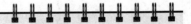

案例导入

案例1： 李某，女，68岁。自述平时有胃痛史，性情急躁，近2周来经常口渴、便秘、头晕、乏力、喜凉食、胃痛隐隐、腹胀。9天前无明显诱因呕吐少量鲜血，未予重视，今晨起突然恶心，很快出现吐血，量多色红，夹少量食物。舌脉诊：舌苔黄，脉弦略数。

案例2： 王某，男，22岁。自述近1年来经常气短、乏力、食少，1个月前两下肢皮肤出现紫斑，近2周明显增多，腹部也出现紫斑。舌脉诊：舌淡，脉细弱。

讨论： 1. 根据以上两个案例的症状进行辨证。

2. 应选用本章哪类及哪些中药治疗？

1. 含义　凡以制止体内外出血为主要作用的药物，称为止血药。

2. 性能特点　本类药物药性有寒、温、散、敛之异，故分别有凉血、温经、化瘀、收敛止血的作用。凉血止血药药性属苦寒；而化瘀止血、温经止血药多辛温；收敛止血药味涩，平性居多。因血液外溢皆是肝不藏血，亦与心主血脉相关，故均主要归肝、心经。具体药物的归经还可根据其止血部位的不同而互有差异。

3. 分类、功效与适应证　本类药物适用于多种出血证，如咯血、衄血、吐血、尿血、便血、崩漏、紫癜及创伤出血等。

表20-1　止血药的分类、功效与适应证

分类	功效	适应证
凉血止血药	凉血止血	主要用于血热妄行的出血证，症见血色鲜红、烦躁口渴、面赤、舌红、脉滑或数等
化瘀止血药	化瘀止血	主要用于瘀血内阻、血不循经的出血证，症见血色紫暗，或有瘀块，伴有局部疼痛、痛处不移等

续表

分类	功效	适应证
收敛止血药	收敛止血	主要用于出血而无瘀滞者及外伤出血证，症见出血不止、虚损不足、神疲乏力、舌淡脉细等
温经止血药	温经止血	主要用于脾不统血、冲脉失固的虚寒性出血病证，症见血色淡而稀薄、出血较久、面色萎黄、舌淡、乏力、畏寒肢冷、脉细或迟等

4. 配伍应用 止血药的应用应根据出血的病因、出血的性质和出血的部位不同，选择相应的止血药，并进行必要的配伍。

（1）血热妄行的出血者，应选凉血止血药，并配伍清热凉血药。

（2）阴虚火旺、阴虚阳亢的出血者，应配伍滋阴降火潜阳的药物。

（3）瘀血出血者，应选化瘀止血药，并配伍活血行气药。

（4）虚寒性出血者，应选温经收敛止血药，并配伍温里和健脾助阳之品。

（5）"下血必升举，吐衄必降气"，便血、崩漏因多属脾气下陷、冲任不固所致，故配伍升举之品；吐血、衄血因多属气火上逆，常配伍降气之品。

5. 使用注意

（1）使用凉血止血药及收敛止血药，有凉遏恋邪、留瘀之弊，因此，对瘀血所致的出血及邪实者慎用，不宜单独使用。

（2）在出血证的初期，不宜过早使用收敛性较强的止血药，以免瘀血阻滞。

（3）凉血止血药不宜用于虚寒性出血证。

（4）温经止血药不宜用于热盛火旺的出血证。

（5）出血过多，气随血脱，单用止血药缓不济急，法当峻补元气、益气固脱以救其急。

第一节　收敛止血药

仙鹤草　Xianhecao

【来源】 为蔷薇科龙芽草 *Agrimonia pilosa* Ledeb. 的干燥地上部分。

【处方别名】 龙芽草、脱力草。

【性味归经】 苦、涩，平。归肺、脾、肝经。

【功效应用】

1. 收敛止血 用于多种出血证。本品味涩收敛而性平，具有收敛止血作用，无论属热属寒均可用之。

2. 消积止痢 用于泻痢。本品既能收涩止泻止血，又能消积止痢、补虚健脾，故对血痢、久病泻痢及小儿疳积尤宜，可单用或随证配伍他药。

3. 补虚 用于脱力劳伤，神疲乏力，面色萎黄。

4. 杀虫 用于疟疾，滴虫性阴道炎。治疟疾可单用；治阴道滴虫可煎汁冲洗。

此外，本品尚可用于疮疖痈肿，痔疮肿痛；可外用，亦可内服。

【性能特点】 本品苦涩，性平。长于收敛止血，对寒热虚实等多种出血证均可用之；又可补虚、消积止痢，治疗脱力劳伤、小儿疳积及血痢、久病泻痢；兼能杀虫止痒。

【用法用量】 煎服，6～12g，大剂量可用至 30～60g。止血亦可炒炭用。外用适量，捣敷，或煎汤熏洗。

【使用注意】 本品收敛，故泻痢兼表证发热者不宜服。

【现代研究】

1. 主要成分 本品含仙鹤草素等止血成分，主要为仙鹤草甲素、乙素等 6 种。

2. 药理作用 本品仙鹤草素有促进血液凝固作用；尚有抗肿瘤、抗寄生虫及抗菌作用。

白 及 Baiji

【来源】 为兰科植物白及 *Bletilla striata*（Thunb.）Reichb. f. 的干燥块茎。

【处方别名】 白芨、白及片、白及粉、白及末。

【性味归经】 苦、涩、甘，微寒。归肺、肝、胃经。

【功效应用】

1. 收敛止血 用于体内外诸出血证。本品质黏味涩，为收敛止血之要药，可治咳血、吐血、外伤出血等体内外诸出血证。因其主入肺胃经，长于治疗肺结核咯血、胃溃疡出血。

2. 消肿生肌 用于疮疡痈肿，水火烫伤，手足皲裂，肛裂。疮痈者无论未溃已溃均可应用。用于水火烫伤、手足皲裂、肛裂，亦可单用研末麻油调涂，以消肿生肌，促使裂口愈合。

【性能特点】 本品味涩，质黏。为收涩止血的要药，用治内外诸出血证，尤以治疗肺胃出血效佳，不但能止血，而且可促进其病灶愈合。

【用法用量】 煎服，6～15g。研末服，每次 3～6g。外用适量，研末撒或调涂。

【使用注意】 本品质黏性涩，故外感咯血、肺痈初起及肺胃有实热者慎用。反乌头。

棕榈炭 Zonglütan

【来源】 为棕榈科植物棕榈 *Trachycarpus fortunei*（Hook. f.）H. Wendl. 的干燥叶柄的炭化物。

【处方别名】 棕榈、棕板炭、陈棕炭。

【性味归经】 苦、涩，平。归肺、肝、大肠经。

【功效应用】

收敛止血 用于多种出血证，如吐血、衄血、便血、崩漏等，尤多用于崩漏。本品性涩，有较强的收敛止血作用，以无瘀滞或血热者为宜。

【性能特点】 本品苦涩性平，收涩之性很强，为作用较强的收敛止血药，主治多种出血证。以妇科崩漏多用，因作用较强，以无瘀滞者为宜。尚可用于久痢、带下等证。

【用法用量】 煎服，3～9g。或研末服，每次 1～1.5g。外用适量。

【使用注意】 本品收涩力强，故出血兼瘀滞者慎用。

血余炭 Xueyutan

【来源】 为人发制成的炭化物。

【处方别名】 血余、发炭。

【性味归经】 苦、涩，平。归肝、胃、膀胱经。

【功效应用】

1. 收敛止血 用于尿血、崩漏、吐血、衄血、咯血以及便血等。本品苦涩而能收敛止血，兼能散瘀，因此无止血留瘀之弊，故广泛用于多种失血证。

2. 化瘀利尿 用于小便不利，石淋，血淋或瘀血黄疸。

【性能特点】 本品苦涩而平，能止能行。既善收敛止血，又善化瘀利尿；且稍兼益阴，有止血而不留瘀的特点，主治各种出血，兼治小便不利、血淋、黄疸等证。

【用法用量】 煎服，5~10g。或研末服，每次1.5~3g。外用适量，研末撒或调敷。

【使用注意】 本品气浊，故胃弱者慎服。

第二节 凉血止血药

大 蓟 Daji

【来源】 为菊科植物蓟 *Cirsium japonicum* Fisch. ex DC. 的干燥地上部分。

【处方别名】 大蓟草、马蓟、虎蓟、大蓟炭。

【性味归经】 甘、苦，凉。归心、肝经。

【功效应用】

1. 凉血止血 用于血热出血证。本品性凉，善清血分之热，用于血热妄行之吐血、衄血、咯血、便血及崩漏等，可单味应用或与小蓟、侧柏叶等药同用。

2. 解毒消痈 用于热毒痈肿。本品能清热解毒、散瘀消痈，可单用，以鲜品为佳。

此外，大蓟还具有降血压、利胆退黄作用。

【性能特点】 本品苦甘凉，入血分。长于清血分热邪而凉血止血，为治血热出血之要药，尤多用于吐血、咯血及崩漏；又能活血散瘀、解毒消痈，为治痈肿疮毒常用之品。

【用法用量】 煎服，9~15g。鲜品可用30~60g。外用适量，捣敷患处。

【使用注意】 本品清泄散瘀，故孕妇及无瘀滞者慎服，脾胃虚寒者忌服。

拓展阅读

附药与大蓟的相关知识

1. 小蓟：为菊科植物刺儿菜的干燥地上部分。本品性味归经、功用同大蓟，但力稍逊。且兼有利尿之功，故善治尿血血淋。

2. 衄血：其广义是指非外伤所致的一些外部出血；其狭义是指鼻血，又称鼻衄。

地 榆 Diyu

【来源】 为蔷薇科植物地榆 *Sanguisorba officinalis* L. 或长叶地 *S. officinalis* L. var. *longifolia* (Bert.) Yü et Li 的干燥根。

【处方别名】 赤地榆、地榆炭。

【性味归经】 苦、涩、酸，微寒。归肝、大肠经。

【功效应用】

1. 凉血止血 用于血热出血证。本品苦寒酸涩入血分，长于凉血止血，又能收敛止血，治疗多种血热出血证，尤宜于下焦之便血、痔血、血痢、崩漏等。

2. 解毒敛疮 用于烧烫伤，湿疮及疮疡肿毒。本品苦寒能泻火解毒，酸涩能敛疮，为治局部水火烫伤之要药。可单味研末麻油调敷，或配大黄粉，或配黄连、冰片研末调敷；

治湿疹及皮肤溃烂，可与苦参、大黄同煎，以纱布沾药汁敷，或配煅石膏、枯矾研末加凡士林调涂。

【性能特点】本品苦寒降泄，味酸收敛，药性平和。有"清不虑其过泄，涩亦不虑其滞"的优点，是凉血止血的佳品，尤宜于下焦血热的便血、痔血、血痢、崩漏等，古者有"断下多用之"的概括；又能解毒敛疮，为治水火烫伤（局部）之要药。

【用法用量】煎服，9～15g。外用适量，研末涂敷患处。凉血解毒宜生用，收敛止血宜炒炭用。

【使用注意】本品性凉味涩，故虚寒及出血有瘀者慎服。

拓展阅读

地榆的相关知识

地榆只适用于局部烧烫伤，对于大面积烧伤，不宜使用地榆制剂外涂，以防其所含水解型鞣质被机体大量吸收而引起中毒性肝炎。

槐　花　Huaihua

【来源】为豆科植物槐 *Sophora japonica* L. 的干燥花及花蕾。

【处方别名】槐花、槐米、净槐花、槐花炭。

【性味归经】苦，微寒。归肝、大肠经。

【功效应用】

1. 凉血止血　用于血热出血证，如吐血、衄血、便血及痔血等。本品寒凉苦降，善清大肠之火热而凉血止血，故善治便血、痔血，常与地榆相须为用。

2. 清肝明目　用于肝火头痛目赤。

【性能特点】本品苦微寒，质轻清泄。既善清热凉血止血，常用治血热出血证，尤以便血、痔血多用。并有清肝明目、降压之功，现代用之煎汤代茶，治疗高血压和预防脑溢血有效。

【用法用量】煎服，6～9g。清肝泻火宜生用；炒制品清热凉血作用减弱，止血宜炒用。

【使用注意】本品味苦性微寒，有伤阳生寒之弊，故脾胃虚寒者慎服。

【现代研究】

1. 主要成分　本品含黄酮，主要为芦丁、槲皮素等；尚含槐花皂苷Ⅰ等多种皂苷。

2. 药理作用　本品能缩短凝血时间，炒炭后作用增强；本药还有增强毛细血管抵抗力、扩张冠状动脉、增强心肌收缩力、减慢心率、降低血压、预防动脉硬化及抑制皮肤真菌等作用。

侧柏叶　Cebaiye

【来源】为柏科植物侧柏 *Platycladus orientalis*（L.）Franco 的干燥枝梢及叶。

【处方别名】柏叶、丛柏叶、鲜侧柏叶、炒侧柏叶、侧柏炭。

【性味归经】苦、涩，寒。归肺、肝、脾经。

【功效应用】

1. 凉血止血　用于各种出血证，尤以血热者为宜。单用有效，复方中则常与其他止血药同用。炒炭偏于收敛止血，其应用可不拘于热性。

2. 祛痰止咳　用于肺热咳嗽，痰多。近代以本品治慢性气管炎及小儿百日咳有效。

【性能特点】本品苦寒清泄，涩黏收敛。凉血止血之中兼有收敛之功，凡一切出血之证，用之均有效，而尤以血热出血疗效最佳。此外，还治血热血虚脱发或发色早白，有生发黑发之效。

【用法用量】煎服，6～12g。外用适量，煎汤熏洗，或研末调敷。生品清热凉血、止血，祛瘀力胜；炒炭后寒凉之性趋于平和，专于收敛止血。

【使用注意】本品苦寒黏涩，故虚寒者不宜单用，出血有瘀血者慎服。

白茅根　Baimaogen

【来源】为禾本科植物白茅 *Imperata cylindrica* Beauv. var. *major*（Nees）C. E. Hubb. 的干燥根茎。

【处方别名】茅根、鲜茅根、茅草根、干茅根、茅柴根、茅根肉、茅根炭。

【性味归经】甘，寒。归心、肺、胃、膀胱经。

【功效应用】

1. 凉血止血　用于血热出血证。治疗各种血热出血证，单用或配伍其他凉血止血药。本品不仅善治上部火热之出血，还可治膀胱湿热蕴结而致的尿血、血淋等。

2. 清热利尿　用于热淋，水肿，黄疸。

3. 清肺胃热　用于胃热呕吐，肺热咳喘。

【性能特点】本品甘寒清利，有"甘寒而不腻膈伤胃，利尿而不伤津"之特点。入心经血分，既长于凉血止血，又因能清热利尿，尤善于治疗热淋、血淋及水肿。还可清肺胃蕴热而生津、止呕、止咳。唯作用平缓，用量宜大。

【用法用量】煎服，9～30g。鲜品加倍，亦可鲜品捣汁服。炒炭味由甘转涩，偏于收敛止血。外用适量，煎汤外洗或鲜品捣敷。

【使用注意】本品性寒，故脾胃虚寒及血分无热者忌服。

第三节　化瘀止血药

三　七　Sanqi

【来源】为五加科植物三七 *Panax notoginseng*（Burk.）F. H. Chen 的干燥根和根茎。

【处方别名】田七、云三七、参三七、三七粉、三七片。

【性味归经】甘、微苦，温。归肝、胃经。

【功效应用】

1. 化瘀止血　用于各种内外出血诸证。本品微涩善止血，又化瘀血，对人体内外各种出血，无论有无瘀滞，均可应用，尤以治有瘀滞者为宜。在收敛止血、温经止血等方中酌加本品，还可防其留瘀之弊。

2. 活血定痛　用于跌打损伤，瘀滞疼痛，血瘀痹阻，胸痹绞痛。本品辛散而善化瘀止痛，药效卓著，为伤科要药。单味研末吞服或外用，均可奏效，亦可配伍入复方用。

【性能特点】本品苦泄温通，甘能补虚，行止兼补。既能止血，又能活血化瘀，具有"止血而不留瘀，化瘀而不伤正"的特点，对出血兼有瘀滞者尤为适宜，诚为血证良药，广泛用于体内外各类出血。本药又有良好的活血消肿定痛之效，为外伤科要药。现代用于冠心病心绞痛、脑卒中后遗症、慢性肝炎及其他多种内科、妇科瘀血证等，均取得满意疗效。

【用法用量】煎服，3~9g。研末吞服，每次1~3g。或入丸散。外用适量，研末外掺或调敷。

【使用注意】本品性温活血，故孕妇慎用，血热及阴虚有火者不宜单用。

【现代研究】

1. 主要成分 本品含皂苷类成分，包括人参皂苷、三七人参皂苷、竹节人参皂苷；尚含止血有效成分三七氨酸（三七素）以及挥发油、甾醇及糖类等。

2. 药理作用 本品具有显著止血、降低血黏度、抗动脉粥样硬化、镇静、镇痛、抗炎、保肝、耐缺氧等作用。本品对中老年人可以延缓衰老，用于调节心脑血管功能、增强机体免疫能力、冠心病心绞痛、高脂血症、高血压病、脑卒中后遗症、寻常疣等均有效。还可以用于脑震荡引起的呕吐。

拓展阅读

三七的相关知识

1. 三七属五加科多年生植物，因其播种后3~7年采挖，而且每株长三个叶柄，每个叶柄七个叶片，故名三七。其茎、叶、花均可入药。

2. 三七，明代《本草纲目》记述，田七"味微甘而苦，颇似人参之味"，有"金不换"之称。生用有止血强心、散瘀生新、消肿定痛功能，熟用有活血补血、强壮补虚之功。清代《本草纲目拾遗》道："人参补气第一，三七补血第一"，味同而功亦等，故称"人参三七"。蜚声中外的"云南白药""片仔癀""田七牙膏"等即以田七为主要原料制成。

3. 三七有较好的滋补作用，《本草新编》称其"止血而兼补"。民间常以之与母鸡或猪肉同炖，可收补气血之效，尤多用于产后或久病体虚者。

茜 草 Qiancao

【来源】为茜草科植物茜草 *Rubia cordifolia* L. 的干燥根和根茎。

【处方别名】茜草根、红茜草、小活血、茜草炭。

【性味归经】苦，寒。归肝经。

【功效应用】

1. 凉血止血 用于血热夹瘀出血证。对于血热夹瘀的各种出血证尤为适宜。

2. 化瘀通经 用于血瘀经闭，跌打损伤及风湿痹痛等。本品能行瘀血、通经脉，尤多用于妇科之瘀滞证，为妇科调经要药。

【性能特点】本品苦寒泄降，专入肝经血分。既能凉血泄热以止血，又能活血化瘀以通经，对血热兼瘀出血证尤宜。且有止血而不留瘀之长。除治出血证外，又治血瘀经闭、跌打损伤、风湿痹痛等证，兼热者尤宜。其凉血、活血，治疗血热血瘀证，与牡丹皮、赤芍相似。

【用法用量】煎服，6~10g。活血祛瘀宜生用或酒炒用；炒炭后寒性减弱，性变收涩，以止血为主。

【使用注意】本品苦寒降泄，故脾胃虚寒及无瘀滞者慎服。

蒲 黄 Puhuang

【来源】为香蒲科植物水烛香蒲 *Typha angustifolia* L. 、东方香蒲 *T. orientalis Presl* 或同属

植物的干燥花粉。

【处方别名】生蒲黄、蒲草黄、蒲棒花粉、炒蒲黄、蒲黄炭。

【性味归经】甘,平。归肝、心包经。

【功效应用】

1. 化瘀止血 用于各种内外出血证。本品既长于收敛止血,又能活血行瘀,为止血行瘀的良药,有止血而不留瘀的特点,对出血证无论寒热,有无瘀滞均可应用。

2. 利尿 用于血淋、尿血。

【性能特点】本品甘缓不峻,性平无寒热之偏。既能止血,又能活血,故治出血病证,无论属寒属热,有无瘀血,皆可随证配伍用之,其活血之用,亦甚广泛,凡由瘀滞所致心腹诸痛,均可配用。兼能利尿,善于治疗血淋。

【用法用量】煎服,3~10g。纱布包煎。外用适量,研末撒或调敷。止血多炒用,散瘀止痛多生用。

【使用注意】本品生用能收缩子宫,故孕妇慎用。

第四节　温经止血药

炮　姜　Paojiang

【来源】为干姜的炮制加工品。

【处方别名】姜炭、干姜炭、炮姜炭。

【性味归经】苦、涩、辛,温。归脾、胃、肝经。

【功效应用】

1. 温经止血 用于虚寒性吐血,便血,崩漏等。本品主入脾经,能温经止血,对脾阳虚、脾不统血者,此为首选要药。

2. 温中止痛 用于虚寒腹痛,腹泻等。本品从干姜炮制而来,有类似干姜温中之效,而温散力弱于干姜。可用于中焦受寒,或脾胃虚寒所致的泄泻、呕吐、胃脘冷痛等证。

【性能特点】本品苦涩而温。既善温经止血,又善温中止痛、止泻,主治脾阳不足、脾不统血之虚寒性出血,及中焦虚寒腹痛、腹泻等证,常与温中止痛、止泻之品同用。

生姜偏于发散;炮姜末成炭者偏于温中散寒;炮姜成炭则专于温经止血。

【用法用量】煎服,3~9g;或入丸散。外用适量,研末调敷。

【使用注意】本品辛热温燥,故孕妇慎服,阴虚有热之出血者忌服。

📎 **拓展阅读**

炮姜的相关知识

崩漏:是指月经的周期、经期、经量发生严重失常的病证。其发病急骤,暴下如注,大量出血者为"崩";病势缓,出血量少,淋漓不绝者为"漏"。相当于西医病名无排卵性功能性子宫出血。

艾 叶 Aiye

【来源】 为菊科植物艾 *Artemisia argyi* Lévl. et Vant. 的干燥叶。

【处方别名】 蕲艾、陈艾叶、炙草、艾香、艾绒、艾炭。

【性味归经】 辛、苦，温。归肝、脾、肾经。

【功效应用】

1. 温经止血 用于虚寒出血证。本品为温经止血之要药，适用于虚寒性出血病证，尤宜于下元虚冷、冲任不固所致的崩漏下血，可单用本品煎服或配伍其他止血药。

2. 散寒止痛 用于痛经，宫冷腹痛，或脘腹冷痛。可单味煎服，或炒热熨敷脐腹。

3. 调经安胎 用于月经不调，胎动不安，胎漏下血。本品为妇科安胎之要药。

【性能特点】 本品苦燥辛散，芳香温热。能暖气血则温经脉，逐寒湿而止冷痛。既能温经止血，善治虚寒性出血，尤宜于崩漏、胎漏下血；又善散寒调经安胎；还能祛痰止咳平喘。此外，尚能燥湿止痒。并可外用温灸，以温经逐寒。

【用法用量】 煎服，3~9g。温经止血宜炒炭用；散寒止痛宜生用。外用适量，煎水熏洗、捣烂或捣绒作艾条、艾炷熏灸。

【使用注意】 本品辛香温燥，故不可过量或持续服用，阴虚血热者忌服。

拓展阅读

艾叶的相关知识

1. 艾草可作"艾叶茶""艾叶汤""艾叶粥"等食谱，以增强人体对疾病的抵抗能力。艾叶还可熏脚、泡脚，对治愈咳嗽有满意疗效。

2. 现代临床以本品配虎杖，制成冲剂，治慢性肝炎；以艾叶油口服，治支气管哮喘等，均有一定疗效。以本品配千里光煎液，外洗可治皮肤及外阴或阴囊瘙痒症，疗效显著。

灶心土 Zaoxintu

【来源】 为久经烧柴草熏烧的灶底中心的焦黄土。

【处方别名】 伏龙肝。

【性味归经】 辛、涩，温。归脾、胃、大肠、肝经。

【功效应用】

1. 温中止血 用于脾阳虚不能统血之出血。本品能温中焦，收摄脾经，尤其对吐血、便血更宜，可单味煎服，亦可与其他温中散寒止血之品同用。

2. 温胃止呕 用于脾胃虚寒、胃气不降之呕吐。本品能温胃止呕，可以单用研末，米饮调服；亦可配入复方应用。

3. 温脾止泻 用于脾胃虚寒之脘腹疼痛，久泻不止。

【性能特点】 本品辛温。既善温中而摄血止血，治脾气虚寒不能统血之吐血、便血及崩漏有良效；又能温胃止呕、温中止泻，治虚寒性呕吐、妊娠恶阻及脾虚久泻疗效亦佳。

【用法用量】 煎服，15~30g。纱布包煎；或用60~120g；煎汤代茶。

【使用注意】 煤火灶中土不能药用，阴虚失血及热证呕吐反胃忌用。

表 20-2　其他止血中药

类别	品名	来源	性味	功效	主治
收敛止血药	藕节	睡莲科植物莲根茎的节	甘涩，平	收敛止血	各种出血证
	鸡冠花	苋科植物鸡冠花的花序	甘涩，凉	收敛止带，止血止痢	各种出血，久痢不止
	紫珠叶	马鞭草科植物紫珠的叶	苦涩，凉	收敛止血，清热解毒	血热出血，烫伤疮疡
凉血止血药	苎麻根	荨麻科植物苎麻的根	甘，寒	凉血止血，解毒安胎	血热出血证
化瘀止血药	花蕊石	岩石含蛇纹大理岩石块	酸涩，平	化瘀止血	各种出血证

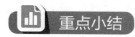 **重点小结**

一、药物功用比较

（一）收敛止血药

本类药物味多酸涩，有收敛止血之功，对多种寒热出血证均可选用，尤以出血无瘀滞者为宜。

白及、仙鹤草、棕榈炭　均长于收敛止血，善于治疗内外伤诸出血而无瘀滞者。但白及微寒而质黏涩，为止血、消肿生肌、敛疮之良药，尤以肺胃出血多用。然仙鹤草性平，出血之证寒热虚实均宜；又可消积止痢、解毒抗癌、截疟、杀虫、补虚，作用广泛。而棕榈炭性平，收敛性很强，出血无瘀滞者无论寒热均可。

（二）凉血止血药

本类药物，性多寒凉，具有凉血止血作用，主要用于血热出血诸证，是最常用的一类止血药。

大蓟、小蓟　均味甘性凉，入心、肝经，具有凉血止血、散瘀解毒消痈之效，治疗血热妄行之各类出血证及热毒疮疡。然大蓟凉血止血、散瘀消痈力均较小蓟强，多用治吐血、咯血、崩漏及热毒痈肿；小蓟药力较弱，但又兼利尿，善治尿血、兼治血淋、热淋。

地榆、槐花　味微寒，入肝、大肠经，均可凉血止血，治血热妄行诸出血证，且善于清大肠之火，故尤多用于大肠火盛之便血、痔血，二药常相须为用。然地榆善清下焦血分之热，且兼收敛之性，止血之力较强，又善治妇女血热崩漏、月经过多；尚能解毒敛疮生肌。而槐花还善清肝火。

（三）化瘀止血药

本类药物即可止血，又能化瘀，能消瘀血止血，适用于瘀血内阻、血不循环之出血证，有止血而不留瘀之特点。

三七、蒲黄、茜草　均善化瘀止血，有止血不留瘀、化瘀不伤新血之优点，既善治瘀血阻滞而血不归经之出血证，又常用于血瘀经闭、痛经、产后瘀阻、心腹瘀痛及外伤肿痛。然三七为止血、化瘀止痛之良药，善治体内外多种出血，又常治跌打损伤肿痛，为伤科用药。近代用治冠心病、心绞痛疗效卓著。而蒲黄性平，血瘀出血无论寒热均可用之，生用活血化瘀止血，并兼利尿；炒炭则收敛止血，略兼化瘀。茜草生用则能凉血化瘀；炒炭善于止血行瘀。

（四）温经止血药

本类药物药性温热，能温内脏、益脾阳、固冲脉而统摄血液，有温经止血之效，多用于脾不统血、冲脉不固之虚寒出血证。

艾叶、炮姜、灶心土　均有温经止血之功，适用于虚性出血证。但艾叶长于治疗崩漏下血；又能散寒湿、理气血、暖子宫，对经寒不调、腹中冷痛、宫冷不孕等证也为常用之品；且能祛痰止咳平喘；外用作烧灸原料，可透经络，暖气血。然炮姜味苦涩，主脾肝，善温脾阳，散中寒，主治脾不统血之虚寒性出血；又能温中止痛、止泻。而灶心土入脾胃，功善温中收摄脾气而止血，治脾虚不能统血之吐血、便血、崩漏，尤以吐血、便血为佳；又善温中止呕、温脾涩肠止泻。

二、要点归纳

1. 善治全身出血的药物：仙鹤草、血余炭、棕板、紫珠叶、大蓟、小蓟、侧柏叶、苎麻根、三七、白及、茜草、蒲黄、降香。

2. 善治外伤出血的药物有三七、白及、茜草、花蕊石、降香；善治肺胃出血的药物有白及、大蓟、紫珠叶、灶心土、白茅根。

3. 善治便血、痔疮出血的药物有地榆、槐花、槐角；善治尿血的药物有大蓟、小蓟、白茅根、血余炭、蒲黄。

4. 善治消化道出血的药物有地榆、槐花、炮姜、蒲黄、大黄、白及、灶心土；善治崩漏月经过多的药物有艾叶、茜草、棕板、炮姜、血余炭。

5. 具有安胎作用，用治胎漏下血、胎动不安的药物有艾叶、苎麻根。其中艾叶治虚寒性所致之胎漏下血、胎动不安，而苎麻根治胎热所致之胎漏下血、胎动不安。

6. 仙鹤草止血广泛，尤以止吐血、咯血效果快捷，为收敛止血之代表药；地榆功在凉血止血，尤善清大肠血热，治便血、血痢等证，为凉血止血之代表药；三七止血化瘀作用强，尤长于治跌打损伤及体内各种瘀阻出血，为化瘀止血药之代表药；艾叶擅长于温下元、逐寒凝，治下焦虚寒、冲任不固所致的崩漏出血，为温经止血药的代表药。

7. 其他章节中具有止血作用的药物有：荆芥、木贼、黄芩、栀子、生地黄、大黄、贯众、石韦、海螵蛸、五倍子、乌梅、赤石脂、禹余粮等。

目标检测

一、单项选择题

1. 在下列药物中，既能凉血止血，又能解毒敛疮的是（　　　）

　　A. 大蓟　　　　　　　B. 地榆　　　　　　　C. 侧柏叶　　　　　　D. 茜草

2. 治疗血热夹瘀的出血证，宜选用（　　　）

　　A. 地榆　　　　　　　B. 艾叶　　　　　　　C. 仙鹤草　　　　　　D. 茜草

3. 治疗肺胃出血，宜首选（　　　）

　　A. 白及　　　　　　　B. 三七　　　　　　　C. 地榆　　　　　　　D. 仙鹤草

4. 炮姜适用于（　　　）

　　A. 虚寒便血　　　　　B. 热毒泻痢　　　　　C. 亡阳厥逆　　　　　D. 寒饮伏肺

5. 化瘀止血药最宜用于 （　　　）

    A. 血热出血　　　　B. 瘀血出血　　　　C. 外伤出血　　　　D. 虚劳出血

6. 艾叶除用治崩漏外，还可治 （　　　）

    A. 虚寒性腹痛　　　B. 湿热泻痢　　　　C. 瘀阻出血　　　　D. 血热吐衄

7. 两药均善治下部出血的药组是 （　　　）

    A. 大蓟、小蓟　　　B. 地榆、槐花　　　C. 茜草、三七　　　D. 白茅根、侧柏叶

8. 不属于仙鹤草主治证的是 （　　　）

    A. 多种出血　　　　B. 泻痢痔疮　　　　C. 疟疾疮疖　　　　D. 咳嗽痰多

二、思考题

1. 止血药为什么多炒炭用？

2. 化瘀止血药既然能活血化瘀，为什么能用于出血证？

3. 地榆、白及、艾叶、三七均可止血，其功效有何不同？各用于何种出血？

4. 成炭炮姜与未成炭炮姜功用有何不同？

5. 瘀血为何会引起出血？瘀血出血应如何选用止血药？

6. 使用凉血止血药、收敛止血药时应注意什么？

第二十一章

活血化瘀药

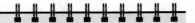

案例导入

案例1：薛某，女，32岁，自述半年来因血行不畅、血瘀气滞所致，近2个月来，症见月经量越来越少而闭经，兼有头晕眼花、疲乏无力心悸、腹部胀痛等症状。

案例2：某女患者，53岁，因肝肾亏虚所致的腰膝酸痛、筋骨无力，最近还伴有月经不调等症状。

讨论：1. 根据以上两个案例的症状分别进行辨证。

　　　2. 应选用本章哪类及哪些中药治疗？

1. 含义　凡以通畅血行，消散瘀血，治疗瘀血证为主要作用的药物，称为活血化瘀药。又称活血祛瘀药，简称活血药或化瘀药。

2. 性能特点　本类药物多辛、苦、温，辛散温通，善于走散通行，苦以泄滞，而有活血化瘀的作用。部分药物性偏寒，味咸能软坚散瘀，并通过活血化瘀作用，而产生止痛、调经、破血消癥、疗伤消肿、活血消痈的作用。因肝藏血，心主血，活血化瘀药主归肝、心二经，又因古有"恶血必归于肝"之说，故本类药物更强调归肝经。

3. 分类、功效与适应证

表21-1　活血化瘀药的分类、功效与适应证

分类	功效	适应证
活血止痛药	活血行气止痛	气滞血瘀诸痛证（头痛、胸胁痛、心腹痛、痛经、产后瘀阻腹痛、痹痛及跌打伤痛等）
活血调经药	活血祛瘀调经	妇女经产诸证，瘀血痛证、癥瘕、跌损、疮痈等证

分类	功效	适应证
活血疗伤药	活血消肿疗伤 止血生肌敛疮	跌打损伤、骨折、金疮出血等，或一般瘀血病证
破血消癥药	破血逐瘀消癥	癥瘕积聚、半身不遂、肢体麻木、血瘀经闭、瘀肿疼痛偏瘫等证

4. 配伍应用 应用活血祛瘀药时，应辨证审因，并根据药物寒温、猛缓之性或止痛、通经、疗伤、消癥等专长，加以选择，并作适当的配伍。

（1）常与行气药配伍，提高活血化瘀的作用。

（2）寒凝血瘀者，配伍温里散寒药，以温通血脉、消散瘀滞。

（3）热入血分者，配伍清热凉血药。

（4）热瘀互结者，配伍泻火解毒药。

（5）风湿痹痛者，配伍祛风湿药。

（6）癥瘕积聚者，选破血消癥药，并配软坚散结药。

（7）体虚患者，配伍补益药，以通补兼顾。

5. 使用注意 本类药物易耗血动血，临床应用时应注意以下几点：

（1）月经过多者忌用，孕妇慎用或忌用。

（2）无瘀血者忌用。

（3）对于破血逐瘀之品，体虚而兼瘀者更应慎用。

第一节　活血止痛药

川　芎　**Chuanxiong**

【来源】为伞形科植物川芎 *Ligusticum chuanxiong* Hort. 的干燥根茎。

【处方别名】芎藭、大川芎、炒川芎、酒炙川芎。

【性味归经】辛，温。归肝、胆、心包经。

【功效应用】

1. 活血行气 用于血瘀气滞痛证。本品既能活血化瘀，又能行气止痛，为"血中之气药"。治气滞血瘀之胸胁、腹部诸痛、胸痹心痛、胸闷憋气、跌打损伤、瘀伤疼痛等，常用作主药。川芎能"下行血海"，为妇科要药，可用治多种气滞血瘀引起的妇产科疾病，如月经不调、经闭、痛经等。近年来以川芎为主的复方治冠心病心绞痛，疗效较好。

2. 祛风止痛 用于头痛，风湿痹痛等证。本品辛温升散，能"上行头目"，祛风止痛，为治头痛要药，无论风寒、风热、风湿、血虚、血瘀头痛均可随证配伍用之。

【性能特点】本品辛香行散，温通血脉，入血走气，下行血海。既能活血祛瘀以调经，又能行气开郁以止痛，为"血中之气药"，故凡血瘀气滞之痛证，均可用此治之，尤为妇科活血调经之要药。本药又兼辛温升散之性，"上行头目"，祛风止痛，随证配伍可用治多种头痛，为治头痛之要药，故前人有"头痛不离川芎"之说。

【用法用量】煎服，3～9g；研末服，每次1～1.5g。外用适量，研末或煎汤洗。酒炙川芎可增强温通升散之力。

【使用注意】本品辛温升散，故阴虚火旺、气虚多汗、气逆呕吐、月经过多及出血性疾病者，均不宜服。

【现代研究】

1. 主要成分 本品含川芎嗪、阿魏酸、藁本内酯、川芎内酯等；尚含香草醛、甾醇类及维生素。

2. 药理作用 本品能抑制血管平滑肌收缩，扩张冠状动脉，增加冠脉血流量，降低外周血管阻力，改善微循环，抑制血小板聚集，抗血栓形成；并具有促进骨髓造血、镇静、解痉、调节免疫功能、抗放射、抗肿瘤及抗维生素 E 缺乏等作用。

拓展阅读

川芎的相关知识

1. 川芎原名芎䓖，因四川为其道地药材产区，故自唐宋以来名称川芎。
2. "血中之气药"：是指以活血为主，兼有行气作用的药物。
3. 川芎的作用特点：有"上行头目""下行血海，中开郁结""旁通络脉"之说，分别善治头痛，胸肋、腹部疼痛，月经不调、痛经和风湿痹痛。

延胡索　Yanhusuo

【来源】 为罂粟科植物 *Corydalis yanhusuo* W. T. Wang 延胡索的干燥块茎。

【处方别名】 玄胡索、玄胡、元胡、醋制延胡。

【性味归经】 辛、苦，温。归心、肝、脾经。

【功效应用】

活血行气止痛 用于气血凝滞所致诸痛。本品为活血行气之良药，无论何种痛证，均可应用。单用研粉吞服即可止痛；或配伍活血祛瘀药、开胸通阳散结药、疏肝解郁药等也可治上述诸痛。近代临床用治多种内脏痉挛性或非痉挛性疼痛。

【性能特点】 本品辛散苦泄温通，活血行气止痛功良，凡一身上下气滞血瘀诸痛证均可应用，以兼者为佳，尤其对内脏诸痛有较好疗效，醋制后其力更捷。

【用法用量】 煎服，3~10g。研末服，每次1.5~3g。醋制可增加有效成分的溶解度，增强止痛作用。

【使用注意】 本品活血行气，故孕妇慎服。

【现代研究】

1. 主要成分 本品含生物碱，主要为延胡索甲素、延胡索乙素、延胡索丙素（原阿片碱）、延胡索丁素、延胡索戊素、延胡索己素、去氢延胡索甲素等。

2. 药理作用 本品各种制剂均有明显的镇痛作用，其中以醇制及醋制流浸膏作用最强，延胡索总碱的止痛效佳，约为吗啡的40%，总碱中又以乙素作用最强。延胡索乙素还有中枢镇静、催眠作用。去氢延胡索甲素能显著扩张冠状血管；对多种原因所致的胃溃疡亦有一定的保护作用。

拓展阅读

延胡索的相关知识

延胡索有很好的止痛作用，其主要止痛成分延胡索乙素有显著的镇痛、催眠、镇静与安定作用，醋制后作用更强。其制成中成药使用，如延胡止痛片。

郁　金　Yujin

【来源】为姜科植物温郁金 *Curcuma wenyujin* Y. H. Chen et C. Ling、蓬莪术 *C. phaeocaulis* Val、广西莪术 *C. kwangsiensis* S. G. Lee et C. F. Liang 或姜黄 *C. longa* L. 的干燥块根。

【处方别名】玉金、黄郁金、川郁金、温郁金、广郁金、醋郁金、制郁金。

【性味归经】辛、苦，寒。归心、肝、胆、肺经。

【功效应用】

1. 活血行气止痛　用于气滞血瘀痛证。本品既能活血又能行气，性寒能清热，治肝郁气滞之胸胁刺痛，心血瘀阻之胸痹心痛，气滞血瘀之痛经、乳房作胀及癥瘕痞块诸证，兼有郁热者，常以本品为主药。

2. 解郁清心　用于热病神昏，癫痫痰闭。本品入心经，清心热，治疗痰浊蒙蔽心窍、热陷心包之神昏及癫痫痰闭之证，常用本品配伍寒性化痰开窍药。

3. 清热凉血　用于吐血，衄血，尿血，血淋及妇女倒经。

4. 利胆退黄　用于肝胆湿热，胆结石。

【性能特点】本品辛散苦泄，性寒又能清热。能疏肝行气以解郁，入血分则活血祛瘀以止痛，又能清心而开窍、凉血兼止血，故凡气滞血瘀有热、肝郁化火、血热出血、热扰心神及湿热郁闭心窍所致诸证，即可酌选。

【用法用量】煎服，3～10g。研末服，每次2～5g。排结石剂量可稍大。临床生用居多，醋制疏肝止痛作用增强。

【使用注意】本品孕妇忌服。畏丁香。

拓展阅读

郁金的相关知识

1. "倒经"，又称"逆经"，西医学称为"代偿性月经"。倒经表现为除阴道流血外，鼻子或口腔也会流少量的血，持续天数不等，多发于月经来潮前1~2天或经期间，而且像月经来潮似的，具有周期规律性。中医认为倒经属血热或气火上逆所致。

2. 广郁金：偏于行气解郁；川郁金：偏于活血化瘀。

3. 郁金有川郁金、桂郁金（广西莪术）与温郁金（温郁金）之分。其中川郁金又分黄丝郁金（蓬莪术）和绿丝郁金（姜黄），但都以块根入药。莪术与姜黄则以根茎入药。

姜　黄　Jianghuang

【来源】为姜科植物姜黄 *Curcuma longa* L. 的干燥根茎。

【处方别名】毛姜黄、黄姜、片姜黄。

【性味归经】辛、苦，温。归肝、脾经。

【功效应用】

1. 活血行气 用于血瘀气滞或寒凝之心腹疼痛、胸胁痛、经闭、产后腹痛等。本品辛苦散温通，能活血行气，使瘀散滞通而痛解。

2. 通络止痛 用于跌打损伤，瘀肿疼痛，风湿肩臂疼痛。

【性能特点】 本品辛散苦泄温通。能活血行气、通经止痛，治疗血瘀气滞所致的胸、胁、腹疼痛，经闭产后腹痛及跌打损伤。外散风寒湿邪，内行气血，温通经络，长于行肢臂治疗风湿臂痛，以寒凝阻络者最佳。

【用法用量】 煎服，3～10g。研末服，每次2～3g。外用适量，研末调敷。

【使用注意】《新修本草》谓其"功力烈于郁金"。破血力较强，故孕妇忌用。

乳　香　Ruxiang

【来源】 为橄榄科植物卡氏乳香树 *Boswellia carterii* Birdw. 及同属植物 *B. bhawdajiana* Birdw. 树皮渗出的树脂。

【处方别名】 乳头香、熏陆香、滴乳香、醋炙乳香。

【性味归经】 辛、苦，温。归心、肝、脾经。

【功效应用】

1. 活血行气止痛 用于瘀血阻滞诸痛证。本品可用于一切气滞血瘀之痛证，常与没药相须为用。

2. 消肿生肌 用于跌打损伤，疮疡痈肿。本品是中医伤科、外科常用药物，以外用为主。常与金银花等清热解毒药同用，如仙方活命饮。

【性能特点】 本品辛散苦泄，芳香走窜。内能宣通脏腑，通达气血；外能透达经络。功善活血止痛、消肿生肌，并兼行气。凡血瘀气滞外伤疼痛、痈疽疮疡及瘰疬肿块皆可用之。若内服外用相配合，其效更良，为外伤科要药。

【用法用量】 煎服，3～5g；或入丸散。生用或炒去油用。外用适量，研末调敷。

【使用注意】 本品生用气辛浊香燥味苦，故用量不宜过大，对胃有刺激性，易致恶心、呕吐，故胃弱者应慎服；孕妇及无瘀滞者忌服；疮疡溃后勿服，脓多勿敷。

没　药　Moyao

【来源】 为橄榄科植物地丁树 *Commiphora myrrha* Engl. 或哈地丁树 *C. molmol* Engl. 的干燥树脂。

【处方别名】 末药、明没药、炙没药、醋炙没药。

【性味归经】 辛、苦，平。归心、肝、脾经。

【功效应用】

没药的功效应用与乳香相似，常与乳香相须为用。

【性能特点】 本品辛散苦泄，芳香走窜。具有活血行气、消肿生肌之功，主治与乳香相似。唯没药偏于活血化瘀，治疗血瘀气滞较重之胃痛多用；而乳香偏于行气伸筋。

【用法用量】 煎服，3～5g；或入丸散。生用或炒去油用。外用适量，研末调敷。

【使用注意】 本品气浊味苦而活血，入煎剂常致汤液浑浊，胃弱者多服易致呕吐，故用量不宜过大，胃弱呕逆者慎服。孕妇及无瘀滞者忌服；疮疡溃后勿服，脓多勿敷。

五灵脂　Wulingzhi

【来源】 为鼯鼠科动物复齿鼯鼠 *Trogopterus xanthipes* Milne Edwards 的干燥粪便。

【处方别名】灵脂、灵脂米、灵脂块、糖灵脂、醋炙五灵脂。

【性味归经】甘、苦，温。归肝、脾经。

【功效应用】

1. 活血止痛　用于瘀血阻滞诸痛证。本品苦咸温通，为治疗血瘀诸痛之要药。

2. 化瘀止血　用于出血证兼有瘀阻者。

【性能特点】本品苦甘温通疏泄，主入肝经血分。既善活血止痛，为治疗血滞诸痛证之要药，且常与蒲黄相须为用。又善化瘀止血，为治出血夹瘀之常用药。

【用法用量】煎服，3～10g，纱布包煎；或入丸散用。外用适量，研末调敷。本品有腥臭味，不利于服用，制后可矫臭矫味，醋炙可增强其散瘀止血作用，酒制后增强活血止痛之力。

【使用注意】本品活血祛瘀，故孕妇慎服。反人参。

第二节　活血调经药

丹　参　**Danshen**

【来源】为唇形科植物丹参 *Salvia miltiorrhiza* Bge. 的干燥根和根茎。

【处方别名】紫丹参、红根、酒炒丹参、炒丹参、丹参炭。

【性味归经】苦，微寒。归心、肝经。

【功效应用】

1. 活血调经　用于妇科经产诸证。本品为妇科调经常用药，因其性寒凉，对血热瘀滞之证尤为相宜。症状较轻者，单用本品研末，酒调服有效。

2. 祛瘀止痛　用于血瘀心痛，脘腹疼痛，癥瘕积聚，跌打损伤，风湿痹证。

3. 凉血消痈　用于疮疡痈肿。常与清热解毒药同用。

4. 除烦安神　用于热病烦躁神昏，心悸失眠。

【性能特点】本品味苦寒降泄，入心肝血分。因善活血消癥止痛，广泛治疗各种瘀血病证，为活血化瘀之要药。又善活血调经止痛，为妇科调经佳品。还因性寒，又可凉血清心而除烦安神、散结消痈。总之，本药既活血又凉血，血热瘀滞用之最佳，前人有"一味丹参饮，功同四物汤"之说，但"四物汤"既活血又补血，而丹参无补血作用，实为以通为补之意。

【用法用量】煎服，5～15g。生品清心除烦之力强，酒炙后寒凉之性有所缓和，能增强活血祛瘀调经之力。

【使用注意】本品活血通经，故月经过多者及孕妇慎服。反藜芦。

【现代研究】

1. 主要成分　本品含丹参酮、异丹参酮、隐丹参酮等多种醌类等；尚含丹参素、丹参酸。

2. 药理作用　本品能扩张冠状动脉，增加冠脉血流量，改善心肌缺血和心脏功能，改善微循环；并有促进纤维蛋白溶解、抗凝、抑制血小板聚集、抑制血栓、保肝、降血脂、降血压、抗动脉粥样硬化、调节免疫功能、抗菌、抗炎、抗过敏、抗肿瘤、解热、镇静、降血糖等作用。

红 花 Honghua

【来源】 为菊科植物红花 *Carthamus tinctorius* L. 的干燥花。

【处方别名】 红蓝花、刺红花、草红花、南红花、杜红花。

【性味归经】 辛，温。归心、肝经。

【功效应用】

活血祛瘀，通经止痛 用于血滞经闭痛经，产后瘀滞腹痛以及癥瘕积聚，心腹瘀痛，跌打损伤，疮疡痈肿等证。本品性味辛温，活血化瘀作用较强，为治瘀证的常用之品，尤长于通经、止痛，因此妇产科血瘀病证每方必用。

【性能特点】 本品辛散温通，专入心肝血分。能活血而通调经脉，祛瘀而消癥散积，为治瘀血阻滞病证的常用药物。前人有"多用则破血，少用则养血"之说。又善活血通经，治经产瘀滞之证。

【用法用量】 煎服，3～10g。外用适量。小剂量活血通经，大剂量破血催产。

【使用注意】 本品辛温行散而活血力强，故孕妇及月经过多者忌服。

桃 仁 Taoren

【来源】 为蔷薇科植物木桃 *Prunus persica*（L.）Batsh 或山桃 *P. davidiana*（Carr.）Franch. 的干燥成熟种子。

【处方别名】 山桃仁、光桃仁、桃仁泥、燀桃仁、炒桃仁。

【性味归经】 苦、甘，平。归心、肝、肺、大肠经。

【功效应用】

1. 活血祛瘀 用于多种瘀血证。本品祛瘀力强，又称破血药，为治疗各种瘀血阻滞病证的常用药，每与红花相须为用。也常与清热解毒药配伍，用治肺痈、肠痈。

2. 润肠通便 用于肠燥便秘。本品富含油脂，能润燥滑肠。

3. 止咳平喘 用于咳嗽气喘。本品止咳平喘力较弱，常与苦杏仁等止咳平喘药同用。

【性能特点】 本品苦能泄降，甘润多脂，平性少偏，入心肝血分，兼活血祛瘀，为治妇科血瘀经产诸证所常用。且善泄血分之壅滞，治疗气血凝滞之肺痈、肠痈。此外，质润多脂，能润肠通便。又有类似于杏仁的润肺降气、止咳平喘作用。

【用法用量】 煎服，5~10g，宜捣碎入煎。生品活血祛瘀力较强，燀后去皮，易于有效成分煎出。炒后偏于润燥和血，活血力缓和，多用于肠燥便秘。

【使用注意】 本品活血力强，故孕妇忌服。

益母草 Yimucao

【来源】 为唇形科植物益母草 *Leonurus japonicus* Houtt. 新鲜或干燥的地上部分。

【处方别名】 坤草、益母艾、益母蒿、茺蔚。

【性味归经】 苦、辛，微寒。归肝、心包、膀胱经。

【功效应用】

1. 活血调经 用于血滞经闭，经行不畅，痛经，产后恶露不尽，瘀滞腹痛等。本品治妇科经产诸证，可单用大量水煎或熬膏服用；亦可用于伤科、内科血瘀证。

2. 利尿消肿 用于水肿，小便不利。

【性能特点】 本品苦泄辛行，主入血分。功善活血调经，为治妇科经产诸证之要药，故有"益母"之名。又利水消肿，对水瘀互阻的水肿尤为适宜。兼可清热解毒，热毒疮肿等用之亦宜。

【用法用量】 煎服，9~30g；鲜品12~40g。或熬膏。外用适量，鲜品捣敷或煎汤外洗。

【使用注意】 本品可活血，故血虚无瘀者及孕妇慎服。

拓展阅读

益母草的相关知识

恶露：是指产妇分娩后，胞宫内遗留的余血和浊液。一般在2~3周内应排尽，过期仍淋漓不尽者，多因瘀血内阻，或冲任不固等所致。

牛 膝 Niuxi

【来源】 为苋科植物牛膝 *Achyranthes bidentata* BL. 的干燥根。

【处方别名】 怀牛膝、怀膝、淮牛膝、制牛膝。

【性味归经】 苦、酸、甘，平。归肝、肾经。

【功效应用】

1. 祛瘀通经 用于妇科经产诸证及伤科瘀血证。本品活血祛瘀力较强，性善下行，故其活血祛瘀作用有疏利降泄之特点。

2. 补肝肾，强筋骨 用于肾虚腰痛，下肢痿软。本品活血中又能补益，兼能祛除风湿，性善下行，故善治下半身腰膝关节酸痛。

3. 引火（血）下行 用于头痛眩晕，齿痛，口舌生疮，吐衄血。本品味苦善泄降，能导热下泄，引血下行，以降上炎之火。

4. 利水通淋 用于淋证，水肿及小便不利等。

【性能特点】本品苦能泄降，甘酸能补，平而偏凉，入肝肾经。生用性善下行，活血逐瘀通经，治妇科经产诸疾及跌打伤痛，为调经疗伤之品；又善利尿通淋、引火（血）下行。牛膝制用补肝肾、强筋骨，为治肾虚腰痛及久痹腰膝酸痛无力之常品。此外，"能引诸药下行"，故临床用药欲其下行者，常用本品作为身体下部疾病的引经药。

【用法用量】煎服，5～12g。引血下行、利尿通淋多生用。酒炙后增强活血祛瘀、通经止痛作用，盐炙后增强补肝肾、强筋骨作用。

【使用注意】本品性善下行逐瘀，故孕妇慎用；经期及下部出血者忌用。肾虚滑精、脾虚溏泄者亦不宜用。

拓展阅读

附药

川牛膝：为苋科川牛膝的干燥根。本药甘、微苦，平。有逐瘀通经、通利关节、利水通淋之功。怀牛膝偏于补肝肾、强筋骨；川牛膝偏于活血化瘀。

鸡血藤 Jixueteng

【来源】为豆科植物密花豆 *Spatholobus suberectus* Dunn 的干燥藤茎。

【处方别名】血风藤、密花豆藤。

【性味归经】苦、微甘，温。归肝、肾经。

【功效应用】

1. 活血补血，调经 用于血虚血瘀，月经不调，痛经，血寒经闭等证。本品既能活血，又能补血，对血瘀、血虚之证均适用。

2. 舒筋活络 用于风湿痹痛及手足麻木，肢体麻木。

【性能特点】本品苦泄，温通甘补。入肝经血分，行补并能，能祛瘀血，生新血，有活血补血、舒筋活络之功，为治血瘀或兼血虚之常用药，主治妇科血瘀或血虚经产诸证以及风湿痹证、肢体麻木或中风半身不遂等证。茎藤类又可舒筋活络。

【用法用量】煎服，9～15g，大剂量可用至30g。或浸酒服，或熬成膏服。

【使用注意】本品可活血通经，故孕妇及月经过多者慎服。

泽 兰 Zelan

【来源】为唇形科植物毛叶地瓜儿苗 *Lycopus lucidus* Turcz. var. *hirtus* Regel 的干燥地上部分。

【处方别名】地笋、地瓜儿苗、山泽兰、黄泽兰。

【性味归经】苦、辛，微温。归肝、脾经。

【功效应用】

1. 活血祛瘀 用于血瘀经产诸证。本品辛散温通，药性平和不峻，为妇科活血调经常用之品。

2. 消肿止痛 用于跌打损伤，胸胁刺痛及痈肿等。

3. 利水消肿 用于产后水肿，浮肿及腹水。

【性能特点】本品辛散苦泄温通，药性平和不峻。入肝经血分，功能活血化瘀而通经、消肿，凡经行不畅之妇科经产诸证或伤科跌打均可应用；又入脾经，芳香舒脾而行水消肿，可治水瘀互结之水肿。

【用法用量】煎服，10~15g。外用适量。

【使用注意】血虚及无瘀滞者慎用，孕妇忌服。

王不留行　Wangbuliuxing

【来源】为石竹科植物麦蓝菜 *Vaccaria segetalis*（Neck.）Garcke 的干燥成熟种子。

【处方别名】王不留、留行子、麦篮子、炒王不留行。

【性味归经】苦，平。归肝、胃经。

【功效应用】

1. 活血通经　用于血滞经闭，痛经等证。本品性"走而不守"，善于通利血脉，行而不住，有活血通络之功。古方中尚用本品活血催产，用于难产或胎死腹中，现代报道以其作晚期妊娠引产之用。

2. 下乳消痈　用于产后乳汁不行及乳痈等证。本品秉宣通之性，善通乳脉，治产后因乳脉不通而致乳汁不行或乳汁少者，临床常与穿山甲为伍，效果更好。

3. 利尿通淋　用于热淋，血淋，石淋等证。

【性能特点】本品性平味苦疏泄，入肝经血分。善于走窜，长于活血通经，治经产血瘀诸证；上可通利血脉而通乳汁、消痈，下能通利血脉而通经，又兼能利尿通淋。

【用法用量】煎服，5~10g。治痈多生用，炒爆易于煎出有效成分。

【使用注意】本品善活血通利，故孕妇慎用。古书有云，用量过大，可致流产下胎。

第三节　活血疗伤药

土鳖虫　Tubiechong

【来源】为鳖蠊科昆虫地鳖 *Eupolyphaga sinensis* Walker 或冀地鳖 *Steleophaga plancyi*（Boleny）的雌虫干燥全体。

【处方别名】地鳖虫、土元、炒土鳖虫。

【性味归经】咸，寒；有小毒。归肝经。

【功效应用】

续筋接骨，破血逐瘀　用于跌损骨折，瘀肿疼痛及血瘀经闭，癥积。本品长于活血疗伤，续筋接骨，为伤科常用之药。可以外敷，又可内服。

【性能特点】本品咸软寒清，性善走窜，虽小毒而力猛。善逐瘀血、消癥瘕、通经闭、续筋接骨，为妇科通经、内科消癥、伤科接骨所习用。

【用法用量】煎服，3~10g。研末服，每次1~1.5g，以黄酒送服为佳。生品多外用，内服因其腥臭，故多炒制以便服用。

【使用注意】本品破血力强，故孕妇忌服。

自然铜　Zirantong

【来源】为硫化物类矿物黄铁矿族黄铁矿，主含二硫化铁（FeS_2）。

【处方别名】接骨丹、川然铜、煅自然铜、醋自然铜。

【性味归经】辛，平。归肝经。

【功效应用】

消瘀止痛，接骨疗伤 用于跌打损伤，骨折伤筋，瘀肿肿痛。

此外，本品还可用于瘿瘤、疮疡、烫伤等。

【性能特点】本品性平辛散，入肝经血分。功善活血散瘀止痛、接骨疗伤，尤长于促进骨折的愈合，为伤科接骨续筋的要药。

【用法用量】煎服，3~9g，打碎先煎；多入丸散。醋淬研末服，每次0.3g。外用适量。

【使用注意】本品为金石之品，故不宜久服，血虚无滞者慎服，孕妇忌服。

骨碎补　Gusuibu

【来源】为水龙骨科蕨类植物槲蕨 *Drynaria fortunei*（Kunze）J. Sm. 的干燥根茎。

【处方别名】猴姜、申姜、碎补、炒骨碎补、烫骨碎补。

【性味归经】苦，温。归肝、肾经。

【功效应用】

1. 活血续筋 用于跌损骨折，瘀肿疼痛。本品虽有活血之功，但专于疗伤，其他瘀血证少用。可利于骨折愈合生长，故为伤科常用之品，尤宜用于骨折筋损之证。

2. 补肾强骨 用于肾虚腰痛，足膝痿弱及牙痛等。

【性能特点】本品苦泄温通，补虚兼行散。名曰：骨碎补，实则补骨碎。功善活血疗伤止痛、续筋接骨，治跌仆闪挫、筋伤骨折、瘀肿疼痛，为伤科常用之佳品；又能温补肾阳、强筋骨，为治肾虚腰痛、足膝痿弱及耳鸣耳聋诸证之良药。

【用法用量】煎服，3~10g。或泡酒服。外用适量，研末敷或浸酒外涂。多砂炒易于粉碎和煎出有效成分。

【使用注意】本品苦温燥散助火，故阴虚内热、血虚风燥及无瘀滞者慎服。

马钱子　Maqianzi

【来源】为马钱科植物马钱 *Strychnos nux-vomica* L. 的干燥成熟种子。

【处方别名】番木鳖、制马钱子、砂炙马钱子。

【性味归经】苦，温；有大毒。归肝、脾经。

【功效应用】

1. 活血通络止痛 用于跌打损伤，痈疽肿痛，风湿顽痹等。本品功能活血通络止痛，又可搜筋骨之风湿、开通经络、透达关节，尤长于止痛。治风湿顽痹、拘挛疼痛或麻木瘫痪等证，单用有一定疗效。

2. 攻毒散结消肿 用于痈疽疮毒。本品可用治痈疽、疥癣诸证。

【性能特点】本品苦泄性温，毒大力强，入肝脾经。善散结消肿，治疗跌打损伤、痈疽肿痛等；又有较强的通络定痛作用，远胜于他药，治疗风湿顽痹、麻木瘫痪等。近代单用治疗重症肌无力有一定疗效。

【用法用量】内服宜炮制后入丸散剂，日服0.3~0.6g。外用适量，研末调敷或吹喉，亦可浸软后切片外贴。

【使用注意】本品有大毒，内服不宜生用及多服久服；其有毒成分能被经皮肤吸收，故内服宜严格炮制，外用不宜大面积或长期涂敷。孕妇禁用，运动员慎服。

【现代研究】

1. 主要成分　本品含马钱子碱、番木鳖碱、异马钱子碱和异番木鳖碱等毒性成分。

2. 药理作用　本品具有抑菌、兴奋中枢神经、镇痛、镇咳、麻痹感觉神经末梢及促进淋巴细胞有丝分裂等作用。

拓展阅读

马钱子的相关知识

马钱子有大毒，成人一次服5~10mg的士的宁可致中毒，30mg可致死。原因为强直性惊厥反复发作造成衰竭及窒息死亡。中毒的主要表现为口干、头晕、头痛和胃肠道刺激症状；亦见心慌、肢体不灵、恐惧、癫痫样发作。

血　竭　Xuejie

【来源】为棕榈科植物麒麟 *Daemonorops draco* BL. 果实渗出的树脂经加工制成。

【处方别名】麒麟竭、麒麟血、血杰、血力花。

【性味归经】甘、咸，平。归心、肝经。

【功效应用】

1. 活血止痛　用于跌打损伤，瘀滞心腹刺痛证。本品入血分而散瘀止痛，为伤科常用之品，既可内服，又可外敷。

2. 化瘀止血　用于外伤出血及疮疡不敛等。

【性能特点】本品甘咸走血，性平不偏，行中有止，入心肝经。内服善活血疗伤、散瘀止痛，为伤科要药，治妇女经闭、产后瘀阻腹痛及一切瘀血心腹刺痛。又能化瘀止血、生肌敛疮，用于外伤出血及疮疡不敛。

【用法用量】内服多研末或入丸散，每次1~2g，每日2~3次。外用适量，研末撒敷或入膏药敷贴。

【使用注意】本品活血散瘀，故无瘀血者不宜用；孕妇及月经期妇女忌用。

第四节　破血消癥药

莪　术　Erzhu

【来源】为姜科植物蓬莪术 *Curcuma phaeocaulis* Val.、广西莪术 *C. kwangsiensis* S. G. Lee et C. F. Liang 或温郁金 *C. wenyujin* Y. H. Chen et C. Ling 的干燥根茎。

【处方别名】蓬莪术、温莪术、文术、炒莪术、醋莪术。

【性味归经】辛、苦，温。归肝、脾经。

【功效应用】

1. 破血行气　用于气滞血瘀，癥瘕积聚，经闭以及心腹瘀痛等。本品活血作用较强，常用治经闭、癥瘕等较重的血瘀证，常与三棱相须为用。

2. 消积止痛　用于食积脘腹胀痛。本品行气作用较强，善治食积气滞胀痛较重者。

【性能特点】本品辛散苦泄温通，药力颇强。功善破血行气，为破血消癥要药，凡血瘀气滞重症每用；又可消食积止痛，用于宿食不消之脘腹胀痛。唯易伤正气，用时宜慎。现代多用治疗子宫癌等多种癌肿。

【用法用量】煎服，6~9g。生用行气消积力强，醋制后止痛力加强。

【使用注意】本品药性峻猛，有耗气伤血之弊，中病即止，不宜过量、久服。月经过多者或孕妇忌用。

拓展阅读

莪术的相关知识

1.癥瘕、积聚：癥瘕与积聚相类似，泛指腹内痞块。一般按之有形，坚硬不移，痛有定处者为癥；聚散无常，痛无定处者为瘕。多因血瘀气滞所致。

2.现代临床用莪术注射液以局部病灶注射为主，配合静脉给药，治宫颈癌；以复方莪术注射液（莪术、红花）静脉滴注，治冠心病心绞痛、缺血性脑血管病等；以莪术软膏外用，治宫颈糜烂等疾患，均有较好疗效。

三　棱　Sanleng

【来源】为黑三棱科植物黑三棱 *Sparganium stoloniferum* Buch. – Ham. 的干燥块茎。

【处方别名】荆三棱、麸炒三棱、黑三棱、醋三棱。

【性味归经】辛、苦，平。归肝、脾经。

【功效应用】

本品功效、主治病证与莪术基本相同，且常相须为用。

【性能特点】本品苦辛泄散，性平不偏。功效主治与莪术基本相同，亦用于血瘀气结之重症。然三棱偏入血分，破血之力优于莪术；莪术偏入气分，破气之力优于三棱。故治血瘀气滞与食积重症，两药每相须为用以增效。

【用法用量】煎服，3~10g。醋炙后主入血分，增强破血止痛之力。

【使用注意】本品破血力强，故孕妇及月经过多者忌服。

水　蛭　Shuizhi

【来源】为水蛭科动物蚂蟥 *Whitmania pigra* Whitman、水蛭 *Hirudo nipponica* Whitman 或柳叶蚂蟥 *Whitmania acranulata* Whitman 的干燥体。

【处方别名】蚂蟥、马蜞、炙水蛭、酒炙水蛭。

【性味归经】咸，苦，平；有小毒。归肝经。

【功效应用】

破血逐瘀消癥　用于癥瘕积聚，血瘀经闭及跌打损伤之重症等。本品咸苦入血分，功善破血逐瘀，其力峻效宏，善能消散癥结、通畅血脉；亦可通月经，疗伤痛。

【性能特点】本品咸入血，苦泄散，有小毒。力峻效宏，但平性不偏，专入肝经，善破血通经脉，消癥积，为破血逐瘀消癥之良药，故血瘀重症每每投用。

【用法用量】入煎剂，1~3g；或入丸散。焙干研末吞服，每次0.3~0.5g。生品多入煎剂，滑石粉炒后能降低毒性，利于粉碎，多入丸散剂。或用活水蛭放于瘀肿局部以吸血消肿。

【使用注意】本品有小毒，破血力强，故孕妇忌服。

【现代研究】

1. 主要成分 本品含水蛭素、蛋白质、肝素、抗血栓素及组织胺样物质。

2. 药理作用 本品抗凝作用极强大，能防止血栓形成及对血栓有溶解作用；能使血中脂质含量降低，同时使主动脉与冠状动脉斑块消退；促进血肿吸收，减轻周围炎症反应，改善局部血液循环。

<h2 style="text-align:center">穿山甲 Chuanshanjia</h2>

【来源】 为鲮鲤科动物穿山甲 *Manis pentadactyla* Linnaeus 的鳞甲。

【处方别名】 鲮鲤甲、川山甲、山甲片、炙甲片、山甲珠、炮山甲、醋山甲、烫穿山甲。

【性味归经】 咸，微寒。归肝、胃经。

【功效应用】

1. 活血消癥 用于癥瘕，经闭及风湿痹痛等。本品性善走窜，内达脏腑经络，能活血化瘀、消癥积、通经脉。治癥瘕积聚，配三棱、莪术等；治血瘀经闭，配当归、红花等；治风湿痹痛，配白花蛇、蜈蚣、羌活、独活等。

2. 通经下乳 用于产后乳汁不下。本品能疏通气血而下乳，因气血壅滞而乳汁不下者，可单用或配王不留行；若气血虚而乳稀少者，则与黄芪、当归等益气血药同用。

3. 消肿排脓 用于痈肿疮毒，瘰疬等。常与清热解毒消痈、益气养血等药合用。

【性能特点】 本品咸软微寒，性善走窜，内通脏腑，外透经络。功善活血消癥、通经下乳，治癥瘕痞块及瘀血经闭、乳汁不通或风湿痹痛等证。又可消肿排脓，用于痈肿疮毒、瘰疬等证，使未成脓者消散，已成脓者速溃。

【用法用量】 煎服，3~10g；研末服，1~1.5g，每日2~3次。多以砂炒后入药，研末服效果较好。

【使用注意】 本品走窜行散，善活血消肿排脓，故痈疽已溃者及孕妇忌服。

表 21-2 其他活血化瘀中药

类别	品名	来源	性味	功效	主治
活血调经药	月季花	蔷薇科植物月季的花	甘、苦，平	活血调经，疏肝解郁	妇科经产，跌打损伤
	凌霄花	紫葳科植物凌霄的花	辛，微寒	破瘀通经，凉血祛风	经产跌打，皮肤癣疮
活血疗伤药	苏木	豆科植物苏木的心材	甘、辛，平	活血疗伤，祛瘀通经	跌打损伤，血滞经闭
	刘寄奴	菊科植物奇蒿的全草	苦，温	散瘀止痛，通经化积	经产跌打，食积腹痛
破血消癥药	虻虫	虻科昆虫虻的雌虫体	苦、寒，小毒	破血逐瘀，散积消癥	血瘀经闭，跌打损伤
	干漆	漆树科植物漆树树脂	辛、温，有毒	破血逐瘀，消积杀虫	血瘀经闭，虫积腹痛
	斑蝥	芫菁科昆虫斑蝥全体	辛、热，大毒	破血逐瘀，攻毒散结	癥瘕经闭，痈疽恶疮

📊 **重点小结**

一、药物功用比较

本类药物多属辛散苦泄之品，主入肝心血分，均能活血化瘀，并能通过活血化瘀而产生止痛、调节月经、破血消癥、疗伤消肿、活血消痈等效能，主治各种瘀血证。

（一）活血止痛药

川芎、延胡索、郁金 均能活血行气止痛，治疗血瘀气滞所致的诸痛证。然川芎活血力强，能上行头目，祛风止痛，善治头痛、痹痛；又能下行血海，为调经要药。而延胡索止痛力强，凡一身上下血瘀气滞诸痛证用之皆宜。郁金辛苦性寒，又能凉血解郁清心，善治血瘀气滞挟热者，并治热病神昏、癫痫痰闭之证；且能利胆退黄。

乳香、没药 气味芳香，辛散走窜，均能活血止痛、消肿生肌，内治血瘀气滞心腹诸痛；外治痈疽疮肿，跌打损伤。但乳香长于活血伸筋，而没药善于散瘀止痛，故临床每相须为用。

（二）活血调经药

丹参、红花、桃仁 均能活血通经，为治疗妇科瘀血阻滞经产诸证及胸痹、心痛、跌打损伤等瘀血证。其中丹参性寒凉，血热瘀滞者最宜；并能清心除烦、凉血消痈。红花、桃仁常相须为用，治疗瘀血证。但桃仁甘苦性平质润，长于破瘀生新，润肠通便。而红花辛散温通，质轻浮散，又可活血。

怀牛膝、川牛膝 怀牛膝善于补益肝肾、强壮筋骨，治腰膝酸痛，筋骨痿软。具有下行之性，能利尿通淋，并引热、引血、引药下行，治疗淋证及气火上逆之吐衄、牙龈肿痛、头痛、眩晕等证。川牛膝长于活血通经，利关节，治血瘀闭经，风湿痹痛。

（三）活血疗伤药

土鳖虫、自然铜 均能活血化瘀、通经疗伤，为伤科续筋接骨常用品，适用于跌打损伤，筋伤骨折，瘀血肿痛之证。但土鳖虫药力峻猛，且能破血逐瘀，治疗经闭、癥瘕。然自然铜散瘀止痛力胜，尤善促进骨折愈合。

（四）破血消癥药

莪术、三棱 均能破血行气、消积止痛，二药常相须为用，同为破血消癥之要药，治疗癥瘕痞块，胸腹胀痛，食积不消，血滞经闭等证。然破血之力三棱胜于莪术胜于三棱，行气之功莪术胜于三棱。

二、要点归纳

1. 能活血行气止痛的药物：川芎、姜黄、延胡索、郁金、乳香、没药。其中延胡索为理气止痛之要药，其止痛作用最为突出。

2. 活血作用较强，称破血，具体药物有：三棱、莪术、水蛭、虻虫、土鳖虫、斑蝥。

3. 活血作用较缓，称和血，具体药物有：鸡血藤、丹参、红花（小剂量）。

4. 兼能活血消痈的药物有丹参、郁金、桃仁、王不留行；兼能消肿生肌的药物有乳香、没药、血竭。其中丹参为治妇科血瘀经闭、血热经闭及血热经来先期之良药。

5. 兼能化食消积止痛的药物有刘寄奴、三棱、莪术；兼能利水消肿的药物有益母草、泽兰、牛膝。

6. 兼能补肝肾、强筋骨的药物有牛膝、骨碎补；兼能续筋接骨的药物有土鳖虫、自然铜、骨碎补。

7. 兼能下乳的药物有穿山龙、王不留行；兼能润肠通便的药物是桃仁。

8. 兼能止血的药物有郁金、五灵脂、血竭、儿茶、刘寄奴；兼能补血的药物是鸡血藤。

9. 其他章节具有活血化瘀作用的药物有：牡丹皮、赤芍、大血藤、大黄、千金子、穿山龙、虎杖、三七、茜草、蒲黄、花蕊石、降香、当归、山楂、海马。

目标检测

一、单项选择题

1. 性味辛温的活血祛瘀药是 （　　）
　　A. 丹参　　　　　　　　B. 川芎　　　　　　　　C. 郁金　　　　　　　　D. 怀牛膝

2. 下列药物中，性善"上行头目"，为治头痛的要药是 （　　）
　　A. 羌活　　　　　　　　B. 川芎　　　　　　　　C. 独活　　　　　　　　D. 怀牛膝

3. "行血中气滞，气中血滞，专治一身上下诸痛"的药物是 （　　）
　　A. 川芎　　　　　　　　B. 郁金　　　　　　　　C. 延胡索　　　　　　　D. 姜黄

4. 既能活血，又能凉血，并能养血的药物是 （　　）
　　A. 丹参　　　　　　　　B. 大黄　　　　　　　　C. 鸡血藤　　　　　　　D. 郁金

5. 能促进骨折愈合，善治伤科跌打、骨折伤筋、瘀肿肿痛的药物是 （　　）
　　A. 续断　　　　　　　　B. 骨碎补　　　　　　　C. 土鳖虫　　　　　　　D. 自然铜

6. 活血止痛宜生用或酒炙，化瘀止血宜醋炙的药物是 （　　）
　　A. 郁金　　　　　　　　B. 五灵脂　　　　　　　C. 延胡索　　　　　　　D. 乳香

7. 郁金药用部位为郁金、姜黄、莪术等的 （　　）
　　A. 块根　　　　　　　　B. 根茎　　　　　　　　C. 根皮　　　　　　　　D. 果实

8. 牛膝功能引血下行，可用治 （　　）
　　A. 疮痈肿痛　　　　　　B. 斑疹紫暗　　　　　　C. 便血崩漏　　　　　　D. 吐血衄血

9. 牛膝、益母草均有的功效是 （　　）
　　A. 活血破气　　　　　　B. 活血生肌　　　　　　C. 活血利水　　　　　　D. 活血解毒

10. 能"下调经水，中开郁结"的药物是 （　　）
　　A. 丹参　　　　　　　　B. 郁金　　　　　　　　C. 益母草　　　　　　　D. 红花

二、思考题

1. 运用活血化瘀药时，应与何类药同用？为什么？

2. 活血化瘀药中兼有行气作用的药物有哪些？并述各药的作用特点？

3. 牛膝"性善下行"的作用特点表现在哪些方面？

4. 为什么说"头痛不离川芎"？

5. 川芎、牛膝均能治头痛，临床如何区别使用？

6. 郁金、姜黄、莪术的药用来源、性味、功效有何不同？

第二十二章
化痰止咳平喘药

学习目标

知识要求　1. **掌握**　化痰止咳平喘药的含义、功效、适应证、配伍应用及使用注意；11 味药物（半夏、白芥子、天南星、桔梗、川贝母、浙贝母、瓜蒌、苦杏仁、紫菀、款冬花、枇杷叶）。

　　　　　2. **熟悉**　9 味药物（白附子、旋覆花、前胡、天竺黄、竹茹、紫苏子、百部、白果、洋金花）。

　　　　　3. **了解**　6 味药物（皂荚、白前、海藻、胖大海、桑白皮、葶苈子）。

技能要求　1. 能利用重点药物的药性与功效进行辨证治疗。

　　　　　2. 学会对功用相似的药物进行异同比较。

　　　　　3. 熟记重点药物的性能特点与特殊用法用量。

　　　　　4. 识别 26 味中药饮片。

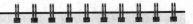

案例导入

案例1： 李某，男，42 岁。发热伴左侧胸痛 3 天。患者最近工作繁忙，频繁出差，十分劳累。3 天前受凉后出现发热 38.8℃，头痛、身痛，自服维 C 银翘片等感冒药，头痛、身痛好转，但仍发热 38～39℃，左侧胸痛明显，身体转侧及咳嗽时加剧，咳嗽，痰少，气急咽干，舌苔薄黄，脉弦数。

案例2： 张某，女，35 岁。症状：呼吸急促，面红耳赤，咳甚，痰少黄而黏稠，咯吐不爽，喉中哮鸣有声，胸膈满闷，口渴不甚，舌红苔黄厚腻，脉滑数。

讨论： 1. 根据以上两个案例的症状分别进行辨证。

　　　　2. 应选用本章哪类及哪些中药治疗？

1. 含义　凡以祛痰或消痰，治疗痰证为主要作用的药物，称为化痰药；以制止或减轻咳嗽喘息为主要作用的药物，称为止咳平喘药。

化痰药多兼止咳平喘作用，而止咳平喘药亦多兼化痰作用，且病证上痰、咳、喘三者相互兼杂，故两类药合并一章介绍，总称为化痰止咳平喘药。

2. 性能特点　本章药物或辛或苦，或温或凉，辛开，苦以降泄或燥湿，温以散寒，凉可清热，而分别用于寒痰、湿痰、热痰、燥痰、风痰及咳嗽气喘。多蜜炙以增强润肺止咳的作用。

化痰药也相应因药性有温燥与凉润之别而分为温化寒痰药与清化热痰药二类。由于"肺为贮痰之器"，故本章药物主归肺经；部分药物因可主治心、肝、脾之病证，则可兼归以上三经。少部分化痰止咳平喘药具有毒性。

3. 分类、功效与适应证

表 22 - 1　化痰止咳平喘药的分类、功效与适应证

分类	功效	适应证
温化寒痰药	温肺祛寒、燥湿化痰	主治寒痰、湿痰证及其所致的眩晕肢麻、阴疽流注等
清化热痰药	清下焦湿热、利尿通淋	主治热痰、燥痰证及痰热导致的癫痫、中风惊厥、瘰疬等
止咳平喘药	止咳平喘	主治咳嗽、喘息等证

痰者，既是病理产物，又是致病因子，它"随气升降、无处不到""痰为百病之母""百病皆因痰作祟"。所以痰的病证甚多，如：

（1）寒痰饮停犯肺　症见咳嗽气喘、口鼻气冷、吐痰清稀等。

（2）湿痰犯肺　症见咳嗽痰多、色白成块、舌苔白腻、脉滑等。

（3）热痰壅肺　症见咳嗽气喘、吐痰黄稠胶黏、舌红苔黄腻等。

（4）燥热犯肺　症见干咳少痰、咳痰不爽、舌红少苔等。

4. 配伍应用　应用本类药物，除根据病因、病证及药性针对性地选择药物外，还当根据其病机及兼证作适当配伍，以治病求本，标本兼顾。

（1）本类药常与行气药配伍，历代医家都强调治痰之要在于调气，如刘河间称："治咳嗽者，治痰为先，治痰者，下气为上。"庞安时亦谓："善治痰者，不治痰而治气，气顺则一身之津亦随气而顺矣。"

（2）兼有表证者，配解表药。

（3）兼有里热者，配清热泻火药；兼有里寒者，配温里散寒药。

（4）虚劳咳喘者，配补益药。

（5）癫痫、惊厥、眩晕者，配平肝息风、安神或开窍药。

（6）瘿瘤瘰疬者，配软坚散结药；阴疽流注者，配温阳散寒通滞药。

5. 使用注意

（1）咳嗽兼咯血者，不宜用温燥之性强烈而有刺激性的化痰药，否则有促进出血之虞。

（2）对麻疹初起有表证的咳嗽，一般以清宣肺气为主，不宜止咳，更不宜用具有收敛及温燥之性的化痰药，以免助热或影响麻疹的透发。

（3）化痰类药，多为行消之品，应中病即止，不宜久服。

（4）脾虚者用贝壳及矿物类药作丸散剂时，当注意与健脾、消食、促进运化之品配伍。

第一节　温化寒痰药

半　夏　Banxia

【来源】为天南星科植物半夏 *Pinellia ternata*（Thunb.）Breit. 的干燥块茎。

【处方别名】生半夏、京半夏、清半夏、法半夏、姜半夏、制半夏、半夏曲。

【性味归经】辛，温；有毒。归脾、胃、肺经。

【功效应用】

1. 燥湿化痰　用于湿痰、寒痰证。本品味辛性温而燥，尤善治脏腑之湿痰，治湿痰壅滞之咳嗽声重、痰白质稀者，常用为君药，如二陈汤。

2. **降逆止呕** 用于痰饮或胃寒呕吐。本品味苦降逆和胃，为止呕要药。

3. **消痞散结** 用于心下痞满，结胸，梅核气。

4. **消肿止痛** 用于瘿瘤痰核。

【性能特点】本品辛温而燥，有毒而力较强。善于燥湿化痰，故为治湿痰、寒痰的要药；又为止呕要药，用治呕吐之证，无论胃寒、胃热、胃虚，以及妊娠呕吐，皆可随证配伍用之，尤长于治疗寒饮或胃寒呕吐。半夏还能辛散消痞、化痰散结。此外，外用有消肿止痛之功，尚可用于痈疽肿毒。

【用法用量】煎服，5~9g，内服一定要制用，炮制品有清半夏、姜半夏、法半夏等，其中清半夏长于化痰，姜半夏长于降逆止呕，法半夏长于燥湿且温性较弱，半夏曲有化痰消食之功，竹沥半夏能清热化痰，主治热痰、风痰之证。生品外用适量。

【使用注意】本品温燥，反乌头。故阴虚燥咳、出血证者忌服，热痰、燥痰者及孕妇慎服。

拓展阅读

半夏的相关知识

1. 梅核气：是指以咽中似有梅核阻塞、咯之不出、咽之不下、时发时止为主要表现的疾病。

2. 瘿瘤：又称甲状腺肿瘤。临床主要表现为颈部肿块，女性的发病率比男性高2~4倍。甲状腺肿瘤以结节性甲状腺肿、甲状腺腺瘤、甲状腺癌常见。甲状腺肿物良性者多见，恶性者少见。

3. 痰核：是指皮下肿起如核的结块，多由湿痰流聚而成，结块多少不一，不红不肿，不硬不痛，用手触摸，如同果核状软滑而能移动，一般不会化脓溃破。痰核大多生于颈、项、下颌部，亦可见于四肢、肩背。

天南星　Tiannanxing

【来源】为天南星科植物天南星 *Arisaema erubescens* (Wall.) Schott、异叶天南星 *A. heterophyllum* Bl. 或东北天南星 *A. amurense* Maxim. 的干燥块茎。

【处方别名】生南星、炙南星、南星、虎掌、制天南星。

【性味归经】苦、辛，温；有毒。归肺、肝、脾经。

1. **燥湿化痰** 用于湿痰、寒痰证。本品善治顽痰，常与半夏相须为用，如导痰汤。寒痰咳嗽，痰涎清稀者，常与半夏、肉桂等药同用。

2. **祛风止痉** 用于风痰眩晕，半身不遂，手足顽麻，中风口眼歪斜，癫痫以及破伤风，角弓反张等证。

3. **散结消肿** 用于痈疽肿痛，毒蛇咬伤。

【性能特点】本品辛散苦燥温化，有毒。其燥湿化痰之功与半夏相似，而温燥之性、祛痰之力胜于半夏，故主要用于顽痰阻肺、咳喘胸闷等证。天南星辛烈，归肝经而走经络，善祛风痰而止痉挛，又为治风痰证及破伤风之要药。此外，本品外用能散结消肿而止痛，以治痈疽痰核肿痛、毒蛇咬伤、子宫颈癌。

【用法用量】煎服，5~9g，多制用；外用适量，生品研末调敷或鲜品捣敷患处。燥湿化痰、祛风止痉宜制用，散结消肿宜生用。

【使用注意】本品温燥有毒，故阴虚燥咳者忌服，孕妇应慎服。生品毒大，一般不作内服；反乌头。

拓展阅读

附药与天南星的相关知识

1. 胆南星：为制天南星的细粉与牛、羊或猪胆汁经加工而成，性凉，味苦，味辛。有清热化痰、息风定惊的功效。用于痰热咳嗽，咳痰黄稠，中风痰迷，癫狂惊痫等证。

2. 风痰证：是指痰浊壅盛，风阳内动，肝风夹痰上扰的证候。其主要成因为肝肾阴虚、肝阳偏亢、阳化风动等。

3. 天南星使用不当易致中毒，症状有口腔黏膜糜烂，甚至坏死脱落，唇舌咽喉麻木肿胀，运动失灵，味觉消失，大量流涎；声音嘶哑，言语不清，发热，头昏，心慌，四肢麻木。严重者可出现昏迷、惊厥、窒息、呼吸停止。

白附子　Baifuzi

【来源】为天南星科植物独角莲 *Typhonium giganteum* Engl. 的干燥块茎。

【处方别名】生白附子、白附子片、禹白附、制白附子。

【性味归经】辛，温；有毒。归肝、胃经。

【功效应用】

1. 燥湿化痰　用于湿痰，寒痰证。本品温燥毒烈之性类似天南星，亦有祛痰之功。治湿痰、寒痰之咳嗽。

2. 祛风解痉　用于中风口眼歪斜、破伤风、偏头痛等风痰、头面诸疾。本品辛温，既能燥湿化痰，又善祛风痰而解痉止痛。亦宜用于肝风挟痰阻滞经络所致诸证。

3. 散结消肿　用于瘰疬痰核，毒蛇咬伤。

【性能特点】本品辛温燥散，有毒力强，其性上行。既能燥湿化痰，又善祛头面部风痰而解痉止痛，长于治疗风痰及头面诸疾。兼有解毒散结之功，治疗瘰疬痰核及毒蛇咬伤。

【用法用量】煎服，3～6g，内服宜制用；研末服，每次0.5～1g。外用适量，捣烂外敷。生品毒性大，一般作外用。

【使用注意】本品温燥有毒，故孕妇忌服。生品内服易慎。

拓展阅读

附药

关白附：为毛茛科植物黄花乌头的干燥块根。性味辛热，毒性大。偏于祛风散寒湿止痛。

芥　子　Jiezi

【来源】为十字花科植物白芥 *Sinapis alba* L. 或芥 *Brassica juncea*（L.）Czern. et Coss 的干燥成熟种子。

【处方别名】芥辣子、黄芥子、白芥子、炒白芥子。

【性味归经】辛，温。归肺经。

【功效应用】

1. 温肺化痰利气　用于寒痰喘咳，悬饮等。本品辛温走散，利气机、通经络、化寒痰、逐饮邪，善治"皮里膜外之痰"。常与莱菔子、苏子等药同用，如三子养亲汤。

2. 散结通络止痛　用于阴疽流注及痰阻经络之肢体麻木或关节肿痛。

【性能特点】本品辛散温通，气锐走窜，专入肺经。既温肺脏、豁寒痰、利气机，又通经络、散寒结、止疼痛。既善于祛寒痰，更长于祛皮里膜外之痰。古有"痰在胁下及皮里膜外，非白芥子莫能达"的说法。故寒痰喘咳、胸胁支满刺痛及痰注关节肌肤所致的关节疼痛、肢体不利，或寒痰流注肌肤发为阴疽痰核者，均为白芥子所主治。

【用法用量】煎服，3～9g，炒制品并研粉入药效果更好。外用适量，研末调敷。

【使用注意】本品辛温走散，耗气伤阴，久咳肺虚及阴虚火旺者忌用。用量过大易致胃肠炎，产生腹痛、腹泻。有消化道溃疡、出血者忌用。外用对皮肤黏膜有刺激，易发泡，皮肤过敏者忌用。

皂　荚　*Zaojia*

【来源】为豆科植物皂荚 *Gleditsia sinensis* Lam. 的果实。

【处方别名】皂角、大皂荚、长皂荚。

【性味归经】辛、咸，温；有小毒。归肺、大肠经。

【功效应用】

1. 祛顽痰　用于顽痰咳嗽。本品辛能通利气道，咸能软化胶结之痰。故咳逆上气、时吐稠痰、难以平卧者，可用皂荚研末，以蜜为丸，枣汤送服。

2. 通窍开闭　用于痰盛关窍闭阻之证。本品味辛而性窜，入鼻则嚏，入喉则吐，能开噤通窍，故如中风、痰厥、喉痹等痰涎壅盛者可用之。

3. 祛风杀虫　用于疮肿，皮癣。可单用研末加醋外敷。

【性能特点】本品味辛咸温，有小毒，性走窜，通利气道。善祛胶结之顽痰，主治顽痰咳喘，为强烈的祛顽痰开窍药。唯性猛有毒，用当宜慎。外用还能祛风杀虫，治皮癣。

【用法用量】煎服，1.5～5g。多研末服，每次 1～1.5g。外用适量。

【使用注意】内服剂量不宜过大，大量可引起呕吐、腹泻。本品辛散走窜之性极强，顽痰属实证体壮者才可使用。孕妇、气虚阴亏及有出血倾向者忌服。

拓展阅读

附药与皂荚的相关知识

1. 皂角刺：为皂荚的干燥棘刺，主要功效为消肿托毒、排脓、杀虫，其消肿排脓功效同穿山甲，对痈疽已溃者忌用。

2. 顽痰：是指坚结胶固之痰。亦称老痰、结痰、郁痰。吐咯难出，痰在咽喉，咯不出，咽不下。

旋覆花　*Xuanfuhua*

【来源】为菊科植物旋覆花 *Inula japonica* Thunb. 或欧亚旋覆花 *I. britannica* L. 的干燥头

状花序。

【处方别名】旋复花、全福花、金沸花、炙旋覆花。

【性味归经】辛、苦、咸，微温。归肺、脾、胃、大肠经。

【功效应用】

1. 降气化痰　用于咳喘痰多及痰饮蓄结，胸膈痞满等。本品性微温，无论寒痰、热痰及外感所致喘咳证，皆可应用；治寒痰咳喘常用为主药。

2. 降逆止呕　用于嗳气，呕吐。本品又善降胃气，治痰浊中阻、胃气上逆而嗳气、呕吐者，常与代赭石、半夏等药同用，如旋覆代赭汤。

【性能特点】本品辛开苦降，微温而降，主入肺、胃二经。既善降气化痰而平喘，又消痰行水而除痞满，治痰饮壅滞、肺气上逆之咳喘、胸膈满闷证；又善降胃气而止呕噫，治胃气上逆之呕吐、噫气，为治肺、胃气逆病证之要药。

【用法用量】煎服，3~9g，宜包煎。

【使用注意】本品温散，故阴虚劳咳、津伤燥咳者忌服；又因本品有绒毛，易刺激咽喉作痒而致呛咳呕吐，故须包煎。

白　前　Baiqian

【来源】为萝藦科植物柳叶白前 *Cynanchum stauntonii*（Decne.）Schltr. ex Levl. 或芫花叶白前 *C. glaucescens*（Decne.）Hand. – Mazz. 的干燥根茎和根。

【处方别名】嗽药、鹅管白前、南白前、炒白前、炙白前。

【性味归经】辛、苦，微温。归肺经。

【功效应用】

降气化痰止咳　用于咳嗽痰多，胸满喘急。本品微温而不燥，长于祛痰而止咳，故无论寒热、外感内伤、新嗽久咳均可随证配伍使用，尤以治寒痰咳嗽痰多者为宜。

【性能特点】本品苦降多，辛散少，性微温，而不燥热，专入肺经。长于降气祛痰，痰去则肺之宣降自复，气降痰消则咳嗽胸满可除，故为肺家咳嗽要药，凡咳喘无论寒热皆可酌投。

【用法用量】煎服，3~9g；或入丸散。

【使用注意】本品辛散苦降，故肺虚干咳者慎服，对胃有刺激，用量不宜过大，有胃溃疡和出血倾向者应忌服。

第二节　清化热痰药

桔　梗　Jiegeng

【来源】为桔梗科植物桔梗 *Platycodon grandiflorum*（Jacq.）A. DC. 的干燥根。

【处方别名】北桔梗、南桔梗、白桔梗、苦桔梗、甜桔梗。

【性味归经】苦、辛，平。归肺经。

【功效应用】

1. 宣肺化痰　用于肺气不宣之咳嗽痰多。本品辛开苦泄，宣发肺气，具有祛痰止咳的作用，治咳嗽痰多之证。

2. 利咽　用于咽喉肿痛，声音嘶哑。本品能宣肺泄邪以利咽开音，治咽痛音哑，常与薄荷、牛蒡子、蝉蜕等同用；治外感风邪，咽喉肿痛，常与甘草同用。

3. 消肿排脓　用于肺痈胸痛，咳吐脓血，痰黄腥臭。常与鱼腥草、芦根等同用。

【性能特点】本品辛散苦泄，性平和且善上行，专走肺经，为肺经气分之要药。善开宣肺气而治咳嗽痰多，无论外感内伤、属寒属热均可应用；又能散肺之结、利胸中之滞，以宽胸快膈，促进肺中脓痰排出。还善宣肺以利咽开音。古有"诸药舟楫，载之上浮"之说，为治疗胸膈以上疾病的引经药。

【用法用量】煎服，3～10g；或入丸散。

【使用注意】用量过大易致恶心呕吐。

【现代研究】

1. 主要成分　本品含桔梗皂苷，尚含 d–菠菜甾醇、芍甾醇、桔梗聚糖、蛋白质、维生素等。

2. 药理作用　桔梗皂苷对口腔、咽喉部位、胃黏膜可直接刺激，反射性地增加支气管黏膜分泌亢进从而使痰液稀释，易于排出。此外，还有镇咳、抗炎和增强免疫等作用。

前　胡　Qianhu

【来源】为伞形科植物白花前胡 *Peucedanum Praeruptorum* Dunn 的干燥根。

【处方别名】信前胡、香前胡、南前胡、炒前胡、炙前胡。

【性味归经】苦、辛，微寒。归肺经。

【功效应用】

1. 降气化痰　用于咳喘痰多色黄。本品苦能降泄，寒能清热，宜用于痰热阻肺、肺气失降者，常配杏仁、贝母、桑白皮等药。

2. 宣散风热　用于外感风热咳嗽有痰者。

【性能特点】本品苦辛，苦能下气消痰，辛能宣肺散风；寒能清热，专入肺经。善降肺气、化痰浊、散风热。既治痰热阻肺、肺失宣降之咳喘证，又治外感风热之咳喘痰多。

【用法用量】煎服，3～10g；或入丸散。

【使用注意】本品苦泄辛散微寒，故阴虚咳嗽、寒饮咳喘者慎服。

川贝母　Chuanbeimu

【来源】为百合科植物川贝母 *Fritillaria cirrhosa* D. Don、暗紫贝母 *F. unibracteata* Hsiao et K. C. Hsia、甘肃贝母 *F. przewalskii* Maxim.、梭砂贝母 *F. delavayi* Franch.、太白贝母 *F. taipaiensis* P. Y. Li 或瓦布贝母 *F. unibracteata* Hsiao et K. C. Hsia var *wabuensis*（S. Y. Tang et S. C. Yue）Z. D. Liu，S. Wang et S. C. Chen 的干燥鳞茎。

【处方别名】川贝、松贝、青贝、炉贝、京川贝。

【性味归经】苦、甘，微寒。归肺、心经。

【功效应用】

1. 清热化痰　用于虚劳咳嗽，肺热燥咳。本品性寒味微苦，能清泄肺热化痰，又味甘质润能润肺止咳，尤宜用于内伤久咳、燥痰、热痰之证，常与百合、麦冬、熟地、瓜蒌等药同用，如百合固金汤。

2. 消痈散结　用于瘰疬疮肿及乳痈，肺痈。本品能清化郁热、化痰散结，治痰火郁结之瘰疬，热毒壅结之乳痈、肺痈，既可内服又可外用。

【性能特点】本品苦泄甘润，微寒清热，入肺心经，为清润之品。既能清热化痰，又能润肺止咳，尤宜用于肺虚、肺燥久咳。且具清热解郁、化痰散结之功，以治痰火或火郁胸闷、热毒壅结、疮肿瘰疬之证。

【用法用量】煎服，3～9g；研末服，每次1～2g；也可入丸剂。

【使用注意】本品苦寒，故风寒或寒痰咳嗽者忌服，脾胃虚寒者慎服。反乌头。

【现代研究】

1. 主要成分 本品含多种生物碱，主要为川贝碱、西贝素、青贝碱、松贝碱甲及乙等。

2. 药理作用 本品所含生物碱具有镇咳祛痰作用，川贝母流浸膏也有祛痰作用，川贝母碱有降压作用。

拓展阅读

川贝母的相关知识

1.川贝母的商品主要有松贝、青贝、炉贝。松贝、青贝的原植物为川贝母、暗紫贝母、甘肃贝母；炉贝的原植物为棱砂贝母。松贝主产于四川阿坝藏族自治州，为川贝中之最优品。青贝主产于青海、四川和云南交界处，品质亦优。炉贝主产于四川昌都、云南（德钦、大理），品质次于松贝、青贝。

2.川贝母粉性极强，入煎剂无论捣碎与否，浸泡与否，都极易糊化，从而妨碍有效成分的溶出。为了确保疗效，入汤剂应以研末冲服为佳。

浙贝母　Zhebeimu

【来源】为百合科植物浙贝母 *Fritillaria thunbergii* Miq. 的干燥鳞茎。

【处方别名】浙贝、大贝母、苏贝母、象贝母、元宝贝、珠贝。

【性味归经】苦，寒。归肺、心经。

【功效应用】

1. 清热化痰 用于风热，燥热，痰热咳嗽。本品功似川贝母而偏苦泄，长于清化热痰、降泄肺气，多用于风热咳嗽及痰热郁肺之咳嗽。

2. 开郁散结 用于瘰疬瘿瘤，疮痈，肺痈等。本品有化痰散结消痈之功，与川贝母类似而作用更强。

【性能特点】本品功似川贝母而偏苦泄寒清，以清热化痰、开郁散结之功见长。外感风热咳嗽、痰火郁肺、热毒壅结、疮肿瘰疬之病证多用。

【用法用量】煎服，3～10g；或入丸散。

【使用注意】本品苦寒，故风寒或寒痰咳嗽忌服，脾胃虚寒者慎服。反乌头。

瓜　蒌　Gualou

【来源】为葫芦科植物栝楼 *Trichosanthes kirilowii* Maxim. 或双边栝楼 T. *rosthornii* Harms 的干燥成熟果实。

【处方别名】栝蒌、栝楼、糖栝蒌、糖瓜蒌、全瓜蒌、苦瓜、山金匏、药瓜皮。

【性味归经】甘，寒。归肺、胃、大肠经。

【功效应用】

1. 清热化痰 用于痰热咳喘。本品甘寒而润，善清肺热、润肺燥，治疗热痰证、燥痰证常用作主药，常与黄芩、胆南星、杏仁等同用，如清气化痰丸。

2. 宽胸散结　用于胸痹，结胸。本品能利水开郁、导痰浊下行而奏宽胸散结之效，治痰气互结、胸阳不通之胸痹疼痛、不得卧者，常与薤白、半夏同用；治痰热结胸、胸膈痞满、按之则痛者，则与黄连、半夏同用。

3. 消肿散结　用于肺痈，肠痈，乳痈。本品常配清热解毒药以治痈证。

4. 润肠通便　用于肠燥便秘。

【性能特点】本品甘寒滑利，入肺与大肠经。既能清肺润燥涤痰，又能利气宽胸散结，为治疗痰热咳喘、胸痹、结胸证的良药。兼能清热散结以消痈，治疗肺痈、肠痈、乳痈。还可润肠通便，治肠燥便秘。

【用法用量】煎服，瓜蒌皮 6~12g。瓜蒌仁 9~15g，全瓜蒌 9~20g，打碎入煎。瓜蒌皮长于清肺化痰，利气宽胸；瓜蒌仁长于润肺化痰，滑肠通便；全瓜蒌兼具两者功效。

【使用注意】本品寒凉滑润，故脾虚便溏，湿痰、寒痰者忌服。反乌头。

【现代研究】

1. 主要成分　果实含三萜皂苷、有机酸、糖类和色素。果皮含少量挥发油、栝楼酯碱、饱和脂肪醇及饱和脂肪酸等。种子含有油脂、甾醇、三萜苷、甾醇苷等。

2. 药理作用　本品所含皂苷及皮中总氨基酸有祛痰作用；还对金色葡萄球菌、肺炎双球菌、铜绿假单胞菌、溶血性链球菌及流感杆菌等有抑制作用。瓜蒌仁所含的脂肪油有较强的致泻作用。

拓展阅读

瓜蒌的相关知识

1. 栝楼的根也是一味中药，叫栝楼根，又称天花粉。
2. 结胸：指邪气结于胸中的病症。主要症状为从心窝到少腹硬满而痛，拒按，大便秘结，口舌干燥而渴，午后稍有潮热，脉沉结等。

竹　茹　Zhuru

【来源】为禾本科植物青秆竹 *Bambusa tuldoides* Munro、大头典竹 *Sinocalamus beecheyanus*（Munro）McClure var. *pubescens* P. F. Li 或淡竹 *Phyllostachys nigra*（Lodd.）Munro var. *henonis*（Mitf.）Stapf ex Rendle 的茎秆的干燥中间层。

【处方别名】淡竹茹、竹二青、青竹茹。

【性味归经】甘，微寒。归肺、胃、心、胆经。

【功效应用】

1. 清热化痰　用于痰热咳嗽。本品甘寒性润，善清痰热，治肺热咳嗽、咳痰黄稠，常与黄芩、瓜蒌同用。

2. 除烦止呕　用于胃热呕吐或心烦不眠等。

【性能特点】本品甘寒清润，清化凉泄。既善清热化痰而除烦，又善清胃热而止呕，为治痰热咳嗽、痰火内扰之心烦不安及胃热呕吐之佳品。

【用法用量】煎服，6~10g。生用清化热痰；姜汁炙止呕作用强。

【使用注意】本品为液汁，不宜久藏。又因其性寒滞，故寒痰咳喘、胃寒呕吐及便溏者慎服。

天竺黄　　Tianzhuhuang

【来源】　为禾本科植物青皮竹 *Bambusa textilis* McClure 或华思劳竹 *Schizostachyum chinense* Rendle 等杆内的分泌液干燥后的块状物。

【处方别名】　竺黄、竺黄精、天竹黄。

【性味归经】　甘，寒。归心、肝经。

【功效应用】

化痰清心定惊　用于小儿惊风，中风痰迷等肝风夹痰之证。本品类似于竹沥，既能清热而化痰，又可清心肝之热而息风、安神，用于肝风夹热、痰蒙心窍所致诸证，常与清肺化痰开窍、息风止痉药物同用。

【性能特点】　本品甘寒清凉。功效与竹沥相似而无寒滑之弊，能清热化痰、清心定惊，既为治中风癫痫、热病神昏所常用，又为治小儿痰热惊风之要药。

【用法用量】　煎服，3～9g；研末冲服，每次 0.6～1g。或入丸散。

【使用注意】　本品性寒，故脾虚便溏者忌服。

海　藻　　Haizao

【来源】　为马尾藻科植物海蒿子 *Sargassum pallidum*（Turn.）C. Ag. 或羊栖菜 *S. fusiforme*（Harv.）Setch. 的干燥藻体。

【处方别名】　马尾藻、海蒿子、羊栖菜。

【性味归经】　咸，寒。归肝、胃、肾经。

【功效应用】

1. 消痰散结　用于瘰疬，瘿瘤，睾丸肿痛等。本品味咸性寒，有软坚散结之功，治瘿瘤，常与昆布、贝母等同用；治瘰疬，常与夏枯草、玄参、连翘等同用。

2. 利水消肿　用于脚气浮肿，水肿。

【性能特点】　本品咸软寒清。功能清热消痰、软坚散结，为治疗瘰疬、瘿瘤之要药，兼利水消肿，多与昆布相须为用。

【用法用量】　煎服，6～12g；或入丸散。

【使用注意】　反甘草。

【现代研究】

1. 主要成分　本品含藻胶酸、甘露醇、灰分、钾、碘等。海蒿子尚含马尾藻多糖、岩藻甾醇等。

2. 药理作用　本品含碘及碘化物，可纠正由于缺碘引起的甲状腺功能不足，抑制甲状腺功能亢进的新陈代谢而减轻症状。此外，还有抗高脂血症、减轻动脉粥样硬化、降压及抑制皮肤真菌作用。

拓展阅读

附药

　　昆布：为海带科植物海带或翅藻科昆布叶状体。其功用同海藻，两者常相须为用。

胖大海　**Pangdahai**

【来源】 为梧桐科植物胖大海 *Sterculia lychnophora* Hance 的干燥成熟种子。

【处方别名】 蓬大海、安南子、大发、大海子、大洞果。

【性味归经】 甘，寒。归肺、大肠经。

【功效应用】

1. 清肺利咽 用于咽喉疼痛，声哑，咳嗽等。本品有一定清肺化痰、宣肺、利咽开音之功，但其力较弱，宜用于肺热所致之轻证，单味泡服；亦可与清肺化痰、利咽之品同用。

2. 润肠通便 用于肠燥便秘等证。本品能清泄肠道之热，用于热结肠道便秘轻证，单味泡服，或与泄热通便之品配伍，以助其效。

【性能特点】 本品甘寒清润质轻，主入肺经，清宣与润降并具。上入肺经而能清宣肺气，治肺失清肃之咳嗽、声哑，为治咽痛失音之佳品；下入大肠经而能清热通便，治燥热便秘，然因力缓，故多用于轻证。

【用法用量】 煎服，2~3 枚。沸水泡服或煎服。

【使用注意】 本品性寒滑肠，故脾虚便溏者忌服。

第三节　止咳平喘药

苦杏仁　**Kuxingren**

【来源】 为蔷薇科植物山杏 *Prunus armeniaca* L. var. *ansu* Maxim.、东北杏 *P. mandshurica*（Maxim.）Koehne、西伯利亚杏 *P. sibirica armeniaca* L. 或杏 *P. armeniaca* L. 的干燥成熟种子。

【处方别名】 杏仁、光杏仁、炒杏仁、焙杏仁、杏仁泥、蜜杏仁、燀苦杏仁。

【性味归经】 苦，微温；有小毒。归肺、大肠经。

【功效应用】

1. 止咳平喘 用于多种咳喘证。本品苦降肺气，药性平和，又略兼宣散之性，为治咳喘之要药。无论外感内伤、寒热新久等诸种咳喘证，皆可配伍应用。

2. 润肠通便 用于肠燥便秘。本品富含脂肪，质润性降，用治肠燥津枯的大便秘结。

【性能特点】 本品苦微温润降，入肺、大肠经。上能降肺气、疏利开通而止咳平喘，为治咳止喘之要药，随证配伍可用治多种咳喘痰证；下能降气润肠而通利大便，以治肠燥便秘。并略兼宣肺之功，善治多种咳喘与肠燥便秘。

【用法用量】 煎服，3~10g。宜打碎入煎剂。生品入煎剂宜后下。

【使用注意】 本品有小毒，用量不宜过大；婴儿慎用；阴虚咳嗽、大便溏泄者忌用。

【现代研究】

1. 主要成分 本品含苦杏仁苷及脂肪油，尚含有挥发性成分、蛋白质和多种游离氨基酸。

2. 药理作用 本品所含的苦杏仁苷经酶解产生微量氢氰酸，能轻度抑制呼吸中枢发挥镇咳平喘作用。苦杏仁油对蛔虫、钩虫、蛲虫及伤寒杆菌、副伤寒杆菌有抑制作用，且有润滑性通便作用。

📎 **拓展阅读**

附药与苦杏仁的相关知识

1. 甜杏仁：为蔷薇科植物杏的栽培品种的干燥种仁。味甜性平，有润肺止咳、润肠通便作用，主要用治肺虚劳咳或津伤肠燥便秘。

2. 苦杏仁误服过量可导致机体中毒，临床表现为眩晕、头痛、呕吐、呼吸急促、心悸、发绀等，重者出现昏迷、惊厥、呼吸麻痹，最后因呼吸或循环衰竭而死亡。

紫苏子 **Zisuzi**

【来源】 为唇形科植物紫苏 *Perilla frutescens* (L.) Britt. 的干燥成熟果实。

【处方别名】 苏子、南苏子、炒紫苏子、炙紫苏子。

【性味归经】 辛，温。归肺、大肠经。

【功效应用】

1. 化痰止咳 用于痰壅气逆，咳嗽气喘。本品性主降，用治痰壅气逆、咳嗽气喘、痰多胸痞，甚则不能平卧之证，常配白芥子、莱菔子，如三子养亲汤。

2. 润肠通便 用于肠燥便秘。本品富含油脂，质润性降，用治肠燥津枯的大便秘结。

【性能特点】 本品辛温润降。入肺经而能降气化痰，气降痰消则咳喘自平，无论外感、内伤所致痰壅气逆的咳喘均可应用，为治痰壅气逆咳喘的要药；又入大肠经，并富含油脂，能润燥滑肠，且降泄肺气以助大肠传导，为治肠燥便秘之良品。

【用法用量】 煎服，3～10g，打碎；或入丸散。

【使用注意】 本品耗气滑肠，故气虚久咳、阴虚咳喘及脾虚便溏者忌服。

百 部 **Baibu**

【来源】 为百部科植物直立百部 *Stemona sessilifolia* (Miq.) Miq. 、蔓生百部 *S. japonica* (BL.) Miq. 或对叶百部 *S. tuberosa* Lour. 的干燥成熟块根。

【处方别名】 百部草、百部根、炙百部、蜜百部。

【性味归经】 甘、苦，微温。归肺经。

【功效应用】

1. 润肺止咳 用于新久咳嗽，百日咳，肺痨咳嗽。可单用或配伍应用。

2. 杀虫灭虱 用于蛲虫，蛔虫，阴道滴虫，头虱及疥癣。

【性能特点】 本品甘润苦降，微温不燥，药性平和。功专润肺止咳，凡咳嗽之证，无论寒热虚实、外感内伤、暴咳、久咳，均可用之，最宜痨嗽及百日咳。又兼杀虫之功，可治蛲虫、阴道滴虫、头虱及疥癣等。

【用法用量】 煎服，3～10g。久咳虚嗽宜蜜炙用，杀虫灭虱宜生用。外用适量，煎水洗或研末调敷。

【使用注意】 本品易伤胃滑肠，故脾虚食少便溏者慎用。

【现代研究】

1. 主要成分 本品含多种生物碱，主要为百部碱及糖、脂类、蛋白质、琥珀酸、苹果酸等。

2. 药理作用 本品能中枢性镇咳，对支气管平滑肌有致痉作用，且作用缓慢而持久；对头虱、衣虱等均有明显杀灭作用，并可抑制多种球菌、杆菌、皮肤真菌作用。

紫 菀 Ziwan

【来源】 为菊科植物紫菀 *Aster tataricus* L. f. 的干燥根和根茎。

【处方别名】 子菀、紫苑、蜜紫菀、炙紫菀。

【性味归经】 辛、苦，微温。归肺经。

【功效应用】

润肺化痰止咳 用于咳嗽有痰。凡咳嗽之证，无论外感、内伤，病程长短，寒热虚实，皆可用之，常与款冬花相须为用。

【性能特点】 本品甘润苦降，性微温而不热不燥，专入肺经。长于润肺下气化痰而止咳，又兼能开宣肺气，故应用广泛，凡咳嗽无论外感内伤、新久、寒热虚实皆可用之。

【用法用量】 煎服，5～10g。外感暴咳宜生用；肺虚久咳宜蜜炙用。

【使用注意】 本品辛散微温，故温燥咳嗽或实热痰嗽者不宜单用。

款冬花 Kuandonghua

【来源】 为菊科植物款冬 *Tussilago farfara* L. 的干燥花蕾。

【处方别名】 款冬、冬花、炙冬花、蜜炙款冬花。

【性味归经】 辛、微苦，温。归肺经。

【功效应用】

润肺下气，化痰止咳 用于咳嗽气喘，劳嗽咳血。本品辛温而润，温而不燥，无论寒热虚实、内伤外感各种咳嗽皆可随证配伍，常与紫菀相须为用。

【性能特点】 本品辛温而润，微苦而降，专入肺经。药性功效与紫菀相似，但本药长于止咳，紫菀则长于化痰，二者常相须为用，治疗各种咳嗽痰多证。然本品辛温，尤宜用于寒咳。

【用法用量】 煎服，5～10g。外感暴咳宜生用；肺虚久咳宜蜜炙用。

【使用注意】 本品辛温，易耗气助热，故咳血或肺痈咳吐脓血者慎服。

枇杷叶 Pipaye

【来源】 为蔷薇科植物枇杷 *Eriobotrya japonica*（Thunb.）Lindl. 的干燥叶。

【处方别名】 杷叶、炙杷叶、炙枇杷叶、蜜炙枇杷叶。

【性味归经】 苦，微寒。归肺、胃经。

【功效应用】

1. 清肺化痰 用于肺热咳喘，气逆喘急。本品能清降肺气，善治燥热咳喘、口燥咽干及风热咳嗽等证，单用熬膏或配伍用。

2. 清胃降逆止呕 用于胃热烦渴，呕吐哕逆。

【性能特点】 本品味苦降泄，微寒清润。入肺经，能清肺热、降肺气而止咳；入胃经，清胃热、降胃气而止呕逆，为治肺热咳嗽、胃热呕逆之常品。

【用法用量】 煎服，6～10g，鲜品加倍。止呕宜生用或姜汁炙用；止咳宜蜜炙用。

【使用注意】 本品微寒，故寒嗽及胃寒呕吐者慎服。

桑白皮　Sangbaipi

【来源】为桑科植物桑 *Morus alba* L. 的干燥根皮。

【处方别名】桑白皮、桑皮、桑根皮、双白皮、炙桑皮。

【性味归经】甘，寒。归肺经。

【功效应用】

1. 泻肺平喘　用于肺热咳喘或水肿，小便不利。无论实热咳喘、虚热咳喘均可应用。

2. 利水消肿　用于全身水肿，面目肌肤浮肿，尿少，小便不利。尤宜用于风水、皮水等阳水实证，常与茯苓皮、大腹皮、生姜皮等同用，如五皮饮。

【性能特点】本品甘寒清利，主入肺经。既善泻肺热、通宣肺中水气而止咳平喘，为治肺热咳喘所常用；又能清降肺气、通调水道而利水消肿，多用于风水、皮水。

【用法用量】煎服，9~15g；大剂量可用至30g。利水及清肺平喘宜生用；肺虚咳喘宜蜜炙用。

【使用注意】本品性寒，故寒痰咳喘者忌服。

葶苈子　Tinglizi

【来源】为十字花科植物独行菜 *Lepidium apetalum* Willd. 或播娘蒿 *Descurainia sophia* (L.) Webb. ex Prantl. 的干燥成熟种子。

【处方别名】葶苈、苦葶苈、甜葶苈、炒葶苈子、炙葶苈子。

【性味归经】辛、苦，大寒。归肺、膀胱经。

【功效应用】

1. 泻肺平喘　用于痰浊阻肺之喘咳实证。本品苦寒之性较强，长于消痰浊，又能泻肺火以平喘咳，故宜用于痰涎壅盛之喘咳痰多、胸胁胀满、喘息不得平卧者，常与桑白皮、杏仁等化痰、止咳药同用。

2. 利水消肿　用于胸水，腹水，全身浮肿等实证。本品与桑白皮类似，均能利水以消肿。桑白皮多用于面目肌肤浮肿，而葶苈子还常用治胸、腹水之实证。

【性能特点】本品苦降辛散，寒能清降。既善泻肺中水饮及痰火而平喘咳，为泻肺平喘之要药；又能泄肺气之壅闭、通调水道而利水消肿，为治胸腹积水之常品。唯药力峻猛，用当宜慎。

【用法用量】煎服，3~10g，纱布包煎；或入丸散。

【使用注意】本品泻肺力强，故肺虚喘促、脾虚肿满者忌服。

白　果　Baiguo

【来源】为银杏科植物银杏 *Ginkgo biloba* L. 的干燥成熟种仁。

【处方别名】白果仁、银杏、炒白果、炒白果、熟白果。

【性味归经】甘、苦、涩，平；有小毒。归肺、肾经。

【功效应用】

1. 敛肺平喘　用于哮喘痰咳。本品有一定祛痰作用，又可止咳平喘，并略兼收敛之性，故无论虚实之哮喘痰咳，皆可配伍使用。

2. 止带缩尿　用于带下，白浊，小便频数，遗尿等。本品有化湿浊、收涩止带、固肾缩小便之效，常与清热燥湿、补脾肾止带和补肾固涩之品配伍。

【性能特点】本品甘苦性平，涩敛而降，入肺肾经。既善敛肺平喘化痰，为治喘咳痰嗽所常用；又能除湿泄浊、收涩止带，为治带下白浊的良药；尚可固精缩尿。

【用法用量】煎服，5～10g，用时捣碎；或入丸散。生用毒性大，炒用毒性减弱。入药时须去除外层种皮及内层的薄皮和心芽。

【使用注意】本品敛涩，有小毒，不可过量使用，小儿尤当谨慎使用。生食毒性更重。其性收敛，咳喘痰稠、咯吐不爽者慎服。

【现代研究】

1. 主要成分　本品含黄酮类，主要为山柰黄素、槲皮黄素、芦丁、白果素、银杏素等。其毒性成分为白果酚等。

2. 药理作用　本品具有抑菌、祛痰和微弱的松弛支气管平滑肌及抗衰老作用。银杏甲素有抗过敏作用。

拓展阅读

附药与白果的相关知识

1. 银杏叶：敛肺平喘，活血止痛，用于肺虚咳喘及心脑血管疾病。

2. 白果中的黄铜苷、苦内酯对脑血栓、老年性痴呆、高血压、冠心病、动脉硬化、脑功能减退等病有特殊的预防和治疗效果；经常食用可以扩张微血管，促进血液循环，使人肌肤红润、精神焕发。

洋金花　Yangjinhua

【来源】为茄科植物白花曼陀罗 *Datura metel* L. 的干燥花。

【处方别名】山茄花、曼陀罗花、凤茄花。

【性味归经】辛，温；有毒。归肺、肝经。

【功效应用】

1. 止咳平喘　用于哮喘咳嗽无痰之证。本品止咳平喘之效颇强，但无祛痰作用，并有毒性，故宜用于咳喘无痰，可单用散剂，或配入复方。

2. 止痛　用于风湿痹痛，跌打损伤，脘腹疼痛。本品有较强的止痛功效，用于痹证、外伤及原因明确的脘腹疼痛之证，单用或配伍应用。

3. 止痉　用于痫证，小儿慢惊风。本品宜与息风止痉药配伍。

【性能特点】本品辛温燥散，有毒力强，为麻醉镇咳平喘药。善治咳喘无痰、喘息难平；又善麻醉止痛，可用于心腹疼痛、风湿痹痛、跌打伤痛等证；尚能止痉，用治癫痫及小儿慢惊风。唯有毒性烈，用当宜慎。

【用法用量】宜入丸散剂吞服，每次 0.3～0.6g。如作卷烟分次燃吸，每日不超过1.5g。手术麻醉用，煎服20g。外用适量，煎汤洗或研末外敷。

【使用注意】本品有剧毒，应严格控制用量。痰热咳痰不利者不宜用。因含有东莨菪碱、山莨菪碱及阿托品等，故孕妇、青光眼、高血压及心脏病患者均忌服。

【现代研究】

1. 主要成分　本品含生物碱，主要为东莨菪碱、山莨菪碱和阿托品等。尚含多种醉茄甾酯类。

2. 药理作用　本品能抑制大脑皮层和皮下某些部位，对延髓和脊髓则有不同程度的兴奋作用；还有一定的镇痛、松弛支气管及胃肠平滑肌、抗休克作用。

表 22 - 2　其他化痰止咳平喘中药

类别	品名	来源	性味	功效	主治
化痰药	猪牙皂	豆科植物皂荚的不育果实	辛、咸，温	祛痰开窍，散结消肿	中风痰迷，痈肿疮毒
	竹沥	新鲜竹秆火烤流出的汁液	甘，寒	清热豁痰，定惊利窍	痰热咳喘，中风痰迷
	木蝴蝶	紫葳科植物木蝴蝶的种子	苦、甘，凉	清肺利咽，疏肝和胃	咳嗽音哑，肝胃气痛
	黄药子	薯蓣科植物黄独的块茎	苦，寒	化痰散结，清热解毒	疮痈肿毒，咽喉肿痛
	海浮石	胞孔科脊突苔虫的骨骼	咸，寒	清肺化痰，软坚散结	痰热咳喘，瘰疬瘿瘤
	海蛤壳	帘蛤科动物蛤的贝壳	咸，寒	清肺化痰，软坚散结	肺热咳喘，瘿瘤痰核
	瓦楞子	蚶科动物毛蚶的贝壳	咸，平	消痰软坚，化瘀散结	癥瘕痞块，瘰疬瘿瘤
	礞石	绿泥石片岩或云母岩石块	咸，平	坠痰下气，平肝镇惊	气逆喘咳，气逆喘咳
止咳平喘药	马兜铃	马兜铃科植物马兜铃果实	苦，寒	清肺化痰，清肠消痔	肺热咳喘，痔疮肿痛
	罗汉果	葫芦科植物罗汉果的果实	甘，凉	清肺利咽，润肠通便	咽痛咳喘，便秘

📊 **重点小结**

一、药物功用比较

（一）温化寒痰药

本类药物性味多属辛苦温，以温肺祛寒、燥湿化痰为主要功效。部分药物兼有软坚散结或消肿止痛的作用。主要用于寒痰、湿痰证。

半夏、天南星　均辛温有毒，既能燥湿化痰，为治寒痰、湿痰要药，每相须为用；又能消肿止痛，治痈疽肿毒、痰核肿痛、癌症等证。然半夏主归脾胃经，善除脾胃湿痰；还能降逆止呕，为治呕吐要药；并能消痞散结。而天南星主归肝经，温燥之性强于半夏，善治顽痰；又善祛经络风痰而止痉。

天南星、白附子　均辛温燥烈有毒，归肝经，既能燥湿化痰、祛风止痉，治寒痰、湿痰，以及中风口眼歪斜、破伤风等证；又能消肿止痛，治痈疽痰核。然天南星燥湿化痰力较强，善治湿痰、顽痰；且善祛经络风痰而止痉，常治风痰留滞经络之半身不遂；而白附子其性上行，善祛头面部风痰而止痉、止痛，常治中风口眼歪斜及偏头痛风痰、头面诸痰。

旋覆花、白前　均辛微温，归肺经，能降气化痰，治咳嗽气急痰多。然旋覆花善消痰水而治痰饮；又归胃经善降胃气，治胃气上逆之嗳气、呕吐等。而白前唯以咳嗽痰多气急为用。

（二）清化热痰药

本类药物多属苦寒，或甘寒质润之品，有清化热痰、润燥化痰的功效，部分药物兼可软坚散结。主要用治由于热痰壅肺或燥痰犯肺，以及痰火郁滞经络所引起的各种病证。

川贝母、浙贝母 均具化痰止咳、清热散结作用；善治痰热咳嗽、瘰疬疮痈等证。然川贝母甘润，善能润肺止咳，治肺燥及肺虚久咳多用；而浙贝母则苦泄力大，清热化痰、开郁散结力强，外感风热或痰火郁肺之实证咳嗽及痰火热毒郁结的瘰疬疮痈等证多用。

桔梗、前胡 均能宣肺，治肺气不宣之咳嗽。然桔梗性平，以开宣肺气为用，治咳嗽或咽痛或音哑，属肺气不宣无论寒热均宜；又能利肺气排脓，治肺痈咳唾；而前胡宣降并具，既能降气祛痰，又能宣散风热，用治咳嗽痰多色黄及外感风热咳嗽痰多者。

白前、前胡 均味辛苦，善于降气化痰，治肺气上逆咳嗽气急痰多，二药每相须为用。然白前性微温，尤以治寒痰阻肺，肺气失降为宜；前胡性微寒，兼能宣散风热，痰热阻肺，肺气失降，或外感风热兼有痰热者用之尤为适宜。

竹茹、竹沥、天竺黄 均能清化热痰，治痰热咳嗽。但竹茹归肺、胃经，既能清化热痰，又善除烦止呕，常治胃热呕吐及痰火内扰之心烦失眠证。然竹沥则善清热滑痰，化痰力强，又能定惊利窍，尤多用于中风痰迷、痰热惊痫等证。而天竺黄清热化痰之中兼能清心定惊，为治痰热惊痫等之要药。

（三）止咳平喘药

本类药物性味多辛，苦或甘，为辛开苦降之品，有宣肺祛痰、降气平喘、润肺止咳等功效。主要用治由于外感或内伤导致的肺失宣降的咳嗽喘息证。

杏仁、苏子 均性温，归肺与大肠经，善降气止咳平喘、润肠通便，治咳嗽气逆、肠燥便秘。然杏仁味苦有小毒，兼能宣肺，为治咳嗽要药，经配伍治各种咳嗽均宜；而苏子善于降气消痰，既治咳嗽痰多气逆，又治上盛下虚之久咳痰喘。

苏子、白芥子 均治寒痰喘咳，二药常相配用。然苏子功善降气消痰平喘，善治寒痰壅肺之咳嗽；而白芥子则长于温肺利气消痰，善治皮里膜外之痰；且能利气散结，以治阴疽流注及痰足经络关节之肢体麻木、关节肿痛。

百部、紫菀、款冬花 均善润肺止咳，无论新久咳嗽皆可应用。然百部甘润苦降性平，尚善治肺痨咳嗽及百日咳；又能杀虫灭虱，治蛲虫、头虱等。而紫菀性温不燥，甘润苦泄，善于降气化痰，凡咳嗽痰多难出者多用；款冬花辛温而润，长于止咳，尤宜用于寒嗽，治咳嗽痰多常与紫菀相须为用。

桑白皮、葶苈子 均有泻肺平喘、利水消肿之功，治痰涎壅肺之咳嗽喘满、水肿、小便不利等证。然桑白皮甘寒，药性较和缓，善泻肺中邪热，常用于肺热喘咳之证及风水、皮水。而葶苈子苦寒，药力较峻猛，专泻肺中痰火及水饮，善治痰水阻肺、肺气不降之咳逆痰多、喘息不得平卧及胸腹积水。

二、要点归纳

1. 化痰兼能止痉的药物：天南星、白附子、天竺黄。

2. 化痰兼能降逆止呕的药物：半夏、旋覆花、竹茹、枇杷叶。半夏偏治痰饮所致的呕吐；旋覆花偏治胃虚湿蕴所致的呕吐；竹茹和枇杷叶偏治胃热呕吐。

3. 一般要使用炮制品的药物：半夏、天南星、白附子。

4. 宣肺化痰、止咳平喘兼有解表作用的药物：桔梗、前胡。

5. 化痰兼能软坚散结的药物：昆布、海藻、海蛤壳、海浮石、黄药子。

6. 化痰兼能利咽的药物：桔梗、胖大海。桔梗宣肺利咽开音之力较强，用治外邪或痰热郁肺所致的咽痛音哑重证；胖大海宣肺利咽开音之力较弱，宜用治肺热或热毒内盛所致的咽痛音哑轻证。

7. 化痰兼能润肠通便的药物：瓜蒌、杏仁、紫苏子。

8. 润肺止咳的药物有紫菀、款冬花、百部、贝母，它们均能润肺止咳，无论暴咳、久咳皆可用；降气止咳平喘的药物有紫菀、款冬花、百部、贝母。

9. 泻肺平喘、利水消肿的药物有葶苈子、桑白皮。但两者所治病证病机有所不同。

10. 其他章节中具有化痰、止咳平喘的药物：麻黄、细辛、桑叶、牛蒡子、黄芩、射干、干姜、莱菔子、陈皮、远志、南沙参、五味子、诃子。

目标检测

一、单项选择题

1. 下列止咳平喘药除哪项外，均具有毒性（　　　）
   A. 半夏　　　　　　　B. 苦杏仁　　　　　　C. 白附子　　　　　D. 百部

2. 既能清化热痰，又能润肠通便的药物是（　　　）
   A. 苦杏仁　　　　　　B. 白芥子　　　　　　C. 葶苈子　　　　　D. 瓜蒌

3. 治疗肺痈胸痛、咳吐腥臭脓血痰，应选用（　　　）
   A. 半夏　　　　　　　B. 桔梗　　　　　　　C. 昆布　　　　　　D. 白芥子

4. 既能润肺止咳，又能灭虱杀虫的药物是（　　　）
   A. 桑白皮　　　　　　B. 苦楝皮　　　　　　C. 百部　　　　　　D. 紫菀

5. 为治湿痰、寒痰和呕吐之要药的是（　　　）
   A. 半夏　　　　　　　B. 天南星　　　　　　C. 桔梗　　　　　　D. 枇杷叶

6. 善治皮里膜外及经络之痰的药物是（　　　）
   A. 白前　　　　　　　B. 白芥子　　　　　　C. 百部　　　　　　D. 葶苈子

7. 白前与前胡均有的功效是（　　　）
   A. 降气化痰　　　　　B. 宣肺风热　　　　　C. 清肺化痰　　　　D. 润肺止咳

二、思考题

1. 使用化痰药时，为何常配伍行气药？
2. 桔梗、川贝母、苦杏仁、紫菀均能治疗咳嗽，临床如何区别使用？
3. 半夏为何能治心下痞、结胸、梅核气等证？其常用的炮制品有几种？作用有何不同？
4. 半夏、竹茹、丁香、黄连、柿蒂、芦根、枇杷叶各治疗何种呕吐或呃逆？
5. 旋覆花性质沉降表现在哪里？
6. 来源于竹类的中药有哪些？试述其药用部位及功效？

第二十三章
安神药

知识要求　**1. 掌握**　安神药的含义、功效、适应证、配伍应用及重镇安神药与养心安神的功用特点；3味药物（朱砂、龙骨、酸枣仁）。

　　　　　　2. 熟悉　4味药物（磁石、柏子仁、远志、灵芝）。

　　　　　　3. 了解　重镇安神药的用量、用法特点及使用注意；2味药物（琥珀、合欢皮）。

技能要求　1. 能利用重点药物的药性与功效进行辨证治疗。

　　　　　　2. 学会对功用相似的药物进行异同比较。

　　　　　　3. 熟记重点药物的性能特点与特殊用法用量。

　　　　　　4. 识别9味中药饮片。

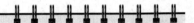

案例导入

案例1：患者，女，26岁，近1年来一直在准备考博士研究生，压力大，经常熬夜至凌晨一两点，近1个月出现失眠、多梦、健忘、白天精神恍惚等症状。

案例2：患者，男，30岁，近3天出现夜寐不安，易惊醒，心烦，口干，咽喉肿痛，舌红苔黄，脉数。

讨论：1. 根据以上两个案例的症状分别进行辨证。

　　　　2. 应选用本章哪类及哪些中药治疗？

　　1. 含义　凡以安定神志为主要作用，用治心神不宁病证的药物，称为安神药。

　　2. 性能特点　安神药物多以矿石、贝壳或植物的种子入药，前者质重沉降，重则能镇，重可去怯，以重镇安神为其特点，后者质润滋养，以养心安神为其所长。本类药物多归心、肝二经。主要用于心神不宁、惊悸、失眠、健忘、多梦及惊风、惊痫、癫狂等证。其中除朱砂外，余药在常用剂量内均无毒。

　　3. 分类、功效与适应证

表23-1　安神药的分类、功效与适应证

分类	功效	适应证
重镇安神药	重镇安神、平惊定志、平肝潜阳	多用于阳气躁动、心神不安的实证
养心安神药	养心安神、滋阴补血、交通心肾	多用于心肝血虚、心神不宁的虚证

　　4. 配伍应用　使用安神药须根据不同的病因、病机，选择适宜的安神药，还应结合兼证进行相应的配伍，当以息风止痉或化痰开窍为主，本类药物常居辅助地位。

　　（1）心火亢盛者，配伍清心降火药。

（2）痰热扰心者，配伍化痰、清热药。

（3）肝阳上亢者，配伍平肝潜阳药。

（4）血瘀气滞者，配伍活血行气药。

（5）血亏阴虚者，配伍补血、养阴及养心安神药。

（6）心脾气虚者，配伍补气药。

（7）惊风、癫痫者，配伍化痰开窍或平肝息风药。

5. 使用注意

（1）矿石类安神药，如做丸、散服，易伤脾胃，故不宜长期服用，并须酌情配伍养胃健脾之品。

（2）入煎剂宜打碎久煎。

（3）个别药物有毒，须控制用量，以防中毒。

第一节　重镇安神药

朱　砂　*Zhusha*

【来源】为硫化物类矿物辰砂族辰砂，主含硫化汞（HgS）。

【处方别名】丹砂、辰砂、贡珠砂、镜面砂、飞朱砂。

【性味归经】甘，寒；有毒。归心经。

【功效应用】

1. 镇心安神　用于心火亢盛，心神不宁，心悸失眠。本品专入心经，寒者清热，重能镇怯，所以本品既镇心安神，又能清心安神，最宜用于心火之心神不宁、烦躁不眠诸证，常与黄连、莲子心、栀子等合用，以增强清心安神作用。

2. 清热解毒　用于疮疡肿毒，咽喉肿痛，口舌生疮。内服、外用均有清热解毒作用，常与其他清热解毒药同用，如冰硼散。

【性能特点】本品甘寒清解，质重镇怯，力强有毒，专入心经。功善镇心、清心而安神，最善心火亢盛、心神不宁、烦躁失眠及惊风癫痫，为安定神志之要药。此外，有较强的清热解毒作用，内服、外用均有效，治疮疡肿毒、咽喉肿痛、口舌生疮。唯有毒，用当宜慎。

【用法用量】入丸散或研末冲服，每次0.1～0.5g。外用适量，干掺，或调敷，或喷喉。

【使用注意】本品有毒，故内服不宜过量或久服，以防汞中毒；肝肾功能异常者，慎用朱砂，以免加重病情。切忌火煅，火煅则析出水银，有剧毒。

【现代研究】

1. 主要成分　本品含硫化汞（HgS），尚含雄黄、磷灰石、沥青质等。

2. 药理作用　本品能降低大脑中枢神经的兴奋性，具有镇静、催眠、抗惊厥、抗心律失常作用；本药亦有解毒防腐作用，外用能抑制或杀灭皮肤细菌和寄生虫。

拓展阅读

朱砂的相关知识

1.心悸：是指患者自觉心中悸动、惊惕不安，甚则不能自主的一种病症。多因体虚劳倦，情志内伤，外邪侵袭等，导致心神失宁而发病。属中医学"惊悸"和"怔忡"的范畴。

2. 朱砂拌：麦冬、远志、茯苓常以水飞朱砂进行润拌，以增强宁心安神作用。

磁　石　Cishi

【来源】为氧化物类矿物尖晶石族磁铁矿，主含四氧化三铁（Fe_3O_4）。

【处方别名】灵磁石、活磁石、呆磁石、煅磁石。

【性味归经】咸，寒。归肝、心、肾经。

【功效应用】

1. 镇惊安神　用于心神不宁，惊悸及癫痫。本品质重沉降，性寒清热，兼能补阴，治神志不安之实证、虚证都可应用，常与朱砂配伍，如磁朱丸。

2. 平肝潜阳　用于肝阳眩晕。本品能补肾阴、降虚阳，为治肝阳上亢之头晕目眩、急躁易怒等证良药。

3. 聪耳明目　用于肝肾亏虚目暗，耳聋。

【性能特点】本品咸寒质重，沉降下行，镇坠与补益并举。入肝心经，既能护真阴、镇浮阳、镇惊安神，治肾虚肝旺、上扰心神或惊恐气乱、神不守舍之心神不宁、惊悸、癫痫；入肾经，益肾阴、敛浮阳而镇潜肝阳，治肝阳眩晕；还能益肾而聪耳明目、纳气定喘。

【用法用量】煎服，9～30g，宜打碎先煎；或入丸散剂，每次1～3g。潜阳安神宜生用，聪耳明目、纳气定喘宜醋淬后用。

【使用注意】本品为矿物类药物，服后不易消化，故脾胃虚弱者慎服。

龙　骨　Longgu

【来源】为古代大型哺乳动物，如东方剑齿象、三趾马、犀类、鹿类、牛类等的骨骼化石。

【处方别名】生龙骨、青龙骨、花龙骨、白龙骨、煅龙骨。

【性味归经】甘、涩，微寒。归心、肝经。

【功效应用】

1. 镇惊安神　用于心神不宁，心悸失眠。本品类似磁石既有宁心安神之功，又能平肝潜阳，亦宜用于阴虚阳亢所致之心神不宁等，并常与平肝养阴、化痰开窍药配伍应用。

2. 平肝潜阳　用于肝阳眩晕。本品质重，入肝经，有较强的平肝潜阳作用，常与代赭石、牛膝等配伍，治肝阳上亢之头晕目眩、烦躁易怒等证，如镇肝息风汤。

3. 收敛固涩　用于滑脱诸证。本品味涩，煅用有收敛固涩的功效。

【性能特点】本品甘涩性微寒，质重沉降。生用为镇惊安神、平肝潜阳之要药，善治各种神志失常之证；又可平肝潜阳，用于肝阳眩晕。煅后味涩收敛，尤长于收敛固涩，治疗滑脱诸证。外用还可吸湿敛疮生肌，用治湿疹瘙痒、疮疡久溃不愈等。

【用法用量】煎服，15～30g，宜打碎先煎。外用适量。镇惊安神、平肝潜阳宜生用。收敛固涩、收湿敛疮宜煅用。

【使用注意】本品性涩，故湿热积滞者忌服。

【现代研究】

1. 主要成分　本品含碳酸钙和磷酸钙，尚含铁、钾、钠、氯、铝、镁、锌、铜、锰等。

2. 药理作用　本品所含钙盐吸收后，有促进血液凝固、降低血管壁通透性、抑制骨骼肌兴奋等作用。还具有抗惊厥、镇静和催眠作用。

拓展阅读

龙骨的相关知识

滑脱证：由于脏腑虚损，正气不足，失于固涩所致气血津液耗散的一类病证，常见有遗精、滑精、遗尿、尿频、崩漏、带下、自汗、盗汗等症。

琥　珀　**Hupo**

【来源】　为古代松科植物的树脂，埋藏地层经年久凝结转化而成的化石样物质。

【处方别名】　琥珀、琥珀屑、血珀、光珀。

【性味归经】　甘，平。归心、肝、膀胱经。

【功效应用】

1. 镇惊安神　用于心神不宁，心悸失眠，惊风癫痫。

2. 活血化瘀　用于血瘀肿痛，经闭，癥瘕，心腹刺痛等。

3. 利尿通淋　用于淋证，癃闭。本品既能利尿又能散瘀止血，故尤宜用于血淋。

【性能特点】　本品甘淡渗利，平而偏凉，重镇行散，入心肝经。善镇惊安神，治心神不宁、惊悸失眠、健忘多梦及小儿惊风抽搐、癫痫等证；又能活血通经、散瘀消癥。入膀胱经，还能利尿通淋。

【用法用量】　研末冲服，每次 1.5～3g。不入煎剂。外用适量，研末干掺，或调敷。

【使用注意】　本品能渗利、行血，故阴虚内热及无瘀滞者慎服。

拓展阅读

琥珀的相关知识

1. 惊风：是小儿时期常见的一种急重病证，以临床出现抽搐、昏迷为主要特征。又称"惊厥"，俗名"抽风"。任何季节均可发生。一般以1~5岁的小儿为多见，年龄越小，发病率越高。

2. 癫痫：即俗称的"羊角风""羊癫风"，可见突然倒地、神志不清、两目上视、牙关紧闭、口吐白沫、四肢抽搐等症状。

第二节　养心安神药

酸枣仁　**Suanzaoren**

【来源】　为鼠李科植物酸枣 *Ziziphus jujuba* Mill. var. *spinosa*（Bunge）Hu ex H. F. Chou 的干燥成熟种子。

【处方别名】枣仁、炒酸枣仁、炒枣仁。

【性味归经】甘、酸，平。归肝、胆、心经。

【功效应用】

1. 养心益肝，安神　用于心肝血虚之心悸失眠。本品能养心阴、益肝血而有安神之效，为养心安神要药。用在复方中常为主药，如酸枣仁汤。

2. 敛阴止汗　用于体虚自汗，盗汗。最宜用治心神不安兼有体虚自汗、盗汗患者。

【性能特点】本品甘酸补敛，性平不偏，入心肝经。善补益心肝阴血而安神，主要用于心肝血虚、心失所养之心悸失眠、虚烦不眠，为养心安神之要药。味酸，还可收敛止汗，用于体虚自汗、盗汗。

【用法用量】煎服，9~15g。研末吞服，每次1.5~3g。

【使用注意】本品味酸性敛，故内有实邪郁火者慎服。

【现代研究】

1. 主要成分　本品含酸枣仁皂苷等；尚含白桦脂醇、脂肪油、蛋白质、维生素C及植物甾醇等。

2. 药理作用　本品具有镇静、镇痛、抗惊厥、降温、降血脂、降血压、兴奋子宫、对抗心律失常等作用。

拓展阅读

酸枣仁的相关知识

1. 神经衰弱：是由于长期处于紧张和压力下，出现精神易兴奋和脑力易疲乏现象，常伴有情绪烦恼、易激怒、睡眠障碍、肌肉紧张性疼痛等。

2. 传统用本品有生用和炒用之别。经研究，酸枣仁微炒或炒黄时，可增加镇静安神之效，若久炒油枯则失去安神作用，故当注意炒制的火候。

柏子仁　Baiziren

【来源】为柏科植物侧柏 *Platycladus orientalis*（L.）Franco 的干燥成熟种仁。

【处方别名】柏仁、柏子、柏实。

【性味归经】甘，平。归心、肾、大肠经。

【功效应用】

1. 养心安神　用于心肝血虚之心悸失眠。本品多用治血不养心之虚烦不眠、心悸怔忡、健忘等，常与酸枣仁、五味子等药配伍。

2. 润肠通便　用于肠燥便秘。本品质润多油，用治阴虚血少、年老体弱、产后等肠燥便秘证，常与火麻仁、郁李仁等同用，如五仁丸。

【性能特点】本品甘平滋润。既能补养阴血、交通心肾而安神，善治心阴虚及心肾不交之心悸失眠。种仁富含油脂，能润肠通便，治体虚肠燥便秘证。此外，还能补阴血而止汗。治阴虚盗汗。

【用法用量】煎服，3~10g。研末吞服，每次1.5~3g。

【使用注意】本品质润滑肠，故大便溏薄者慎服。

远　志　Yuanzhi

【来源】 为远志科植物远志 *Polygala tenuifolia* Willd. 或卵叶远志 *P. sibirica* L. 的干燥根。

【处方别名】 远志筒、远志肉、小草根、制远志。

【性味归经】 苦、辛，微温。归心、肾、肺经。

【功效应用】

1. 宁心安神 用于心悸怔忡，失眠多梦，健忘。本品既能开心气而宁心安神，又能通肾气而强志不忘，为交通心肾、安神定志、益智强识之佳品，治心肾不交之心神不宁、失眠、惊悸、健忘等证，常为方中必备之药。

2. 祛痰开窍 用于痰阻心窍，癫痫发作，咳嗽痰多。常与化痰、息风、开窍药配伍。

3. 消散痈肿 用于痈疽疮毒，乳房肿痛，喉痹。

【性能特点】 本品辛开苦泄温通。入心肾经，既善宁心安神、交通心肾，多用于治疗心肾不交的心神不宁、失眠健忘；又善祛痰开窍，治痰阻心窍、癫痫发狂、神志恍惚。入肺经，祛痰止咳，用于咳嗽痰多。且能疏通气血之壅滞而消散痈肿，用治一切痈疽疮毒及乳房肿痛。

【用法用量】 煎服，3～9g。外用适量，研末调敷。

【使用注意】 本品对胃有刺激性，过量可致恶心、呕吐，故溃疡病、胃炎及消化性溃疡患者慎服。

【现代研究】

1. 主要成分 本品含皂苷，主要为远志皂苷和细叶远志素等；尚含远志酮、脂肪油等。

2. 药理作用 本品具有镇静、催眠、抗惊厥、祛痰、利尿、降压、兴奋子宫、抗癌、抑菌等作用。

拓展阅读

远志的相关知识

1.《雷公炮炙论》载："凡使远志，先须去心，若不去心，服之令人闷。"但现代研究认为，远志心的毒副作用较全远志、远志皮小，且去木心与否对药效影响不大，故现已不去木心用。

2. 心肾不交：是指心与肾生理协调功能失常的病理现象。多由肾阴亏虚，阴精不能上乘，因而心火偏亢，失于下降所致。

灵　芝　Lingzhi

【来源】 为多孔菌科真菌赤芝 *Ganoderma lucidum*（Leyss. ex Fr.）Karst 或紫芝 *G. sinense* Zhao，Xu et Zhang 的干燥子实体。

【处方别名】 菌灵芝。

【性味归经】 甘，平。归心、肝、肾、肺经。

【功效应用】

1. 安神补虚 用于心气血虚或心脾两虚之心神失养，神疲体倦，心悸失眠，食欲不振。可单用研末吞服或配当归、酸枣仁、龙眼肉等补血养心安神药。

2. 祛痰止咳　用于痰多咳嗽，喘促。可单用或与补气、敛肺化痰药同用。

【性能特点】本品甘平。具有补虚安神之功，治心气虚、心脾两虚、气血不足等心神失养之心神不宁。为虚劳、久病虚弱、老年体衰等患者所常用；并能祛痰止咳。

【用法用量】煎服，3~15g。研末服，每次1.5~3g，每日2~3次。

【使用注意】对灵芝有过敏者不宜吃灵芝。患者手术前后1周内，或正在大出血的患者不宜服用。

【现代研究】

1. 主要成分　本品含三萜类、有机酸、香豆素苷、生物碱、多糖、蛋白质、多肽、甾类、核苷类等。

2. 药理作用　本品具有镇静、镇痛、抗惊厥、祛痰、镇咳、强心、抗心肌缺血、抑制血小板聚集、抗血栓、降血压、降血脂、抗动脉粥样硬化、保肝、解毒、降血糖作用。对人体免疫系统有双向调节作用，还能抗肿瘤、抗衰老。

拓展阅读

灵芝的相关知识

灵芝有病能治病、无病能强身，具有药食双重功能，没有任何副作用和依赖性，男女老少都可饮用，有久食轻身、延年益寿、美容皮肤、防止老年性痴呆等疗效，是人类最理想的天然药品和保健食品。

合欢皮　Hehuanpi

【来源】为豆科植物合欢 *Albizia julibrissin* Durazz. 的干燥树皮。

【处方别名】合欢、夜合皮。

【性味归经】甘，平。归心、肝经。

【功效应用】

1. 安神解郁　用于忿怒忧郁，情志不遂之烦躁不眠。本品能宁心安神，但其力薄弱。

2. 活血消肿　用于跌打骨折，血瘀肿痛及痈肿疮毒。

【性能特点】本品甘平行散，入心、肝经。既善能疏肝解郁、宁心安神，为安神解郁之品，适宜于忿怒忧郁之烦躁不宁、失眠多梦者。又能活血消肿。

【用法用量】煎服，9~15g；或入丸散。

【使用注意】本品活血，故孕妇慎用。

表23-2　其他安神中药

类别	品名	来源	性味	功效	主治
重镇安神药	珍珠	珍珠贝类刺激形成的产物	甘、咸，寒	安神定惊，明目消翳	心神不宁，目赤翳障
养心安神药	首乌藤	蓼科植物何首乌的藤茎	甘，平	养血安神，祛风通络	心神不宁，风湿痹痛

重点小结

一、药物功用比较

（一）重镇安神药

本类药物多为矿石、化石、贝壳类质重之品，具重镇沉降之性，均入心经，有重镇安神之效，主要适用于心火亢盛、痰热扰心或惊吓等所致的心神不宁实证。

龙骨、磁石　均入心肝经，既能镇惊安神，又能平肝潜阳，常用于心神不宁、惊悸、癫狂及肝阳眩晕，同为镇心平肝之要药。然龙骨甘平质重，镇惊安神效良，适用于各种神志失常的疾患；且味兼涩，煅用又善收敛固涩，收湿敛疮生肌。而磁石咸寒质重，善益肾阴、镇浮阳而安心神，固尤宜用于肾虚肝旺、肝火上炎而扰心神之证；又善益肾阴而聪耳明目、纳气平喘。

（二）养心安神药

本类药物均为植物药，多以种仁入药，有甘润、平和、滋养之特性，具有养心安神的作用，主要用于阴血不足、心脾两虚、心肾不交等导致的心神不宁诸证。

酸枣仁、柏子仁　均性味甘平，有养心安神之效，常相须为用，以治阴血不足、心神失养之心悸、失眠。但酸枣仁兼入肝经，养心阴、益肝血，多用于心肝血虚之心神不宁；又酸敛止汗。而柏子仁又入肾经，养心滋肾，尤宜用于心阴虚及心肾不交之心神不宁；且富含油脂，能润肠通便。

二、要点归纳

1. 本章药物多味甘性平，归心肝经，均具有安神定惊之功。常用于心神不宁之实证或虚证。

2. 属矿石（含化石、贝类）类的药物：朱砂、龙骨、磁石、琥珀、珍珠。其质重，沉降之性明显，常具有重镇安神或平肝潜阳作用，多用治心神不宁之实证或肝阳上亢证。

3. 属植物类的药物：酸枣仁、远志、柏子仁、灵芝、合欢皮、首乌藤。突出滋养之特性，均具有与养心安神作用，多用治心神不宁之虚证。

4. 本章内服过量或持服，易致中毒药物：朱砂。

5. 安神兼活血的药物：合欢皮、琥珀。

6. 其他章节兼有安神的药物：茯苓（茯神）、丹参、珍珠母、人参、大枣、龙眼肉、百合、麦冬、五味子等。

目标检测

一、单项选择题

1. 下列药物忌火煅的是（　　）
   A. 龙骨　　　　B. 磁石　　　　C. 朱砂　　　　D. 石膏
2. 下列药物能养心安神的药物是（　　）
   A. 琥珀　　　　B. 酸枣仁　　　C. 朱砂　　　　D. 珍珠
3. 煅龙骨长于（　　）
   A. 平肝潜阳　　B. 息风止痉　　C. 镇惊安神　　D. 收敛固涩

4. 既能清心镇惊，又能安神解毒的药物是（　　　）

    A. 朱砂　　　　　　B. 磁石　　　　　　C. 龙骨　　　　　　D. 琥珀

5. 下列可以敛汗固精的药物是（　　　）

    A. 龙骨　　　　　　B. 酸枣仁　　　　　C. 远志　　　　　　D. 合欢皮

6. 内服琥珀的方法是（　　　）

    A. 烊化服　　　　　B. 水煎服　　　　　C. 研末冲服　　　　D. 熬膏服

二、思考题

1. 何谓安神药？分为哪两大类？各自的性能特点和适应证如何？

2. 如何理解重镇安神药的用量、用法特点及注意事项？

3. 朱砂最长于治哪种心神不宁？为什么？其用量、使用注意如何？

4. 柏子仁、远志、合欢皮、灵芝安神的特点各如何？临床如何选用？

5. 龙骨生用与煅用的功效与主治有何不同？本品所含钙离子有何药理作用？

第二十四章
平肝息风药

学习目标

知识要求　**1. 掌握**　平肝息风药的含义、功效、适应证及配伍方法；6 味药物（石决明、牡蛎、羚羊角、牛黄、钩藤、天麻）。

　　　　　2. 熟悉　4 味药物（地龙、蜈蚣、全蝎、僵蚕）。

　　　　　3. 了解　3 味药物（珍珠母、赭石、蒺藜）。

技能要求　1. 能利用重点药物的药性与功效进行辨证治疗。

　　　　　2. 学会对功用相似的药物进行异同比较。

　　　　　3. 熟记重点药物的性能特点与特殊用法用量。

　　　　　4. 识别 13 味中药饮片。

案例导入

案例 1：李某，女，51 岁，自诉儿子大学毕业找工作未果，近期单位事多，经常加班，常感烦躁，头晕头痛，老忘事，睡眠差，腰酸背困，口苦口干。今晨准备上班，但突感眼冒金星，天旋地转，差点晕倒，遂来就诊。诊见面红目赤，舌红，脉细数。

案例 2：韩某，男，68 岁，2 年前开始双上肢不自主抖动，症状渐进加重，身体前倾，1 年前于省人民医院诊断为帕金森，口服多巴丝肼片（美多芭）效果不佳。现双上肢不自主抖动，右手桡侧出汗，汗黏腻，肢体活动不利，走路困难，神疲乏力，口水多，流涎，右半身怕热，便干，舌质暗红少苔，脉沉细。

讨论：1. 根据以上两个案例的症状分别进行辨证。

　　　　2. 应选用本章哪类及哪些中药治疗？

　　1. 含义　凡以平肝潜阳、息风止痉为主要作用，主治肝阳上亢或肝风内动病证的药物，称为平肝息风药。

　　2. 性能特点　本类药物以动物药为主，有"介类潜阳，虫类搜风"之说；其药性多偏寒凉，少数偏温燥，部分药物性平，应用广泛，无论寒热虚实之肝风内动证均宜。而药味与功效间无明显对应关系。习惯上多以甘能缓急的理论，并结合实际滋味，多标为咸味及甘味；少数药兼能泄热或兼能通络，故标苦味或辛味。"诸风掉眩，皆属于肝"，其主治病证病位在肝，故本类药物主归肝经；少数药兼有宁心安神之功而治心神不宁者，则兼归心经。因其有息风止痉与平肝潜阳之效，故有沉降之性。全蝎、蜈蚣有毒，用时应慎。

3. 分类、功效与适应证

表 24 – 1　平肝息风药的分类、功效与适应证

分类	功效	适应证
平抑肝阳药	平抑肝阳或平肝潜阳，兼能清肝明目，宁心安神	肝阳上亢之头晕目眩，兼治肝火上攻诸证及心悸失眠等
息风止痉药	平息肝风、制止痉挛抽搐，兼能清肝、平肝、化痰	肝风内动之惊痫抽搐，兼治肝火上攻、肝阳眩晕及痰热咳嗽等

4. 配伍应用　应用本类药时，须根据病因、病机和兼证的不同，进行适当选择与相应的配伍。

（1）肝阳上亢证，多配滋养肾阴的药物，益阴以制阳。

（2）肝阳化风之肝风内动，息风止痉药与平肝潜阳药并用。

（3）热极生风之肝风内动，多配伍清热泻火药；阴血亏虚之肝风内动，多配伍补养阴血药。

（4）兼痰邪窍闭神昏者，多配伍开窍醒神或祛痰药；兼失眠多梦、心神不宁者，多配伍安神药。

（5）肝火盛者，多配伍清泻肝火药；脾虚慢惊风，宜用性平的止痉药，并当配伍补脾益气药。

5. 使用注意

（1）对脾虚慢惊者，寒凉之品忌用。

（2）对阴虚血亏者，药性温燥之品慎用。

（3）贝壳类药物，入煎剂一般要先煎。

第一节　平抑肝阳药

石决明　Shijueming

【来源】 为鲍科动物杂色鲍 *Haliotis diversicolor* Reeve、皱纹盘鲍 *H. discus hannai* Ino、羊鲍 *H. ovina* Gmelin、澳洲鲍 *H. ruber*（Leach）、耳鲍 *H. asinina* Linnaeus 或白鲍 *H. laevigata*（Donovan）的贝壳。

【处方别名】 鱼壳、海决、九孔石决明、煅石决明。

【性味归经】 咸，寒。归肝经。

【功效应用】

1. 平肝潜阳　用于肝阳眩晕。本品咸寒清热，质重潜阳，专入肝经，平肝作用较强；又兼有滋养肝阴之功，为凉肝、镇肝之要药；治肝肾阴虚、肝阳上亢之眩晕，尤为适宜。

2. 清肝明目　用于目赤、翳障、视物昏花。本品为清肝明目要药。

此外，煅石决明还有收敛、制酸、止痛、止血等作用。可用于胃酸过多之胃脘痛。

【性能特点】 本品咸寒清泄，质重镇潜，专入肝经。功善平肝潜阳、清肝明目，为镇肝、凉肝之要药。名曰"决明"，即为治目疾之常用药。

【用法用量】 煎服，6～20g，打碎先煎；或入丸散。外用适量，点眼。平肝清肝宜生

用，点眼应煅后水飞用。

【使用注意】 本品咸寒易伤脾胃，故脾胃虚寒、食少便溏者慎服。

【现代研究】

1. 主要成分 本品含碳酸钙，尚含镁、铁、锌等微量元素，煅烧后碳酸盐分解，产生氧化钙。

2. 药理作用 本品含大量钙盐，能中和过多胃酸；并有解热、镇静、解痉、降血压、止血、抑菌作用。

拓展阅读

石决明的相关知识

1. 介类潜阳：指以软体水下动物，取其甲壳入药，长于潜降上亢之肝阳，常用治肝阳上亢证，如石决明、牡蛎等。

2. 夜盲症：以入暮或在暗处视力锐减，甚至不辨人物，天明或于明亮处则视觉恢复正常为特征的眼病。俗称"鸡盲"或"夜盲"。

珍珠母 Zhenzhumu

【来源】 为蚌科动物三角帆蚌 *Hyriopsis cumingii*（Lea）、褶纹冠蚌 *Cristaria plicata*（Leach）或珍珠贝科动物马氏珍珠贝 *Pteria martensii*（Dunker）的贝壳。

【处方别名】 真珠母、煅珍珠母。

【性味归经】 咸，寒。归肝、心经。

【功效应用】

1. 平肝潜阳 用于肝阳眩晕。本品性能及潜阳功效均与石决明相似，既能平肝潜阳，又可清肝热，还有安神之功，故肝阳上亢、肝热内盛而见心神不宁、烦躁失眠者，用之更为适宜。

2. 清肝明目 用于目赤肿痛，视物昏花。

3. 镇心安神 用于惊悸失眠，心神不宁。宜与化痰开窍、泻火宁心之品同用。

此外，煅用能收湿敛疮，治湿疮、湿疹。

【性能特点】 本品咸寒质重。入肝经，生用善平肝潜阳、清肝明目，治肝阳上亢之头晕目眩及肝火上攻之头晕、头痛、目赤肿痛、视物昏花；又入心经，有镇心安神之效，以治惊悸、失眠、心神不宁等证。煅用能收湿敛疮。

【用法用量】 煎服，10～25g，打碎先煎；外用适量，研细末用，或调敷。平肝潜阳、清肝明目、安神定惊宜生用，收湿敛疮宜煅用。

【使用注意】 本品胃寒者慎服。

【现代研究】

1. 主要成分 本品含碳酸钙，尚含少量锌、镁、铁、硅酸盐、硫酸盐、磷酸盐、多种氨基酸及磷脂酰乙醇胺、羟基脂肪酸等成分。近年来研究表明，其有效成分是氨基酸类及某些微量元素。

2. 药理作用 本品具有对抗白内障、保护肝损伤作用。此外，本品还有镇静、抗惊厥、减少胃酸分泌、抗胃溃疡及促进皮肤溃疡愈合等作用。

牡 蛎 Muli

【来源】 为牡蛎科动物长牡蛎 *Ostrea gigas* Thunberg、大连湾牡蛎 *O. talienwhanensis* Crosse 或近江牡蛎 *O. rivularis* Gould 的贝壳。

【处方别名】 左牡蛎、左壳、牡蛎壳、煅牡蛎。

【性味归经】 咸，微寒。归肝、胆、肾经。

【功效应用】

1. 平肝潜阳 用于肝阳眩晕。本品咸寒质重，有类似石决明之平肝潜阳作用，多用治水不涵木、阴虚阳亢、眩晕耳鸣之证，常与龙骨相须为用。

2. 软坚散结 用于痰核，瘰疬，癥瘕积聚等证。近代常用治肝脾肿大证。

3. 镇惊安神 用于烦躁不安，心悸失眠。

4. 收敛固涩 用于滑脱诸证，如遗精、遗尿、崩漏、带下、自汗、盗汗等。本品煅用有收敛固涩作用。

5. 制酸止痛 用治胃痛反酸。

【性能特点】 本品咸寒，质重沉降。生用既为平肝潜阳之要药，又长于软坚散结。煅用性涩，有收敛固涩、制酸作用。

【用法用量】 煎服，15～30g，打碎先煎；或入丸散，每次1～3g。平肝潜阳、软坚散结宜生用；收湿固涩、制酸止痛宜煅用。

【使用注意】 本品煅后收敛，故有湿热实邪者忌服。

【现代研究】

1. 主要成分 本品含碳酸钙（约占50%）、磷酸钙及硫酸钙成分，尚含镁、铁、磷酸根、氯离子及钾、钠等。

2. 药理作用 本品具有轻度镇静、消炎、降低肌肉兴奋而抑制抽搐作用；煅牡蛎具有明显的抗实验性胃溃疡的活性。牡蛎的酸性提取物在活体实验中对脊髓灰质炎病毒有抑制作用。

赭 石 Zheshi

【来源】 为氧化物类矿物刚玉族赤铁矿，主含三氧化二铁（Fe_2O_3）。

【处方别名】生赭石、代赭石、钉赭石、煅赭石。

【性味归经】苦，寒。归肝、心、肺、胃经。

【功效应用】

1. 平肝潜阳　用于肝阳上亢，头晕目眩。本品潜降肝阳作用较强，且善清肝火，治肝阳上亢之头目眩晕、目胀耳鸣等证。

2. 重镇降逆　用于胃气上逆之呕吐呃逆，嗳气喘息。本品善降肺胃之逆气，用治胃气上逆之呕呃、嗳气不止及肺气上逆之哮喘有声，卧睡不得之证。

3. 凉血止血　用于血热出血证。本品苦寒沉降，可单用本品研末，米醋调服。

【性能特点】本品苦寒质重，为纯降之品，善降逆气为其特长。既有显著的镇潜平肝的作用，为治肝阳上亢之头晕目眩佳品；又善降上逆之气而止呕、止呃、止喘，治疗胃气上逆之呕吐、呃逆、嗳气及气逆喘息。还能凉血止血。

【用法用量】煎服，9~30g，打碎先煎；或入丸散，每次1~3g。平肝降逆宜生用，止血宜煅用。

【使用注意】本品苦寒重坠，故寒证及孕妇慎服。又含微量砷，故不宜长期服。

拓展阅读

赭石的相关知识

嗳气：俗称"打饱嗝""饱嗝"，是胃中气体上出咽喉所发出的声响，其声长而缓，古代称为噫气。属胃气失和而上逆的一种表现。

蒺　藜　Jili

【来源】为蒺藜科植物蒺藜 *Tribulus terrestris* L. 的干燥成熟果实。

【处方别名】刺蒺藜、白蒺藜、硬蒺藜、盐蒺藜。

【性味归经】苦、辛，平；有小毒。归肝经。

【功效应用】

1. 平肝潜阳　用于肝阳上亢之头晕目眩。本品苦降，入肝，有平抑肝阳的作用。

2. 疏肝解郁　用于肝气郁滞之胸胁胀痛，乳闭胀痛。

3. 祛风明目　用于风热上攻，目赤翳障。

4. 散风止痒　用于风疹瘙痒及白癜风。

【性能特点】本品苦泄辛散，性平不偏，作用和缓，有小毒。专入肝经，既能平抑肝阳，治肝阳眩晕；又可疏肝解郁；还能疏散肝经之风热。此外，尚可祛风止痒。

【用法用量】煎服，6~10g；或入丸散。

【使用注意】本品对气虚血弱者及孕妇忌服。

拓展阅读

蒺藜的相关知识

1. 白癜风：是一种局限性或泛发性的皮肤色素脱失性疾病，属中医的"白癜""白驳风"等范畴。

2. 二蒺藜：指的是蒺藜与潼蒺藜（沙苑子）。

第二节　息风止痉药

羚羊角　Lingyangjiao

【来源】 为牛科动物赛加羚羊 *Saiga tatarica* Linnaeus 的角。

【处方别名】 羚羊尖、羚角、羚羊角片、羚羊粉。

【性味归经】 咸，寒。归肝、心经。

【功效应用】

1. 息风止痉 用于热极动风或肝风内动之高热神昏，惊厥抽搐。本品有良好的清肝热和息风止痉之效，为清热息风之要药，最宜用于热极生风所致痉挛抽搐。

2. 平肝潜阳 用于肝阳上亢之头晕目眩。

3. 清肝明目 用于肝火上攻之头痛，头晕，目赤。

4. 清热解毒 用于温热病热毒炽盛之证。

【性能特点】 本品咸寒质重。主入肝经，能息肝风、平肝阳、清肝火，功效颇佳，故凡肝风内动之手足抽搐、肝阳上亢之头晕目眩，以及肝火炽盛之目赤痛诸证，用之无不取效，尤为治疗肝风内动、惊痫抽搐的要药。兼入心经，又能清心火、解热毒。

【用法用量】 煎服，1～3g。宜单煎2个小时以上，取汁服，或与煎好的药液合兑。磨汁或研粉服，每次0.3～0.6g，也可入丸散。

【使用注意】 本品性寒，脾虚慢惊者忌服，脾胃虚寒者慎服。

【现代研究】

1. 主要成分 本品含角蛋白；尚含多种磷脂、磷酸钙、胆固醇、维生素A、锌、铝、铬、铁、铜等成分。

2. 药理作用 本品能镇痛，镇静，抗惊厥。水煎剂有良好的解热作用；可使血压下降。

拓展阅读

羚羊角的相关知识

1. 肝风内动证：指临床出现眩晕欲仆、震颤、抽搐等症状的病证。

2. 赛加羚羊为国家一级保护野生物种，国家严禁狩猎、收购和销售。羚羊角替代品为山羊角。

牛　黄　Niuhuang

【来源】 为牛科动物牛 *Bos taurus domesticus* Gmelin 干燥胆结石。

【处方别名】 天然牛黄、西黄、丑宝、京牛黄、犀黄。

【性味归经】 苦，凉。归心、肝经。

【功效应用】

1. 息风止痉 用于小儿惊风，壮热神昏，热极生风，手足抽搐。本品有较强的清心、凉肝及息风止痉作用。故宜用于热盛动风之痉挛抽搐者。常与清热息风止痉、开窍化痰药同用。

2. 化痰开窍 用于温热病热入心包或中风，惊风癫痫等痰热蒙蔽心窍之神昏，口噤，痰鸣等证。单用本品为末，淡竹沥兑服即效，或与麝香、黄连等同用。

3. 清热解毒 用于火热内盛，咽痛口疮，牙龈肿痛。本品既可内服，又能外用，为清热解毒之良药，在治火毒郁结所致诸证及其他热毒痈肿时，常以本药为主。

【性能特点】 本品苦凉清泄，芳香开窍。既善清心、凉肝而息风止痉，还善清心豁痰而开窍。主治热毒、痰热及肝热生风所致诸证。

【用法用量】 入丸散服，每次 0.15～0.3g。外用适量，研细末敷患处。

【使用注意】 本品性凉，故非实热证不宜用，孕妇慎用。

拓展阅读

牛黄的相关知识

1. 口噤：是因内有积热，外中风邪，痰凝气滞，瘀阻经络所致。表现为牙关紧急，口不能张开等症状。

2. 天然牛黄是胆囊、胆管、肝管中产生的结石，分别称为"胆黄""管黄"与"肝黄"。活体胆囊中培植的胆结石称为"培植牛黄"；由牛胆汁提取加工而成的称"人工牛黄"。因天然牛黄资源稀少珍贵，现多常用培植牛黄与人工牛黄，但息风止痉功效远不如天然牛黄。

钩 藤 Gouteng

【来源】 为茜草科植物钩藤 *Uncaria rhynchophylla* (Miq.) Miq. ex Havil.、大叶钩藤 *U. macrophylla* Wall.、毛钩藤 *U. hirsuta* Havil. 华钩藤 *U. sinensis* (Oliv.) Havil. 或无柄果钩藤 *U. sessilifructus* Roxb. 的干燥带钩茎枝。

【处方别名】 嫩钩藤、钩丁、嫩双钩、双钩藤。

【性味归经】 甘，微寒。归肝、心包经。

【功效应用】

1. 息风止痉 用于肝风内动或热极生风之壮热神昏，小儿急惊，惊痫抽搐。

2. 清热平肝 用于肝火上攻或肝阳上亢之头痛，眩晕。本品有一定的平抑肝阳作用，并能清肝热，亦宜用于肝阳上亢而兼肝经有热者。

【性能特点】 本品甘凉清解，质轻兼透，主入肝经，兼入心包经。善息风止痉，为治疗肝风内动、惊痫抽搐之常用药，又可清肝热、平肝阳。有降压作用，近年来可用治高血压病。还因作用缓和，有凉肝止惊作用，亦多用于小儿急惊或小儿夜啼。

【用法用量】 煎服，3～12g，后下；或入丸散。

【使用注意】 本品大剂量可导致心、肝、肾损伤而死亡，故使用时应掌握好用量。

【现代研究】

1. 主要成分 本品含生物碱，其成分为钩藤碱、异钩藤碱等；尚含黄酮类、儿茶素类、鞣质等成分。

2. 药理作用 本品具有降血压，镇静，解除支气管、肠及子宫平滑肌的痉挛，抑制血小板聚集等作用。

拓展阅读

钩藤的相关知识

1. 眩晕：病因主要有情志、饮食内伤、体虚年高、跌仆外伤等方面。病机不外虚实两端，虚者为髓海不足，或气血亏虚，清窍失养；实者为风、火、痰、瘀扰乱清空。主要以头晕、眼花为主要临床表现。

2. 钩藤以带钩的茎枝入药，现代药理实验还证明钩藤有降压作用，有很高的药用价值。

天　麻　Tianma

【来源】 为兰科植物天麻 *Gastrodia elata* Bl. 的干燥块茎。

【处方别名】 箭麻、明天麻、天麻片、炒天麻、煨天麻、姜天麻。

【性味归经】 甘，平。归肝经。

【功效应用】

1. 息风止痉 用于肝风内动之惊痫抽搐。本品味甘质润，药性平和，为治肝风内动之要药，对肝风内动、惊痫抽搐，无论寒热虚实，皆可配伍应用。

2. 平抑肝阳 用于肝阳上亢或风痰上扰之头痛眩晕。本品单用或配伍应用均有效。

3. 祛风通络 用于手足不遂，肢体麻木或风湿痹痛。

【性能特点】 本品甘缓而不峻，性平而不偏寒热，专入肝经。既能息风止痉，又能平抑肝阳，因作用平和，故凡惊痫抽搐、眩晕头痛，无论寒热虚实，皆可应用，为治疗眩晕的良药。素有"定风草"之称。又可祛外风、通经络，治疗肢麻痉挛抽搐、风湿痹痛。

【用法用量】 煎服，3～10g。研末冲服，每次1～1.5g；也可入丸散。

【使用注意】 本品凡见津液衰少、血虚、阴虚者，均应慎用。

【现代研究】

1. 主要成分 本品含天麻素、天麻苷元、香荚兰醛、香荚兰醇、对羟基苯甲醇、胡萝卜苷等成分。

2. 药理作用 本品具有镇静、镇痛、催眠、抗惊厥、降血压、抗心肌缺血、抗心律失常、抑制血小板聚集、抗炎、增强细胞和体液免疫功能等作用。

拓展阅读

天麻的相关知识

1. 天麻属多年生寄生草本植物，无根，无绿色叶面叶片，块茎横生，肉质；近年来多采用人工栽培种植；寄主是密环菌。

2. 天麻有良好的养生保健作用，适用于妇女美白、老年高血压、神经三叉痛、中学生智力低下、工作压力大、睡眠不好等人群。

地　龙　Dilong

【来源】　为钜蚓科动物参环毛蚓 *Pheretima aspergillum*（E. Perrier）、通俗环毛蚓 *P. vuLgaris* Chen、威廉环毛蚓 *P. guillelmi*（Michaelsen）或栉盲环毛蚓 *P. pectinifera* Michaelsen 的干燥体。

【处方别名】　地龙肉、苏地龙、广地龙、地龙乾。

【性味归经】　咸，寒。归肝、肺、膀胱经。

【功效应用】

1. 清热息风　用于热盛所致的肝风内动，高热惊痫，癫狂。本品性寒，既能息风止痉，又善于清热定惊，故适用于热极生风所致的神昏谵语、痉挛抽搐及小儿惊风，或癫痫、发狂等证，历代多以单用为主，亦常配伍应用。

2. 通络　用于气虚血滞，半身不遂。本品性寒清热，尤适用于关节红肿疼痛、屈伸不利之热痹，也可用于半身不遂。配伍活血药、补气药，可治中风后气虚血滞、经络不利、半身不遂、口眼歪斜等证。

3. 平喘　用于肺热哮喘。可单用研末内服，或配伍使用。

4. 利尿　用于热结膀胱，小便不利。本品咸寒入肾，能清热而利小便。

【性能特点】　本品咸寒，性善走窜。其清热力强，入肝经，既善清热息风而止痉；入肺经，又能清肺泄热而平喘；入膀胱经，能清膀胱之热结而利水道。此外，还长于通行经络，治痹证肢麻拘挛及中风半身不遂。

【用法用量】　煎服，干品 5～10g，鲜品 9～20g。研粉末吞服，每次 1～2g。外用适量，鲜品捣服。

【使用注意】　本品性寒，故脾胃虚寒或内无实热者慎服。

【现代研究】

1. 主要成分　本品含蚯蚓解热碱、蚯蚓素、蚯蚓毒素；尚含磷脂、胆固醇、维生素、蛋白质、氨基酸及黄嘌呤、腺嘌呤、胆碱等成分。

2. 药理作用　本品具有镇静、抗惊厥、解热、降血压、舒张支气管、抗血栓形成、抗菌、利尿等作用。

拓展阅读

地龙的相关知识

1. 地龙可以生产多种中药、西药，也可以作为各种家禽、家畜、渔业水产品、水族宠物食品、动物性活食饵料、饲料添加剂、诱食剂。

2. 地龙提取物地龙蛋白广泛用于临床，并越来越多地用于心脑血管、内分泌、呼吸系统等疾病的预防和治疗。

蜈　蚣　Wugong

【来源】　为蜈蚣科动物少棘巨蜈蚣 *Scolopendra subspinipes mutilans* L. Koch 的干燥体。

【处方别名】　百足虫、天龙。

【性味归经】　辛，温；有毒。归肝经。

【功效应用】

1. 息风止痉 用于痉挛抽搐。本品有类似全蝎的息风止痉之效，且作用和温燥毒烈之性更强，二者常相须为用。

2. 攻毒散结 用于疮疡肿毒，瘰疬结核。本品攻毒散结力强，外敷为主，亦可内服。

3. 通络止痛 用于风湿顽痹，顽固性偏正头痛。本品亦有类似的通络止痛之效，常与祛风活血止痛、化痰通络之品配伍。

【性能特点】 本品辛温有毒，功似全蝎，常相须为用。其药力较全蝎强，既善息风止痉，治各种痉挛抽搐。又能搜风通络止痛；还能攻毒散结。

【用法用量】 煎服，3～5g；研末吞服，每次0.6～1g；可入丸散。外用适量，研末调敷。

【使用注意】 本品有毒，辛温走窜，故内服用量不宜过大，孕妇忌服，血虚生风者慎服。

【现代研究】

1. 主要成分 本品含蜈蚣毒液，主要为蛋白质、酶、氨基酸，尚含十六碳烯酸、糖类等。

2. 药理作用 本品具有抑制中枢、抗惊厥、镇痛、降压、加强心肌收缩力、抑制抗体产生、抑菌、抗炎、抗癌、抑制怀孕子宫正常收缩、溶血及组织胺样等作用。

全　蝎　Quanxie

【来源】 为钳蝎科动物东亚钳蝎 *Buthus martensii* Karsch 的干燥体。

【处方别名】 淡全蝎、全虫、蝎子、制全蝎。

【性味归经】 辛，平；有毒。归肝经。

【功效应用】

1. 息风止痉 用于痉挛抽搐。本品药性平，虽性燥而有毒，具有较强的息风止痉之效，故常与蜈蚣配伍。

2. 攻毒散结 用于疮疡肿毒，瘰疬结核。本品无论内服、外用均有攻毒散结之效。

3. 通络止痛 用于风湿顽痹，顽固性偏正头痛。

【性能特点】 本品辛平有毒，为虫类走窜搜剔之品，专入肝经。善息风止痉，用于各种原因的痉挛抽搐、破伤风及中风面瘫或半身不遂；又善搜风通络而止痛，用治头痛及风湿顽痹。还可攻毒散结。

【用法用量】 煎服，3～6g；研末吞服，每次0.6～1g；可入丸散。外用适量，研末外敷。

【使用注意】 本品有毒，辛散走窜，故用量不宜过大，孕妇忌服，血虚生风者慎用。

【现代研究】

1. 主要成分 本品含蝎毒，主要为马氏钳蝎神经毒素Ⅰ、Ⅱ等具有药理活性的肽类及蛋白质等。

2. 药理作用 本品具有抗惊厥、抗癫痫、镇痛、降压、抑菌、抗肿瘤作用。蝎毒主要危害是使呼吸麻痹。

僵　蚕　Jiangcan

【来源】 为蚕蛾科昆虫家蚕 *Bombyx mori* Linnaeus 4～5龄的幼虫感染（或人工接种）白僵菌 Beauveria bassiana（Bals.）Vuillant 而致死的干燥体。

【处方别名】 白僵蚕、天虫、姜虫、炒僵蚕、麸炒僵蚕。

【性味归经】 咸、辛，平。归肝、肺经。

【功效应用】

1. 息风止痉 用于惊痫抽搐，中风不遂，口眼歪斜。本品药性平，虽性燥而有毒，但具有较强的息风止痉之效，故常与蜈蚣配伍用于各种原因所致痉挛抽搐之证。

2. 祛风止痛、止痒 用于风热头痛、目赤、咽肿或风疹瘙痒。

3. 解毒散结 用于痰核、瘰疬。

【性能特点】本品咸软辛散，性平而偏凉。既能息风止痉化痰，故对惊风、癫痫夹有痰热者尤为适宜；又能祛外风止痉、止痛、止痒；还能软坚散结。

【用法用量】煎服，3~9g。研末吞服，每次1~1.5g。散风热宜生用，余皆炒用。

【使用注意】本品内服可致过敏反应，出现痤疮样皮疹及过敏性皮疹，并可减少血小板，故凝血机制障碍、出血倾向及肝昏迷患者应慎用，也不可久服。

表 24 - 2 其他平肝息风中药

品名	来源	性味	功效	主治
罗布麻	夹竹桃科植物罗布麻的叶	苦、甘，微寒	清热降火，平肝息风	头晕目眩，心烦失眠
紫贝齿	宝贝科动物蛇首眼球贝的贝壳	咸，平	清心安神，平肝明目	头晕目眩，心烦失眠

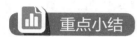 **重点小结**

一、药物功用比较

（一）平抑肝阳药

本类药物多为介类贝壳和矿石入药，多有质重沉降之特性，入肝经，具平肝潜阳或平抑肝阳之效，主要用治肝阳上亢之头晕目眩。

石决明、珍珠母 均为质重沉降之品，有平潜肝阳之效，治疗肝阳上亢，头晕目眩；二者又善清肝明目，为治疗肝火上攻肿痛、目生翳障之常用药。然珍珠母还兼入心经，而能镇心安神。

牡蛎、龙骨 均属质量沉降之品，既善平肝潜阳，常相须为用治疗肝阳上亢头晕目眩之证；又善收敛固涩，煅用功增，每相须为用，以治滑脱证。然牡蛎尚具咸味，善软坚散结；此外，煅牡蛎还可制酸止痛。而龙骨主入心经，善镇惊安神，为治神志失常之要药。煅龙骨外用能吸湿敛疮、生肌。

赭石、磁石 均为矿石类药物，有质量沉降之性，入肝经，收平肝潜阳之效，用于肝阳上亢之头晕目眩证。然磁石入心经，善镇惊安神；入肾以益肾阴而聪耳明目、纳气平喘。而赭石主入肝经，为平肝潜阳之佳品，又主治肝阳眩晕；入心肝血以凉血止血；且善降逆气，降胃气而止呕、止呃、止嗳，降肺气而止喘。

（二）息风止痉药

本类药物主入肝经，以息肝风、止痉挛抽搐为主要功效，主治肝风内动，痉挛抽搐。

钩藤、天麻 均有良好的息风止痉作用，每相须为用以治多种原因的肝风内动，痉挛抽搐；尤以天麻，甘润不烈，作用平和，无论寒热虚实，皆可用之。二者又善平抑肝阳，常用于肝阳上亢头晕目眩。而钩藤微寒，又能清肝热、凉肝止痉。天麻还能祛外风、通经络、止痉。

全蝎、蜈蚣 均能息风止痉，又兼搜风止痉、通络、止痛之效。每相须为用以治肝风内动之痉挛抽搐及中风经络之口眼歪斜、痉挛抽搐或风湿顽痹、筋脉拘挛及顽固性头痛等证。且善攻毒散结，用治疮疡肿毒、瘰疬、结核等证。但蜈蚣作用较猛，息风止痉、解毒散结之功优于全蝎。

二、要点归纳

1. 本章药物主入肝经，多为虫药（虫类搜风）、贝壳药（介类潜阳）、矿物药（质重下行）。

2. 平肝息风药有性偏寒凉或性偏温燥之不同，要区别使用。若脾虚慢惊，不宜用寒凉之品；阴血亏虚者，当忌温燥之品。

3. 平肝息风药中矿石、介贝类质坚沉重，用量应大，生用时并宜先煎。

4. 全蝎、蜈蚣、僵蚕为虫类息风止痉药。但前两者有毒，常用于惊痫抽搐重证及较重证；后者无毒，且性最平和，药力较弱、适用于惊痫抽搐轻证；惊痫抽搐重证者以蜈蚣、全蝎同用，惊痫抽搐轻证一般以僵蚕、全蝎同用。

5. 钩藤有效成分易被高热破坏，入汤剂应后下；羚羊角为贵重药品，一般入丸散服用。

6. 息风止痉，又能平肝阳的药物：羚羊角、天麻、钩藤。而羚羊角、钩藤善清热息风。

7. 兼能清肝明目的药物有石决明、珍珠母、羚羊角、钩藤；而兼能通络止痛的药物有天麻、全蝎、蜈蚣、僵蚕、地龙。

8. 兼能收敛固涩的药物有牡蛎、珍珠母；而兼能清热解毒的药物有羚羊角、牛黄。

9. 兼能清热降压的药物：钩藤、羚羊角、罗布麻叶、石决明、蒺藜。而天麻、蜈蚣、全蝎有降压作用，但无清热之功。

目标检测

一、单项选择题

1. 具有清热息风、平喘、通络、利尿作用的药物是（　　）
   A. 蜈蚣　　　　　　B. 白花蛇　　　　　　C. 地龙　　　　　　D. 全蝎

2. 治疗惊风、痉挛抽搐重症，常与全蝎同用的药物应是（　　）
   A. 天麻　　　　　　B. 僵蚕　　　　　　　C. 地龙　　　　　　D. 蜈蚣

3. 治疗中风后气虚血滞，经络不利之半身不遂、口眼歪斜者宜选用（　　）
   A. 天麻　　　　　　B. 全蝎　　　　　　　C. 蜈蚣　　　　　　D. 地龙

4. 性平，治疗肝风内动，惊痫抽搐，无论寒热虚实皆可配伍应用的药物是（　　）
   A. 钩藤　　　　　　B. 天麻　　　　　　　C. 蜈蚣　　　　　　D. 僵蚕

5. 既能平息内风，又能祛除外风的药物是（　　）
   A. 蒺藜　　　　　　B. 天麻　　　　　　　C. 羚羊角　　　　　D. 钩藤

6. 地龙不具有的功效是（　　）
   A. 清热利尿　　　　B. 通络平喘　　　　　C. 息风止痉　　　　D. 解毒散结

二、思考题

1. 平肝息风药分为哪几类？各自的性能特点、适应证和注意事项如何？

2. 羚羊角的用法用量如何？赭石的使用注意是什么？

3. 赭石质重降逆之性表现为哪些作用？用于治疗哪些病证？

4. 既息内风又祛外风的平肝息风药有哪些？功用各如何？

5. 比较龙骨与牡蛎、全蝎与蜈蚣、天麻与钩藤的功效应用之异同。

第二十五章

开窍药

学习目标

知识要求　**1. 掌握**　开窍药的含义、性能特点、功效、适应证及配伍应用；2 味药物（麝香、冰片）。

　　　　　　2. 熟悉　1 味药物（苏合香）。

　　　　　　3. 了解　开窍药的用法及使用注意；2 味药物（石菖蒲、蟾酥）。

技能要求　1. 能利用重点药物的药性与功效进行辨证治疗。

　　　　　　2. 学会对功用相似的药物进行异同比较。

　　　　　　3. 熟记重点药物的性能特点与特殊用法用量。

　　　　　　4. 识别 5 味中药饮片。

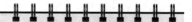

案例导入

案例： 王某，女，48 岁，急诊。丈夫陈述居处潮湿，妻子平时很少运动，前几日，突淋大雨后，常诉身体困重，痰多清稀，今天晨起，院中扫地，突然昏倒，不省人事，两手紧握、不停颤抖，立即来诊。诊见患者形体肥胖，脸色发青，牙关紧闭、四肢冰冷，舌红苔白滑，脉沉。

讨论： 1. 根据本案例的症状进行辨证。

　　　　 2. 应选用本章哪些中药来急救？

　　1. 含义　凡具辛香走窜之性，以开窍醒神为主要作用，常用于治疗闭证神昏的药物，称为开窍药。

　　2. 性能特点　本类药物味辛芳香，善于走窜。"心主神明"，邪气闭阻心窍则神昏，故主归心经，能通关开窍、启闭醒神。除蟾酥、樟脑有毒外，其余药物在规定剂量范围内且短时间应用，一般视为无毒。

　　3. 功效与适应证　本类药物具有开窍醒神之功，适用于热陷心包、痰浊蒙蔽清窍所致的神昏谵语及中风、中气、惊痫等出现的猝然昏厥之证（神昏闭证）。神志昏迷有虚实之分。实证即闭证，闭证多见口噤、手握、脉来有力，治当通关开窍、醒神回苏，宜用开窍药。闭证有寒热之异，寒闭多见面青、身凉、苔白、脉迟；热闭多见面赤、身热、苔黄、脉数。脱证即虚证，脱证多见冷汗肢凉，脉微欲绝，治当补虚固脱，非本章药物所宜。

　　4. 配伍应用

　　（1）热闭者，配清热泻火、解毒之品。

　　（2）寒闭者，配温里祛寒之品。

　　（3）兼惊厥抽搐者，配息风止痉之品。

（4）喉中痰鸣者，配化痰之品。

5. 使用注意

（1）开窍药辛香走窜，易耗伤正气，为救急治标之品，只宜暂服，不可久用，中病即止。

（2）开窍药只用于闭证，脱证宜回阳救逆、益气固脱，忌用开窍药。

（3）由于本类药气味芳香，易挥发，故内服多入丸散，不宜入煎剂，仅个别药物可入煎剂。

麝　香　Shexiang

【来源】 为鹿科动物林麝 *Moschus berezovskii* Flerov、马麝 *M. sifanicus* Przewalski 或原麝 *M. moschiferus* Linnaeus 成熟雄体香囊中的干燥分泌物。

【处方别名】 射香、寸香、元寸香、元寸、当门子。

【性味归经】 辛，温。归心、脾经。

【功效应用】

1. 开窍醒神 用于闭证神昏。本品开窍醒神作用极强，可广泛用于温热病、小儿急惊风、中风等神昏，且无论热闭或寒闭，皆可应用，多入复方使用。治温热病入心包、高热神昏、中风痰厥、惊痫等，常与牛黄、冰片、朱砂等药配伍，组成凉开剂，用于热闭证；也可与苏合香、丁香、檀香等药配伍，组成温开剂，用于寒闭证。

2. 活血通经 用于疮疡肿毒，经闭，癥瘕，心腹暴痛，跌打损伤，风寒湿痹。本品有较好的活血祛瘀、通经止痛之效，无论内服、外用均有良效，为伤科要药。

3. 消肿止痛 用于疮疡肿毒，瘰疬，痰核，咽喉肿痛。内服、外用均有效。

4. 催产下胎 用于难产，死胎，胞衣不下。

【性能特点】 本品辛香走窜之性甚烈，有极强的开窍通闭作用，为醒神回苏之要药，最宜用于治疗闭证神昏，无论寒闭、热闭，皆可用之。又善活血通经、催产下胎；还擅行血中之瘀滞，开经络之壅遏，通经散结止痛。

【用法用量】 多入丸散，每次 0.03 ~ 0.1g，不入煎剂。外用适量，调敷或敷贴。

【使用注意】 本品走窜力强，妇女月经期及孕妇忌用。

【现代研究】

1. 主要成分 本品所含成分可分为以下几类：麝香大环化合物：麝香酮、麝香醇等；甾族化合物；长链化合物；尚含蛋白质约25%，及多种氨基酸。

2. 药理作用 本品对中枢神经系统呈双向作用，小剂量兴奋，大剂量则可抑制；还有明显的强心、升血压、抑制血小板聚集、抗血栓、兴奋子宫、抗炎、抑菌、抗肿瘤等作用。

冰　片　Bingpian

【来源】

1. 为龙脑香科植物龙脑香 *Dryobalanops aromatica* Gaertn. f. 树脂的加工品或树干经蒸馏所得的结晶。习称"龙脑冰片"或"梅片"。

2. 为菊科植物艾纳香 *Blumea balsamifera* DC. 的新鲜叶经蒸馏、升华加工制成的结晶。习称"艾片"。

3. 现多由松节油、樟脑等为原料，用化学合成方法加工所得物。习称"机制冰片"。

【处方别名】 合成龙脑、机制冰片、龙脑、龙脑香、龙脑冰、梅片、梅花冰片、艾片。

【性味归经】 辛、苦，微寒。归心、脾、肺经。

【功效应用】

1. 开窍醒神 用于闭证神昏。本品性偏寒，宜用于热闭神昏，治热入心包所致的神志昏迷，常与麝香、水牛角、牛黄配伍。

2. 清热止痛 用于疮疡，目赤肿痛，喉痹口疮，溃后不敛。可与朱砂、硼砂等配伍。若治目赤肿痛，单用点眼即有效；治疗咽喉肿痛、口舌生疮，可直接用于患处。

此外，本品用治冠心病心绞痛及齿痛，有一定疗效。

【性能特点】 本品辛苦，性偏寒凉。开窍醒神之功不及麝香，为凉开之品。二者常相须为用，多用于治疗热病壮热神昏、痰热内闭、暑热卒厥、小儿急惊等热闭神昏；又有清热消肿止痛及清热解毒、防腐生肌之效，为五官科或外科常用药。

【用法用量】 入丸散用，每次 0.15～0.3g，不入煎剂。外用适量，研粉点敷患处。

【使用注意】 本品辛香走窜，故孕妇慎用。

【现代研究】

1. 主要成分 龙脑冰片含右旋龙脑、β–榄香烯、石竹烯等倍半萜类成分和齐墩果酸、麦珠子酸、龙脑香醇等三萜类成分；艾片含左旋龙脑。机制冰片主要含龙脑、异龙脑等。

2. 药理作用 本品具有抑菌、抗炎、促进神经胶质细胞的分裂和生长、改善血–脑屏障通透性等作用。本药局部应用能轻微刺激感觉神经，有一定的止痛及温和的防腐作用。

苏合香　Suhexiang

【来源】 为金缕梅科植物苏合香树 *Liquidambar orientalis* Mill. 的树干渗出的香树脂经加工精制而成。

【处方别名】 苏合油、苏合香油。

【性味归经】 辛，温。归心、脾经。

【功效应用】

1. 开窍醒神 用于寒闭神昏。治中风痰厥、惊痫等属于寒邪、痰浊内闭者，即以本品与麝香、檀香等同用，如苏合香丸。

2. 辟秽止痛 用于胸腹冷痛，满闷。常与冰片等同用，以增强止痛之效。

【性能特点】 本品辛温气香烈。有辟秽化浊之长，为治寒闭之要药，用于中风痰厥、惊痫等属于寒邪、痰浊内闭者；还可温通开郁、祛寒止痛，治胸痹腹痛。

【用法用量】 入丸剂服，每次 0.3～1g。宜入丸散服。

【使用注意】 本品辛香温燥，故阴虚火旺者慎服。

拓展阅读

苏合香的相关知识

1.开窍辟秽：有开通心窍、去除秽浊之义。具有芳香开窍、化浊辟秽作用的药物，适用于痰浊蒙蔽心窍、神志昏迷的闭证。

2.苏合香有刺激性祛痰、抗菌作用，可用于各种呼吸道感染。与橄榄油混合后外用可治疥疮。

石菖蒲　Shichangpu

【来源】 为天南星科植物石菖蒲 *Acorus tatarinowii* Schott 的干燥根茎。

【处方别名】 菖蒲、药菖蒲、香菖蒲。

【性味归经】 辛、苦，温。归心、胃经。

【功效应用】

1. 开窍宁神 用于痰湿蒙蔽清窍之神志昏迷。本品不但有开窍宁心安神之功，且兼具化湿、豁痰、辟秽之效。开心窍、祛湿浊、醒神志为其所长。

2. 化湿和胃 用于湿浊中阻，脘腹胀闷，痞塞疼痛，噤口痢。

【性能特点】 本品辛开苦泄温通，芳香走窜，功善开窍宁神。能开心窍、祛湿浊、醒神志，善治痰湿蒙蔽清窍之神昏谵语、癫痫抽搐、头晕嗜睡、健忘耳鸣；又善化湿浊、醒脾开胃。

【用法用量】 煎服，3~10g。鲜品加倍；或入丸散。

【使用注意】 本品辛温香散，易伤阴耗气，故阴亏血虚及精滑多汗者慎服。

拓展阅读

石菖蒲的相关知识

1. 噤口痢：亦称禁口痢。指患痢疾而见饮食不进，食入即吐，或呕不能食者。常见于疫毒痢、湿热痢重症。

2. 石菖蒲分布于亚洲，包括印度东北部、泰国北部、中国、韩国、日本、菲律宾与印度尼西亚等国。生长于海拔20~2600米的地区，多生在密林下。

蟾 酥 Chansu

【来源】 为蟾蜍科动物中华大蟾蜍 *Bufo bufo gargarizans* Cantor 或黑眶蟾蜍 *B. melanostictus* Schneider 的干燥分泌物。

【处方别名】 蛤蟆酥、虫酥、癞蛤蟆酥、蟾酥粉、酒蟾酥、奶蟾酥。

【性味归经】 辛，温；有毒。归心经。

【功效应用】

1. 开窍醒神 用于痧胀腹痛，吐泻，神昏。本品善治夏伤暑湿秽浊不正之气及饮食不洁所致的痧胀腹痛、吐泻不止，甚则昏厥之证，常与丁香、苍术等配伍。

2. 解毒止痛 用于恶疮，瘰疬，咽喉肿痛及各种牙痛。本品有良好的攻毒消肿止痛作用，外用、内服皆有良效。如六神丸。

【性能特点】 本品辛温走窜，开窍醒神辟秽，为治痧胀腹痛、吐泻、神昏之佳品；又擅以毒攻毒、消肿止痛，治恶疮、瘰疬、咽喉肿痛及各种牙痛。外用、内服皆有良效。近年可用蟾酥治疗各种癌肿。

【用法用量】 入丸散用，0.015~0.03g；外用适量，研末调敷或入膏药。

【使用注意】 本品有毒，内服切勿过量；外用不可入目。孕妇慎用。

【现代研究】

1. 主要成分 本品含有大量蟾蜍毒素类物质，其中包括蟾蜍它灵、华蟾蜍精等多种。

2. 药理作用 蟾酥毒具有明显的类洋地黄样强心作用，具有兴奋心肌与兴奋神经的作用；亦可升高血压，引起呕吐。此外，本品有兴奋呼吸中枢、兴奋子宫、镇咳、镇痛、抗炎、抗肿瘤、抗辐射及防治化疗和放疗引起的白细胞下降等作用。

表 25 – 1　其他开窍中药

品名	来源	性味	功效	主治
安息香	安息香科植物白花树的树脂	辛苦，平	开窍醒神，行气活血	中风痰厥，气郁暴厥
樟脑	樟脑科樟的干枝、叶及根提炼品	辛热，有毒	开窍醒神，除湿杀虫	神昏中暑，疥疮癣证

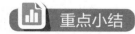 重点小结

一、药物功用比较

本类药物辛香走窜，功能通关开窍、启闭回苏醒神，主治神昏等证。

麝香、冰片　均有开窍醒神之效，两者常相须为用，以治闭证神昏之证。但麝香性温、气极香，有极强的开窍醒神作用，为醒神回苏之要药，既宜用治寒闭神昏，又宜用治热闭神昏。此外，麝香又擅活血通经、催产下胎及活血散肿止痛。而冰片且善清热解毒止痛，为治疗火热目赤肿痛、喉痹、口疮及热毒疮疡肿痛、溃后不敛等证之良药。

苏合香、安息香　同为气香辛散之品，功能辟秽开窍，治闭证神昏。然苏合香性温，唯治寒闭神昏；又善温散止痛。安息香性平，治闭证神昏无论寒热皆宜，又能行气活血。

冰片、牛黄　同为凉开之品，均能开窍醒神、清热解毒，治热闭神昏常相须为用，亦治疮痈、咽痛、口疮。其中，冰片微寒，开窍力强，善治热闭神昏，配合温里祛寒之品；外用又能消肿生肌。牛黄性凉，长于清心、化痰开窍，专治热闭，无论热毒或痰热所致者皆宜；还善息风止痉。

石菖蒲、远志　均性温归心经，功能开窍祛痰、宁神，治痰阻心窍之神昏窍闭、癫痫狂乱。然石菖蒲辛香走窜，开窍祛痰力强，除治神昏之证外，还治痰阻清窍之耳聋耳鸣，并能安心神、化湿和胃。远志虽开窍力弱，但安神定志力强，善治失眠多梦；又入肺经，能祛痰止咳，善治咳喘痰多；并能消散痈肿。

二、要点归纳

1. 开窍药乃治标之品，对于各种病因，须选配相应药物进行治疗，如高热神昏配用清热泻火、凉血解毒之品，痰湿蒙蔽心窍，须配化痰化湿之品，气郁暴脱须配理气药同用。

2. 本类药气味芳香，易挥发，故内服多入丸散，不宜入煎剂，仅石菖蒲可入煎剂。

3. 开窍药用麝香、冰片、苏合香、樟脑，芳香走窜，易伤胎元，孕妇忌用；麝香、苏合香又辛温走窜，阴虚阳亢者慎用。

4. 开窍药中麝香、冰片、苏合香泄人元气，只宜暂用，不可久服。

5. 本章药物中，能清心开窍的药物有麝香、冰片、石菖蒲；能辛温开窍的药物有麝香、苏合香；能清热祛痰开窍的药物有石菖蒲。其中麝香辛香走窜之性甚烈，为开窍之力最强，为治神昏闭证之要药；苏合香长于开窍辟秽，其力稍逊于麝香，多用于神昏之寒闭证，现代多用治冠心病心绞痛。

6. 兼活血散瘀止痛的药物有麝香、苏合香；兼清热解毒的药物是冰片；兼化湿辟秽的药物有石菖蒲、蟾酥、樟脑；兼攻毒散结的药物有蟾酥、樟脑。

7. 其他章节中具有开窍醒神作用的药物：牛黄、皂荚、竹沥。

目标检测

一、单项选择题

1. 治疗痰湿蒙蔽清窍所致的神志昏乱宜首选 （　　）
   A. 冰片　　　　　　　B. 石菖蒲　　　　　　C. 天竺黄　　　　　　D. 竹茹

2. 既可治疗寒闭昏迷，又能治疗热闭神昏的最佳药物是 （　　）
   A. 麝香　　　　　　　B. 苏合香　　　　　　C. 牛黄　　　　　　　D. 冰片

3. 治疗热闭神昏，常与麝香配伍相须为用的药物是 （　　）
   A. 苏合香　　　　　　B. 郁金　　　　　　　C. 冰片　　　　　　　D. 牛黄

4. 开窍药中，可以入煎剂的药物是 （　　）
   A. 苏合香　　　　　　B. 石菖蒲　　　　　　C. 冰片　　　　　　　D. 蟾酥

二、思考题

1. 何谓开窍药？其作用、适应证和用法有什么特点？
2. 使用开窍药时，应注意哪些事项？
3. 神志昏迷分为哪两种？症状有何不同？临床应如何用药？
4. 麝香分别伍以哪两类药可以组成凉开剂与温开剂？并分别治疗何证？

第二十六章

补益药

学习目标

知识要求 **1. 掌握** 补益药的含义，补气、补血、补阳、补阴四类药物性味、功效、适应证的要点及配伍应用；20 味药物（人参、党参、黄芪、白术、甘草、山药、鹿茸、淫羊藿、肉苁蓉、冬虫夏草、蛤蚧、续断、杜仲、当归、熟地黄、白芍、北沙参、黄精、石斛、枸杞子）。

2. 熟悉 14 味药物（西洋参、太子参、巴戟天、补骨脂、益智、锁阳、菟丝子、何首乌、阿胶、玉竹、百合、麦冬、龟甲、鳖甲）。

3. 了解 8 味药物（白扁豆、大枣、紫河车、沙苑子、海马、女贞子、天冬、哈蟆油）。

技能要求 1. 能利用重点药物的药性与功效进行辨证治疗。
2. 学会对功用相似的药物进行异同比较。
3. 熟记重点药物的性能特点与特殊用法用量。
4. 识别 42 味中药饮片。

案例导入

案例 1：王某，女，46 岁。患肺结核 5 年。近 1 个月来，工作操劳，个人倍感精神气力减退，10 天前突然大口咯血，量多盈盆，经某医院推注脑垂体后叶素、输血治疗后，咯血量减，但仍见咳嗽，痰带血丝，缠绵不愈。诊见咳嗽时作，咳声无力，痰稍黏稠，混杂血丝，面色无华，语音低微，脉象虚数，舌胖色淡，舌苔白润。

案例 2：张某，女，35 岁。就诊分娩流血多，尔后头眩晕，动则加剧，躺卧减轻，时重时轻，已有半年余，纳谷欠佳，体乏无力，面色苍白，舌质淡红，苔薄白，脉沉细，实验室检查：白细胞 4.2×10^9/L，红细胞 3.0×10^{12}/L，血红蛋白 80g/L。

案例 3：赵某，女，64 岁。初诊腰酸、手足无力，两手持轻物震颤，静止时症状加重，表情淡漠，舌质暗红、边尤甚，无苔，脉弦细。经神经科检查诊断为：震颤麻痹综合征早期，服用多种中西药未见明显效果。

讨论：1. 根据以上三个案例的症状分别进行辨证。
2. 应选用本章哪类及哪些中药治疗？

1. 含义 凡能补充人体气血阴阳之不足，增强体质，提高抗病能力，消除虚证的药物，称为补益药。

2. 性能特点 本类药物大多味甘，有滋补疗虚的功效。补益药在升降浮沉方面不具共性。补气、补阳药药性多偏温，温补温通，增强机体的活动能力。补气药主归脾肺经，补阳药主归肾脾经。补血药药性多甘温或甘平，质地滋润，以滋生血液为主，主归心肝经。补阴药多甘寒，质润或平和，能补阴、滋液、润燥、清热生津，历代医家相沿以"甘寒养阴"来概括其性用。主归心肝经。

3. 分类、功效与适应证

表 26 – 1 补益药的分类、功效与适应证

分类	功效	适应证
补气药	以补脾益肺为主	适用于脾肺气虚所致之证。症见神疲乏力，食欲不振，脘腹虚胀，便溏，甚或浮肿，脏器下垂；或少气懒言，语音低微，甚或喘促，易出虚汗等
补血药	以补脾益肺为主	适用于心肝血虚所致之证。症见面色萎黄，唇爪苍白，眩晕耳鸣，惊悸怔忡，失眠健忘，或月经愆期，量少色淡，甚至经闭，脉细弱等
补阳药	以温补肾阳为主	适用于肾阳不足之证。症见怯寒肢冷，腰膝酸软，性欲淡漠，阳痿早泄，宫冷不孕，尿频遗尿，咳嗽喘促，眩晕耳鸣，须发早白，筋骨痿软，小儿发育不良，水肿，崩漏不止，带下清稀等
补阴药	以滋养阴液为主	适用于肺、胃及肝、肾阴虚所致之证。症见干咳少痰、咯血、虚热口干舌燥；舌绛、苔剥、咽干口渴，大便燥结；两目干涩昏花、眩晕；腰膝酸软、手足心热心烦失眠、遗精或潮热盗汗等

4. 配伍应用 在人体生命活动中，生理状态下，气、血、阴、阳能相互资生，相互转化；在病理状态下，又能相互影响。所以单一虚证较为少见，两种或两种以上虚证并见是十分普遍的，是相互依存的、相互影响的。气虚和阳虚表示机体活动能力减退，阳虚多兼气虚，而气虚常可导致阳虚；血虚和阴虚表示精血津液的耗损，阴虚多兼血虚，而血虚也易导致阴虚。故补气药与补阳药，补血药与补阴药常相须为用。至于气血双亏、阴阳两虚的证候，又当气血双补，阴阳兼顾。

阴阳互根，无阴则阳无由生，无阳则阴无由长，故阴阳中任何一方虚损到一定程度，常可导致对方的不足，出现阴损及阳或阳损及阴的情况，以致最后形成阴阳两虚的证候，需要滋阴药与补阳药同用。

由于补虚药在临床上除用于虚证以补虚扶弱外，还常常与其他药物配伍以扶证祛邪，或与容易损伤正气的药物配伍应用以保护正气，预护其虚；因此，补虚药在临床上应用非常广泛，配伍应用也相当复杂，可同其他任何一章药物配伍应用。其中，由于阳虚易生内寒，寒盛亦易伤阳，因此，补阳药尤常与温里药同用；阴虚易生内热，热盛亦易伤阴，故补阴药尤常与清热药同用。

5. 使用注意

（1）补气药，多味甘壅中，助湿碍气，湿盛中满者慎用，必要时配伍健脾消食和理气药。

（2）补阳药，性多温燥，能伤阴助火，阴虚火旺者不宜使用。

（3）补血药与补阴药，性多黏滞，妨碍消化功能，湿阻中焦、脘腹胀满、脾虚便溏者不宜服用。

（4）防止"闭门留寇"，对于外邪尚未完全清除的患者，补益药不宜过早应用，以免留邪，必须用时，也应以祛邪为主，酌加补养药协助，以扶正祛邪。

（5）对"虚不受补"的患者。应与健脾和胃或滋养阴液药配伍。

（6）补气药是为虚证而设，凡脏腑功能正常者，不宜使用，否则可导致阴阳失调，气血逆乱。

（7）本类药物煎服，宜文火久煎。

（8）若须久服，可制成蜜丸、膏滋或酒剂服用。

第一节　补气药

人　参　Renshen

【来源】为五加科植物人参 Panax ginseng C. A. Mey. 的干燥根和根茎。

【处方别名】棒棰、神草、园参、生晒参、山参、糖参、白参、红参。

【性味归经】甘、微苦，微温。归脾、肺、心、肾经。

【功效应用】

1. 大补元气　用于元气虚脱证。本品补气固脱之力最强，为拯危救脱要药。适用于因大汗、大泻、大失血或大病、久病所致元气虚极欲脱、气短神疲、脉微欲绝的危重证候。单用有效，如独参汤；若气虚欲脱兼见汗出、四肢逆冷之亡阳证，应与回阳救逆之附子同用，以补气固脱与回阳救逆，如参附汤。

2. 补脾益肺　用于肺脾心肾气虚证。本品为补气要药，一切气虚证候均可为主药。治肺气虚弱之短气喘促、懒言声微、脉虚自汗或脾气不足之倦怠乏力、食少便溏证，疗效尤佳；治心气虚悸失眠、胸闷、健忘等证，常与安神药配伍；肾不纳气短气喘咳及肾虚阳痿等证，常与补阳药配伍。

3. 生津止渴　用于热病气津两伤，身热口渴及消渴证。热邪不仅伤津，而且耗气，对于热病气津两伤、口渴、脉大无力者，常用本品与养阴生津药同用。

4. 安神益智　用于心气虚弱的心悸自汗，健忘失眠。

【性能特点】本品微苦而不燥，微温而不热，入心、肺、脾经。大补元气，为治疗气虚欲脱、脉微欲绝之危重证候的要药；又可补脾肺之气，为治疗脾肺气虚之主药。味甘，又可生津、安神、益智、生血、摄血、壮阳，故为治疗虚劳内伤第一要药。野山参功效最佳，生晒参药性平和，适用于气阴不足者；红参之性偏温，适用于气弱阳虚者。

【用法用量】煎服，3～10g，宜文火另煎兑服。大补元气用于急重证，剂量可用 15～30g。研末吞服，每次 1g，一日 2 次；或入丸散。野生人参功效最佳，多用于挽救虚脱；生晒人参性较平和，适用于气阴不足者；红参药性偏温，多用于气阳两虚者。

【使用注意】为保证人参的补气药效，服用人参时不宜饮茶水和吃白萝卜。因属补虚之品，邪实而正不虚者忌服。反藜芦，畏五灵脂，恶皂荚、莱菔子。不宜同时吃或喝茶。

【现代研究】

1. 主要成分　本品含人参皂苷 R_{g1}、R_{b1} 等 30 多种人参皂苷，α－人参烯等挥发油，人参酸等有机酸，人参黄酮苷等黄酮及木脂素，甾醇，氨基酸，多糖等。其中人参皂苷及多糖为主要有效成分。

2. 药理作用　本品内含的人参皂苷成分，有兴奋与抑制中枢神经系统、改善学习记忆、抗休克、强心、抗心肌缺血、提高机体免疫功能、延缓衰老、抗疲劳、调节糖代谢、促进蛋白质合成、降血脂、抗动脉粥样硬化、抗肿瘤以及促使性腺激素释放等作用。

附药

人参叶：为人参的叶片，味苦、微甘，性寒，具有解暑邪、生津液、降虚火之功。适用于暑热口渴，口干舌燥，心烦神倦，风火牙痛。

西洋参　Xiyangshen

【来源】为五加科植物西洋参 *Panax quinquefolium* L. 的干燥根。

【处方别名】洋参、花旗参、西洋人参、西参、种参。

【性味归经】苦、微甘，凉。归心、肺、肾经。

【功效应用】

1. 补气养阴　用于气阴两虚证。本品补气作用弱于人参，但兼能清火养阴生津，最适用于气虚较轻而兼有阴虚的证候。

2. 清火生津　用于热病气虚津伤口渴及消渴证。

【性能特点】本品苦凉清泄，微甘能补。功善补气，又能养阴、清肺火生津液，故气虚兼阴津耗伤有火之证，用之甚宜。"凡欲用人参而不受人参之温补者，皆可以此代之"。临床主要用于阴虚火旺的喘咳痰血及热病气阴两伤的烦倦、口渴之证。此外，还可清肠止血，治肠热便血。

【用法用量】另煎兑服，3~6g，另煎，与煎好的药液合兑；或入丸散。

【使用注意】本品性寒，能伤阳助湿，故阳虚内寒及寒湿者慎服。另有口服西洋参10g而致过敏反应的报道，用当注意，不可滥用。不宜与藜芦同用。

【现代研究】

1. 主要成分　本品含人参皂苷 R_{g1}、R_{b1} 等17种皂苷，还含有挥发油、有机酸、甾醇、氨基酸、蛋白质及多糖等。其中，西洋参皂苷及多糖等为其主要有效成分。

2. 药理作用　本品具有增强免疫、镇静、抗惊厥、抗缺氧、抗疲劳、抗应激、抗心律失常、抗心肌缺血、强心、抗休克、利尿和护肝等作用。

西洋参的相关知识

西洋参，又称花旗参。原产于美国北部到加拿大南部一带，以威斯康辛州为主。两者同种，但因气候影响，花旗参参面横纹比加拿大参明显，有效成分含量较高。服用方法有煮、炖、蒸食，也可切片含化或研成细粉冲服。

党　参　Dangshen

【来源】为桔梗科植物党参 *Codonopsis pilosula*（Franch.）Nannf.、素花党参 *C. pilosula* Nannf. var. *modesta*（Nannf.）L. T. Shen 或川党参 *C. tangshen* Oliv. 的干燥根。

【处方别名】潞党、台党参、西党参、条党、炙党参。

【性味归经】甘，平。归脾、肺经。

【功效应用】

1. 补脾肺气　用于脾肺气虚证。本品性味甘平，主归脾肺二经，以补脾肺之气为主要作用。又能治疗气虚不能生血，或血虚无以化气，而见面色苍白或萎黄、乏力、头晕、心悸之气血两虚证，常与白术、当归等药同用，以增强其补气补血效果；或能治疗肺气亏虚之咳嗽气促、语声低弱等证，宜与黄芪、五味子等益肺止咳平喘之品同用。

2. 养血生津　用于气津两伤之气短口渴，及气血双亏的头晕心悸。

【性能特点】本品甘补性平，不腻不燥。既善补中气，又善益肺气，为脾肺气虚常用之要药。气能止血，气旺津生，所以又有养血生津之效，一般脾肺气虚轻证，党参可代人参使用。然不如人参大补元气，且药力薄弱，故重证、急证仍需用人参。

【用法用量】煎服 9 ~ 30g；如入丸散。

【使用注意】本品虽性平，但甘补，故气滞、肝火盛者忌服，实热证不宜服。另有报道，党参用量每剂超过 60g，可引起心前区不适和心律不齐，停药后可自行恢复。

【现代研究】

1. 主要成分　本品含甾醇、党参苷、党参多糖、党参内酯、生物碱、氨基酸等成分。

2. 药理作用　本品具有调节胃肠功能，保护胃黏膜，促进胃溃疡的愈合，增强机体免疫功能，增加红细胞、白细胞数和血红蛋白含量，抑制血小板聚集，强心，调节血压，改善学习记忆和抑菌作用。

太子参　Taizishen

【来源】为石竹科植物孩儿参的 *Pseudostellaria heterophylla* (Miq.) Pax ex Pax et Hoffm. 干燥块根。

【处方别名】孩儿参、童参。

【性味归经】甘、微苦，平。归脾、肺经。

【功效应用】

补气生津　用于脾气虚弱，胃阴不足之食少倦怠。本品有益脾气、养胃阴之效，但药力较缓，为补气药中的一味清补之品，故常用治脾虚胃阴不足而又不受峻补者，常与山药、石斛等药同用，以益气健脾、养胃主津；也可用于气虚津伤的肺虚燥咳；还可用于气阴两虚的心悸不眠、多汗等证。

【性能特点】本品平而偏凉，甘补苦泄，入脾肺经，补中略兼清泄。功似人参，而药力甚弱。能补气生津，用治脾肺亏虚、气津两伤之轻证；或对热势已平者更宜。既能益气，又能养阴，为清补之品。

【用法用量】煎服，9 ~ 30g；入丸散。

【使用注意】本品味甘补虚，故邪实者慎服。

【现代研究】

1. 主要成分　本品含太子参环肽 A、B，多种氨基酸，皂苷，果糖及多种微量元素等成分。

2. 药理作用　本品对淋巴细胞增殖有明显的刺激作用；并有一定的抗缺氧、抗衰老作用；对吸烟引起的损害具有较强的保护作用。

> **拓展阅读**
>
> ### 太子参的相关知识
>
> 太子参主产于福建、安徽、贵州、山东等地；其中福建柘荣县产者较佳，有"中国太子参之乡"的美誉。本品药性十分平稳，适合长期服用，堪称难得的清补佳品，故特别适宜儿童食用。除了泡水服用外，也可与其他药物配伍或做成药膳食用。凡气阴不足之轻证，火不盛者及小儿，宜用太子参；气阴两伤而火较盛者，当用西洋参。

黄　芪　Huangqi

【来源】　为豆科植物蒙古黄芪 *Astragalus membranaceus*（Fisch.）Bge. var. *mongholicus*（Bge.）Hsiao 或膜荚黄芪 *A. membranaceus*（Fisch.）Bge. 的干燥根。

【处方别名】　黄耆、绵黄芪、口黄芪、北口芪、北芪、箭黄芪、炒黄芪、炙黄芪。

【性味归经】　甘，微温。归脾、肺经。

【功效应用】

1. 补气升阳　用于脾胃气虚证及中气下陷证。本品甘温，善入脾胃，为补中益气要药。脾气虚弱、倦怠乏力、食少便溏者，可单用熬膏服，或与党参、白术等补气健脾药配伍；脾阳不升、中气下陷，而见久泻脱肛、内脏下垂者，常与人参、升麻、柴胡等药同用，以培中举陷。

2. 益卫固表　用于肺气虚及表虚自汗，气虚外感诸证。本品能补肺气、益卫气，以固表止汗，常与五味子、白术、防风等药同用。

3. 利水消肿　用于气虚浮肿，小便不利。常与防己、白术等药同用。

4. 托毒生肌　用于气血不足，脓成不溃，久溃不敛。常与人参、当归、升麻、白芷、穿山甲、皂刺等药同用。

【性能特点】　本品甘温。善补中益气，升阳举陷，为唯一的一味补气升阳药，用治脾肺气虚诸证，而对脾阳不升、中气下陷，症见久泻脱肛、内脏下垂者尤为适宜。又能补肺气、益卫气、固表止汗，也是治疗表虚多汗的要药。本药甘温升补，通过补气又能生血、摄血、生津、行滞，治血虚萎黄、气不摄血之崩漏便血、气津两伤之消渴、气虚血滞之痹痛麻木和半身不遂等。此外，又能托毒生肌，为"疮家圣药"；还能补气利水以退肿，为治疗气虚浮肿尿少之要药。

【用法用量】　煎服，6～30g。大剂量可用至30～60g。补气升阳宜蜜炙用，其他宜生用。

【使用注意】　本品甘温升补止汗，易于助火敛邪，故表实邪盛、气滞湿阻、内有积滞、阴虚阳亢、疮疡毒盛者，均不宜服用。

【现代研究】

1. 主要成分　本品含皂苷、黄酮等。皂苷主要为黄芪皂苷Ⅰ、Ⅱ；黄酮中主要为芒柄花黄素和毛蕊异黄酮等成分。尚含氨基酸、甜菜碱等。

2. 药理作用　本品有增强免疫功能、延缓衰老、强心、扩张外周冠状血管及肾血管、改善微循环、抑制血小板聚集、降血压、促进骨髓造血、调节糖代谢、抗病毒、抗菌、抗肿瘤、保肝等作用。

白 术 Baizhu

【来源】 为菊科植物白术 *Atractylodes macrocephala* Koidz. 的干燥根茎。

【处方别名】 于术、冬术、烘术、贡白术、炒白术、麸炒白术、焦白术。

【性味归经】 甘、苦，温。归脾、胃经。

【功效应用】

1. 补气健脾 用于脾胃气虚证。本品主归脾胃经，以健脾燥湿为主要作用，凡脾虚湿盛之食少便溏或泄泻、痰饮、水肿、带下诸证，皆可用为主药，被前人誉之为"脾脏补气健脾第一要药"。常与人参、茯苓或干姜等药同用。

2. 燥湿利水 用于脾虚痰饮，水肿，小便不利。常与茯苓、桂枝等药同用。

3. 固表止汗 用于脾虚自汗。单用或配黄芪等药同用。

4. 安胎 用于脾虚胎动不安。常与砂仁等药同用。

【性能特点】 本品归脾、胃经，甘温补气，苦燥健脾，为补气健脾的要药。燥湿利水对脾虚痰饮水肿、小便不利等证用之甚宜；固表止汗安胎，均与补气健脾作用相关。

【用法用量】 煎服，5~15g。燥湿利水宜生用，补气健脾宜炒用，健脾止泻宜炒焦用。

【使用注意】 本品苦燥伤阴，故阴虚内热或津液亏耗燥渴者不宜服用，气滞胀闷者忌用。

甘 草 Gancao

【来源】 为豆科植物甘草 *Glycyrrhiza uralensis* Fisch. 、胀果 *G. inflata* Bat. 或光果甘草 *G. glabra* L. 的干燥根和根茎。

【处方别名】 生草、粉草、皮草、国老、甜草、蜜草、炙甘草。

【性味归经】 甘，平。归心、肺、脾、胃经。

【功效应用】

1. 补中益气 用于脾气虚证或心气不足的心悸动，脉结代。本品补气作用缓和，常与人参、黄芪、白术等药配伍，起辅助补气作用。

2. 祛痰止咳 用于痰多咳嗽诸证。轻证单用有效，亦可随证配伍用于寒热虚实多种咳喘，有痰无痰均宜。

3. 缓急止痛 用于脘腹四肢挛急作痛。本品味甘能缓，善于缓急止痛，对脾虚肝旺的脘腹挛急作痛或阴血不足之四肢挛急作痛，均常与白芍同用。

4. 调和药性 本品在许多方剂中都可发挥调和药性的作用。通过解毒，可降低方中某些药的毒烈之性；通过缓急止痛，可缓解方中某些药刺激胃肠引起的腹痛；其甜味浓郁，可矫正方中药物的滋味。

5. 清热解毒 用于咽喉肿痛，热毒疮疡。本品长于解毒，应用十分广泛；用治热毒疮疡，可单用生甘草煎汤浸渍，或熬膏内服；治咽喉肿痛，常与桔梗等利咽药配伍。本品对多种药物和食物所致中毒，有一定解毒作用。

【性能特点】 本品生用甘平，炙用甘温，体现了甘味药的作用特点。具有补脾、润肺、解毒、缓急、和药、解毒和生津等作用，故应用广泛。补益心脾以复脉，可用治心气不足之心悸怔忡、脉结代；补脾而益气且治脾胃虚弱、中气不足；润肺而祛痰止咳，用治肺失宣降之咳喘；解疮毒、食毒和百药毒，用治疮疡肿毒及食物、药物中毒；能缓解拘挛而止疼痛，用治腹痛挛急或四肢挛急。又善调和百药，如与热药同用能缓和其热，以防燥烈伤阴；与寒药同用能缓和其寒，以防伤及脾胃阳气；与寒热药同用，能调和以行其平；与峻烈药同用，又能缓和药物的作用等；故有"国老"之美称。

【用法用量】 煎服，2～10g。清热解毒宜生用；补中缓急宜炙用。

【使用注意】 本品味甘，易助湿壅气，故湿盛中满者不宜服。反大戟、芫花、甘遂、海藻。大剂量服用生甘草，可引起浮肿、高血压、头晕、体颤、甚至休克死亡等，故不宜大量久服。

【现代研究】

1. 主要成分 本品含甘草酸、甘草甜素，其中甘草甜素水解后产生甘草次酸和葡萄糖醛酸。

2. 药理作用 本品具有抗心律失常、抗消化性溃疡、解痉、镇咳祛痰、解毒、保肝、抗炎、抗菌、抗病毒、抗变态反应作用；并有肾上腺皮质激素样等作用。甘草酸还有免疫调节及促进脑功能恢复作用。

山 药 Shanyao

【来源】 为薯蓣科植物薯蓣 *Dioscorea opposita* Thunb. 的干燥根茎。

【处方别名】 怀山药、淮山药、淮山、薯蓣、土炒山药、麸山药。

【性味归经】 甘，平。归脾、肺、肾经。

【功效应用】

1. 补脾益肺 用于脾胃虚弱及肺虚证。本品能补脾气、益脾阴，治脾气虚弱或气阴两虚、消瘦乏力、食少便溏，或脾虚不运、湿浊下注之妇女带下，亦食亦药。本品又能补肺气、滋肺阴，其补肺之力虽较和缓，但对肺脾气阴俱虚者，补土亦有助于生金。

2. 补肾涩精 用于肺肾虚弱证。本品可补肾气虚及肾阴虚之形体消瘦、腰膝酸软、遗精等证，常与熟地、山茱萸等同用，如六味地黄丸。

此外，本品常用治气阴两虚及消渴证。本品补脾肺肾之气阴虚，常与黄芪、天花粉、知母等品同用。

【性能特点】 本品甘平补虚，药力平和，为平补气阴两虚之佳品，即为平补脾、肺、肾三经气阴虚之药。且兼涩性，可固精缩尿止带，常用治脾、肺、肾不足之证与滑脱不禁之泄泻、带下、遗精、尿频等证。

【用法用量】 煎服，9～30g，大剂量可用至60～250g。研末吞服，每次6～10g。补阴生津宜生用；健脾止泻宜炒用。

【使用注意】 本品养阴收敛助湿，故对湿盛中满而有积滞者忌不宜服。

【现代研究】

1. 主要成分 本品含薯蓣皂苷元、黏液质、胆碱、糖蛋白、游离氨基酸、维生素 C 等多种成分。

2. 药理作用 山药多糖具有增强免疫功能、抗衰老作用；本品煎剂还有降血糖、缓解肠管平滑肌痉挛、增强雄性激素样作用。

白扁豆 Baibiandou

【来源】 为豆科植物扁豆 *Dolichos lablab* L. 的干燥成熟种子。

【处方别名】 扁豆、炒扁豆。

【性味归经】 甘，微温。归脾、胃经。

【功效应用】

1. 健脾化湿 用于脾虚湿盛运化失常之食少，便溏或泄泻及脾虚湿浊下注。本品补气以健脾，兼能化湿。唯其"味轻气薄，单用无功，必须同补气之药共用为佳"。本品作用温和，又含营养成分，适宜用作病后调补药，可做成食品服用。

2. 和中消暑 用于暑湿吐泻。本品能健脾化湿以和中，但无温燥助热伤津之弊，故可用于暑湿吐泻，单用或常与荷叶、香薷、厚朴等解暑除湿药同用。

3. 解毒 用于中酒毒、河豚鱼毒及某些药毒。可鲜品单用。

【性能特点】本品甘微温。功善健脾化湿、消暑，兼可解毒；由于具有补而不腻、除湿不燥之特点，故为治脾虚夹湿证之常品。既对病后体虚，初进补剂尤为合适；又对夏季暑湿伤中，脾胃失和的吐泻，能取良效。至于解毒，其力缓和，只适用于食物中毒的轻浅者。

【用法用量】煎服，10～15g。健脾止泻宜炒用；消暑解毒宜生用。

【使用注意】本品内含毒性蛋白，炒不熟食用有中毒的可能。故生用研末服或未熟透食用宜慎。

📎 **拓展阅读**

附药与白扁豆的相关知识

1. 扁豆花：为扁豆的花。味甘、性微寒，具有化湿解毒作用。用于感受暑湿，发热吐泻。

2. 扁豆衣：为扁豆的种皮。功效同扁豆相同，但药力稍逊，无壅滞之弊，偏于化湿。

3. 对痢疾杆菌有抑制作用；对食物中毒引起的呕吐、急性胃肠炎等有解毒作用。

4. 白扁豆宜与粳米煮粥，健脾之力更强，对脾胃素虚，食少便溏，夏季泻痢或烦渴颇有效果，更为中老年人的长寿粥膳佳品。

大　枣　Dazao

【来源】为鼠李科植物枣 *Ziziphus jujuba* Mill. 的干燥成熟果实。

【处方别名】红枣、大红枣。

【性味归经】甘，温。归脾、胃经。

【功效应用】

1. 补中益气 用于脾气虚证。本品甘温，能补脾益气。适用于脾气虚弱之消瘦、倦怠乏力、便溏等。单用有效，若气虚乏力较甚，宜与人参、白术等补脾益气药配伍。

2. 养血安神 用于血虚萎黄，脏躁，失眠证。本品能养心安神，为治疗心失充养、心神无主而脏躁的要药，常与甘草、小麦等药同用。

【性能特点】本品甘温，能补能缓。既补中益气，又养血安神，为气血双补之品。与峻烈之品同用，能调和药性、健脾护胃。常与生姜配伍，在解表剂中以调和营卫，在补益剂中以调补脾胃。

【用法用量】劈破煎服，6～15g。亦可去皮、核捣烂为丸服。

【使用注意】本品甘温，易助湿生热，令人中满，故湿盛脘腹胀满、食积、虫积、龋齿作痛及痰热咳嗽者均忌服。

拓展阅读

大枣的相关知识

1. 大枣常与生姜配用。生姜得大枣，可缓和其辛散之性；大枣得生姜，可防止补血过壅之偏。二者配伍为用，取其一气一血、一补一散、一营一卫之力。临床常用此配伍，扶正祛邪，调和营卫。

2. 脏躁：是指妇女精神忧郁，烦躁不宁，无故悲泣，哭笑无常，喜怒无定，呵欠频作，不能自控者，称脏躁。若发生于妊娠期，称"孕悲"；发生在产后，则称"产后脏躁"。

第二节　补阳药

鹿　茸　Lurong

【来源】　为鹿科动物梅花鹿 *Cervus nippon* Temminck 或马鹿 *C. elaphus* Linnaeus 的雄鹿未骨化密生茸毛的幼角。

【处方别名】　血茸片、鹿茸片、鹿茸粉片。

【性味归经】　甘、咸，温。归肾、肝经。

【功效应用】

1. 壮肾阳　用于肾阳不足及精血亏虚的阳痿早泄，宫寒不孕，尿频不禁，头晕耳鸣，腰膝酸痛，肢冷神疲等证。可单用，或同山药浸酒服；亦可配伍肉桂等为丸服，如右归丸。

2. 益精血，强筋骨　用于肝肾精血不足之筋骨痿软，小儿发育不良，囟门过期不合，齿迟、行迟等。常配伍山茱萸、熟地黄等补肝肾、益精血之品。

3. 调冲任　用于妇女冲任虚寒，崩漏带下证。常与乌贼骨、龙骨、川续断等药同用。

4. 托疮毒　用于疮疡不敛或阴疽内陷不起。本品能补阳气、益精血，故而达到温补内托的目的。常与黄芪、肉桂、当归等同用。

【性能特点】　本品甘咸性温，乃血肉有情之品，禀纯阳之质，含生发之气，药力峻猛。既善补肾阳而温养督脉，又善补肝肾、益精血而健骨强筋，为治元阳不足、精血亏虚之要药。又可固冲任、止崩止带、托疮毒，对用治冲任虚寒、带脉不固之崩漏不止、带下过多及疮疡久溃不敛、阴疽内陷不起有温补内托之殊功。

【用法用量】　1~2g，研末冲服。一日3次分服。如入丸散，随方配制。亦可浸酒服。

【使用注意】　本品温热峻烈，故阴虚阳亢、实热、痰火内盛、血热出血及外感热病者忌服。宜从小剂量开始，逐渐加量，以免伤阴动血。

【现代研究】

1. 主要成分　本品含雌二醇、雌激素样活性成分。尚含脑磷脂、神经磷脂、卵磷脂等多种磷脂，及多种核酸、氨基酸、脂肪酸、多糖、硫酸软骨素A、前列腺素等成分。

2. 药理作用　本品具有促进生长发育、促进核酸和蛋白合成、增强骨髓造血功能、增强免疫功能、抗疲劳、延缓衰老、促进激素样、调节内分泌和新陈代谢、加速长期不愈的新生不良的溃疡和创伤的愈合等作用。

拓展阅读

附药

1. 鹿角：本品为鹿科动物梅花鹿或马鹿的雄鹿已骨化的角。补肾壮阳，强筋骨。可做鹿茸的代用品，但力薄少用，兼能活血化瘀消肿。

2. 鹿角胶：本品为鹿角经水煎煮、浓缩制成的固体胶。温补肝肾，益精血，止血。

3. 鹿角霜：本品为鹿角熬胶后所存的残渣。温肾壮阳力弱，但能收敛止血，外用止血敛疮。

淫羊藿　Yinyanghuo

【来源】　为小檗科植物淫羊藿 *Epimedium brevicornu* Maxim.、箭叶淫羊藿 *E. sagittatum*(Sieb. et Zucc.)Maxim.、柔毛淫羊藿 *E. pubescens* Maxim. 或朝鲜淫羊藿 *E. koreanum* Nakai 的干燥叶。

【处方别名】　仙灵脾、羊藿、炒淫羊藿、酒淫羊藿。

【性味归经】　辛、甘，温。归肝、肾经。

【功效应用】

1. 温肾壮阳　用于肾阳虚阳痿，尿频。单用有效，亦可与其他补肾壮阳药同用。

2. 祛风除湿　用于肝肾不足，风湿痹痛。单用或配补肝肾、祛风湿药同用。

【性能特点】　本品辛甘温燥，作用较强。既善补肾阳、益精起痿、强筋健骨，又能祛风除湿、散寒通痹，常用治肾虚之阳痿、筋骨痿软、风湿拘挛麻木等证。其功力较强而灵验，故又名仙灵脾。

【用法用量】　煎服，6~10g。亦可浸酒，熬膏或入丸散。

【使用注意】　本品辛甘温燥，伤阴助火，故阴虚火旺及湿热痹痛者忌服。

巴戟天　Bajitian

【来源】　为茜草科植物巴戟天 *Morinda officinalis* How 的干燥根。

【处方别名】　巴戟、巴吉天、鸡肠风、肥巴戟、巴戟肉、盐巴戟、炙巴戟。

【性味归经】　甘、辛，微温。归肾、肝经。

【功效应用】

1. 补肾壮阳　用于肾阳虚证。本品补肾助阳、甘润不燥，常配其他补阳药用治男性阳痿不举、女性宫冷不孕等肾阳不足之证。

2. 祛风除湿　用于肝肾不足，筋骨痿软，风湿久痹。本品补肝肾、强筋骨，又能祛风湿，对肾阳虚兼风湿之证尤宜。

【性能特点】　本品甘温润补，辛能行散。为补肾壮阳中的祛风湿药物，还能益精血、强筋骨，除治疗肾阳不足外，还可治疗肝肾不足兼风湿之证。

【用法用量】　煎服，3~9g；或入丸散、酒剂。

【使用注意】　本品辛甘微温助火，故阴虚火旺或有湿热者忌服。

补骨脂　Buguzhi

【来源】　为豆科植物补骨脂 *Psoralea corylifolia* L. 的干燥成熟果实。

【处方别名】　故脂、破故子、破故纸、黑故子、盐故子、炒故子、盐炙补骨脂。

【性味归经】　辛、苦，温。归肾、脾经。

【功效应用】

1. 补肾壮阳　用于肾虚阳痿，腰膝冷痛。本品苦辛温燥，是作用较强的补肾壮阳药，治肾阳虚诸证，常用为方中主药。

2. 固精缩尿　用于肾虚遗精，遗尿尿频。本品兼有涩性，善补肾助阳、固精缩尿。

3. 暖脾止泻　用于脾肾阳虚，五更泄泻。本品能壮肾阳、暖脾阳以止泻，常与肉豆蔻、五味子、吴茱萸同用。

4. 纳气平喘　用于肾不纳气之虚喘。

【性能特点】　本品苦辛温燥，温补涩纳。主入肾脾经，补肾壮阳、固精缩尿、暖脾止泻，为治脾肾阳虚及下元不固之要药；又可补肾纳气平喘。酊剂外涂可治白癜风。名破故纸者，是其正名谐音所为。

【用法用量】　煎服，6~10g。或入丸散，每次1.5~3g。多生用；内服宜炒用。

【使用注意】　本品温燥，易伤阴助火，故阴虚火旺、大便秘结者忌服。

益　智　Yizhi

【来源】　为姜科植物益智 *Alpinia oxyphylla* Miq. 的干燥成熟果实。

【处方别名】　益智仁、益智子、煨益智仁、盐益智仁。

【性味归经】　辛，温。归脾、肾经。

【功效应用】

1. 暖肾固精缩尿　用于遗精滑精，遗尿尿频。本品补益之中兼有收涩之性，常配乌药、山药，用治下焦虚寒、遗精遗尿等证。

2. 温脾止泻摄唾　用于脾胃虚寒，腹痛吐泻，口涎自流。常以本品暖肾温脾开胃摄唾，多与白术、干姜、党参、陈皮等药同用。

【性能特点】　本品辛温香燥，主入肾经，兼入脾经。善温脾肾而兼收涩之性，为温脾止泻摄唾、暖肾固精缩尿之常用药。尤以脾肾虚寒、腹中冷痛、口多涎唾为必用。盖脾主涎，肾主唾，脾肾虚寒得除，则唾涎自然可摄。

【用法用量】　煎服，3~10g；或入丸散。

【使用注意】　本品温燥而易伤阴，故阴虚火旺及有湿热者忌服。

肉苁蓉　Roucongrong

【来源】　为列当科植物肉苁蓉 *Cistanche deserticola* Y. C. Ma 或管花肉苁蓉 *C. tubulosa* (Schenk) Wight 的干燥带鳞片的肉质茎。

【处方别名】　苁蓉、甜苁蓉、大芸、淡大芸、制肉苁蓉、酒肉苁蓉。

【性味归经】　甘、咸，温。归肾、大肠经。

【功效应用】

1. 补肾阳，益精血　用于肾阳不足，精血亏虚诸证。本品味甘能补、甘温助阳、质润滋养，咸以入肾，为补肾阳、益精血之良药，可用治腰膝酸痛、痿软无力、阳痿早泄、宫冷不孕等证。

2. 润肠通便　用于肠燥津枯便秘证。尤适用于老年阳虚便秘。

【性能特点】　本品甘咸而温，质地柔润，不甚燥热。补肾壮阳、益精血，为药力缓慢的滋补药，故有"苁蓉"之名。又可润肠通便，对老人肾阳不足、精血亏虚之肠燥便秘者尤宜。

【用法用量】煎服，6~10g；或入丸散。单用大剂量煎服，可用至60g。

【使用注意】本品助阳滑肠，故阴虚火旺、大便溏薄或实热便秘者忌服。

拓展阅读

肉苁蓉的相关知识

肉苁蓉是一种寄生在沙漠树木梭梭根部的寄生植物，从梭梭寄主中吸取养分及水分。素有"沙漠人参"之美誉，具有极高的药用价值。肉苁蓉药食两用，长期食用可增加体力、增强耐力以及抵抗疲劳，同时又可以增强人类及动物的性能力及生育力。

锁　阳　Suoyang

【来源】为锁阳科植物锁阳 *Cynomoriun songaricum* Rupr. 的干燥肉质茎。

【处方别名】琐阳、地毛球。

【性味归经】甘，温。归肝、肾、大肠经。

【功效应用】

1. 补肾阳，益精血　用于肾阳虚衰之阳痿，不孕，腰膝痿软。本品与肉苁蓉有相似的功效，但补阳力和缓，助热之弊小，又兼能补益肾精。以其兼能强筋骨，故尤长于治肾虚精亏、筋骨不健之腰膝痿软，常与补肝肾、益精血、润燥养筋药同用。

2. 润肠通便　用于精血津液亏耗之肠燥便秘。尤适用于老年阳虚便秘。

【性能特点】本品甘温润补。功似肉苁蓉，亦善补肾阳、益精血、强筋骨，治阳虚衰之阳痿、不孕及肝肾不足之腰膝酸软、筋骨无力；又能润肠通便，治精血津液亏耗所致的肠燥便秘。

【用法用量】煎服，5~10g；或入丸散。

【使用注意】本品甘温助火滑肠，故阴虚火旺、实热便秘及肠滑泄泻者忌服。

拓展阅读

锁阳的相关知识

锁阳生长于干燥多沙地带，多寄生于白刺的根上。分布于新疆、甘肃、青海、内蒙古、宁夏等地，其中最好的是甘肃省瓜州县锁阳城的锁阳。锁阳是补肾的药材中最常使用的一味药，它可平肝补肾、益精养血、润肠通便，治疗气血不足造成的不孕症，还可强筋健骨、补充钙质。

海　马　Haima

【来源】为海龙科动物线纹海马 *Hippocampus kelloggi* Jordan et Snyder、刺海马 *H. histrix* Kaup、大海马 *H. kuda* Bleeker、三斑海马 *H. trimaculatus* Leach 或小海马（海蛆）*H. japonicus* Kaup 的干燥体。

【处方别名】大海马、马头鱼、水马。

【性味归经】甘、咸，温。归肾、肝经。

【功效应用】

1. 补肾壮阳，益精血 用于肾阳虚衰之阳痿精冷不育，宫寒不孕，腰膝酸软，遗尿尿频等。可单用研末或浸酒服，亦可与鹿茸、淫羊藿、覆盆子、补骨脂等药同用。

2. 活血散结 用于癥瘕积聚及跌打损伤。既能温肾阳，又能活血散结、消肿止痛。

3. 生肌敛疮 用于阴疽疮疡，外伤出血。常与补益气血、解毒排脓之品同用。

【性能特点】本品甘咸，温补行散。既善补肾壮阳，为治肾虚阳痿之佳品；又善活血散结、消肿止痛，为治癥瘕积聚及跌仆损伤等证之常用药。

【用法用量】煎服，3~9g；研末服，每次1~1.5g。外用适量，研末涂敷患处。

【使用注意】本品甘咸温补行散，故孕妇及阴虚阳亢者忌服。

冬虫夏草 Dongchongxiacao

【来源】为麦角菌科真菌冬虫夏草菌 *Cordyceps sinensis*（Berk.）Sacc. 寄生在蝙蝠蛾科昆虫幼虫上的子座和幼虫尸体的干燥复合体。

【处方别名】冬虫草、虫草、夏草冬虫、酒炒虫草。

【性味归经】甘，平。归肺、肾经。

【功效应用】

1. 益肾壮阳 用于肾虚腰痛，阳痿遗精。有补肾助阳益精之效，可单用浸酒服，或配伍淫羊藿、巴戟天、菟丝子等补阳药。

2. 补肺定喘 用于劳嗽虚喘。本品亦为治劳嗽虚喘的要药。

3. 化痰止血 用于肺肾虚喘，劳嗽咯血。常与五味子、川贝母、阿胶等药同用。

【性能特点】本品甘平补虚，入肺肾经。功善补肾壮阳、益精血、益肺阴、补肺定喘，为平补肺肾之品。与蛤蚧同用可治疗肺肾虚喘；因兼有止血化痰，可用治病后体虚、自汗畏寒等，为补虚扶弱的平和食疗佳品。

【用法用量】煎服，3~9g，或与鸡、鸭、猪肉等炖服；或入丸散。

【使用注意】本品甘平补虚，故表邪未尽者慎服；阴虚火旺者，不宜单独应用。本药为平补之药，久服方效。

【现代研究】

1. 主要成分 本品含麦角甾醇类、D-甘露醇、虫草酸、多糖醇、蛋白质、氨基酸、脂肪酸、多种核苷等成分。

2. 药理作用 本品具有平喘、祛痰、抗惊厥、抗炎、抗菌、抗病毒、减慢心率、降血压、抗实验性心律失常、抗心肌缺血、抑制血栓形成、抗衰老、抗癌、降低胆固醇及甘油三酯等作用；对免疫功能有调节作用；对性功能紊乱亦有一定的调节恢复作用。

蛤 蚧 Gejie

【来源】为壁虎科动物蛤蚧 *Gekko gecko* Linnaeus 除去内脏的干燥体。

【处方别名】仙蟾、大壁虎、对蛤蚧、酒蛤蚧、蛤蚧粉、蛤蚧尾。

【性味归经】咸，平。归肾、肺经。

【功效应用】

1. 补肺气，定喘嗽 用于肺肾两虚所致的咳喘。本品兼入肺肾二经，长于补肺气、助肾阳、定喘咳，为治多种虚证喘咳之佳品。

2. 助阳益精 用于肾阳不足，精血亏虚，阳痿等证。本品质润不燥，补肾助阳兼能益精养血，有固本培元之功，可单用浸酒服即效；或与益智、巴戟天、补骨脂等药同用。

【性能特点】 本品咸平，药力平和，入肺肾经。功能助肾阳、益精血、补肺气、定喘嗽。为治肺虚咳嗽、肾虚作喘之良药，尤对肾不纳气之虚喘有效。亦可用治肾阳不足、精血亏虚之阳痿、消渴等证。

【用法用量】 煎服，3～10g。研末服，每次1～2g。日服3次。亦可浸酒服，或入丸、散剂。

【使用注意】 本品滋补助阳，故风寒、实热及痰湿喘咳者忌服。

【现代研究】

1. 主要成分 本品含蛋白质、脂肪、丰富的微量元素和氨基酸。尚含一定的胆固醇、硫酸钙等。

2. 药理作用 本品提取液呈现雄激素和雌激素样作用，能增强机体免疫功能；有抗高温、抗衰老、耐低温及耐缺氧等作用，其尾部作用强于体部。此外，还具有解痉平喘、抗炎、降血糖等作用。

紫河车 Ziheche

【来源】 为健康人的胎盘的干燥加工品。

【处方别名】 胎盘、人胞、胞衣。

【性味归经】 甘、咸，温。归肺、肝、肾经。

【功效应用】

1. 温肾补精 用于肾阳不足，精血亏虚证。本品既能补肾阳，又能益肾精，还能补血。以治疗肾阳不足、精亏血虚所致的生长发育不良和虚劳早衰见长。尤长于治生殖器官发育不良及女子不孕、男子不育。

2. 补肺脾气 用于喘嗽日久，肺肾两虚证。可单用或与人参、山药等补益肺肾药同用。

3. 养血 用于气血不足，萎黄消瘦，产后乳少等。常与益气养血药同用。

此外，还可治癫痫及某些过敏性疾病或免疫缺陷病证。

【性能特点】 本品甘咸滋补，温而力缓，不燥不腻，为血肉有情之品。既能温肾补精，又能益气养血，为气血阴阳均补的药物，可用治一切虚损劳极之证。但药力和缓，需久服方能奏效。

【用法用量】 研末或装胶囊吞服，每次要2～3g，每日2～3次。也可用鲜品煨食，每次半个或1个，1周2～3次。现已制成片剂及注射液，直接应用于临床。

【使用注意】 本品温热，故对有实邪者忌用，阴虚火旺者不宜单用。

【现代研究】

1. 主要成分 本品含蛋白质、氨基酸。尚含促性腺激素A、B，雌酮等多种激素；溶菌酶及激肽酶等。

2. 药理作用 本品能增强免疫功能，提高机体抗病能力；可促进乳腺、子宫、阴道、卵巢、睾丸的发育；且有抗癌、抗过敏、延缓衰老等作用。

杜 仲 Duzhong

【来源】 为杜仲科植物杜仲的 *Eucommia ulmoides* Oliv. 干燥树皮。

【处方别名】 川杜仲、思仲、绵杜仲、炒杜仲、盐杜仲、杜仲炭。

【性味归经】 甘，温。归肝、肾经。

【功效应用】

1. 补肝肾，强筋骨 用于肝肾不足之腰痛，阳痿，尿频。本品补肝肾，长于强筋骨，又能止痛，故以治肾虚筋骨不健之腰膝酸痛、下肢痿软见长，可单用本品，水、酒各半煎服，或常与补骨脂、胡桃肉等药同用。

2. 安胎 用于肾虚胎动不安。本品能补肝肾安胎，常与续断、桑寄生、阿胶同用。

此外，本品还能降血压。故尤宜于高血压患者有肾阳不足表现者。

【性能特点】本品甘温而补。善补肝肾而强筋骨，又能调冲任安胎。为治肝肾不足之腰脊疼痛、筋骨痿软之佳品，以及胎动不安，胎漏下血之良药。

【用法用量】煎服，6~15g。炒用疗效较生用为佳。

【使用注意】本品性温，故阴虚火旺者慎用。

【现代研究】

1. 主要成分 本品含杜仲胶、杜仲苷、杜仲醇、绿原酸、脂肪、黄酮类、醛糖、鞣质、氨基酸等成分。

2. 药理作用 本品具有降压、扩张血管、增强免疫、镇静、镇痛、抗应激、利尿及延缓衰老等作用；且砂烫杜仲和杜仲炭较生杜仲的降压效果好，能减少胆固醇的吸收。

菟丝子 Tusizi

【来源】为旋花科植物南方菟丝子 *Cuscuta australis* R. Br. 或菟丝子 *C. chinensis* Lam. 的干燥成熟种子。

【处方别名】吐丝子、炒菟丝子、盐菟丝子。

【性味归经】辛、甘、平。归肝、肾、脾经。

【功效应用】

1. 补肾固精 用于肾虚腰痛，阳痿遗精，尿频带下等。本品辛以润燥，甘以补虚，为平补阴阳之品，肾阳虚、肾阴虚均可应用，常用治阳痿遗精、尿多或失禁等证。

2. 养肝明目 用于肝肾不足，目暗昏花。常与熟地黄、车前子等补虚药同用。

3. 止泻 用于脾肾阳虚，便溏泄泻。本品能补肾益脾以止泻，常与补气、补阳药同用。

4. 安胎 用于肾虚胎动不安。本品能补肝肾安胎，常与续断、桑寄生、阿胶等同用。

【性能特点】本品辛甘而平，质润滋补。既助肾阳，又益肾阴，不燥不滞，为肝、肾、脾三经平补阴阳之良药。善补脾止泻、养肝明目，此外，通过补益肝肾而达安固胎元之功；通过调补阴阳而达生津止渴之效。

【用法用量】煎服，10~15g。外用适量。

【使用注意】本品虽曰平补阴阳，但仍偏补阳，且带涩性，故阴虚火旺而见大便秘结及小便短赤者忌服。

沙苑子 Shayuanzi

【来源】为豆科植物扁茎黄芪 *Astragalus complanatus* R. Br. 的干燥成熟种子。

【处方别名】沙苑蒺藜、潼蒺藜、盐沙苑子。

【性味归经】甘，温。归肝、肾经。

【功效应用】

1. 补肾固精 用于肾虚腰痛，阳痿遗精，遗尿尿频，带下等证。本品甘温补益，兼具涩性，似菟丝子平补肝肾而以收涩见长。

2. 养肝明目 用于肝肾亏虚之眩晕目暗。常与枸杞子、菊花、菟丝子等药同用。

【性能特点】本品温补固涩，不燥不烈。补肾固精之中，尤长于固涩，多用于肾虚腰痛、阳痿、遗精等；且益肾精、养肝阴而明目，用治肝肾不足之眼目昏花。本药与菟丝子作用相似，然菟丝子补阳为优，沙苑子固涩功强。

【用法用量】煎服，9～15g；或入丸散。

【使用注意】本品温补固涩，故阴虚火旺及小便不利者忌服。

续 断 Xuduan

【来源】为川续断科植物川续断 *Dipsacus asper* Wall. ex Henry 的干燥根。

【处方别名】六汗、川续断、川断肉、炒续断。

【性味归经】苦、甘、辛，微温。归肝、肾经。

【功效应用】

1. 补肾阳，强筋骨 用于肾阳虚之腰痛脚弱，下元虚冷之阳痿及寒湿痹痛等证。本品补阳之力不强，因其补而能行，兼能强筋骨、活血通络、止痛以起痿通痹，故以治肾阳不足、寒凝血滞，或风湿痹证而致的肾虚腰痛脚弱或挛急疼痛见长。

2. 止血安胎 用于肝肾亏虚，肾气不固所致的崩漏下血或胎动不安。本品对肾虚冲任不固之胎动不安、胎漏、滑胎，能补肾安胎，常与桑寄生、菟丝子等药同用。

3. 疗伤续折 用于跌仆损伤，骨折，习惯性关节脱位。常与骨碎补、自然铜、土鳖虫等药同用。

【性能特点】本品甘温能补，苦辛行散，补中有行，补而不滞。既善补肝肾、强筋骨。又能行血脉、疗伤续折，故有"续断"之称。还可止血安胎。为伤科、妇科之要药。

【用法用量】煎服，9～15g。外用适量研末敷。补肝肾宜盐炙，行血脉、续筋骨宜酒炒。

【使用注意】本品苦燥微温，故风湿热痹者忌服。

第三节 补血药

当 归 Danggui

【来源】为伞形科植物当归 *Angelica sinensis*（Oliv）Diels 的干燥根。

【处方别名】全当归、秦归、西归、酒当归、土炒当归、当归炭。

【性味归经】甘、辛，温。归肝、心、脾经。

【功效应用】

1. 补血活血 用于血虚证。本品为补血之圣药，适用于血虚诸证。又能活血，对血虚血滞之证有兼顾之效；血虚心失所养之惊悸怔忡、心烦失眠、多梦健忘等证，均可用本品补血以养心，宜与养心安神之品配伍，如天王补心丹。

2. 调经止痛 用于血虚而致的血瘀，月经不调，经闭痛经。本品既能补血活血，又能调经止痛，治血瘀证，常与活血化瘀药同用；当归还兼能散寒止痛，对于血滞或寒凝，以及跌打损伤、风湿痹阻所致的疼痛，本品可随证配伍应用。

3. 润肠通便 用于血虚肠燥便秘。本品性甘滋润，补阴血而润肠燥，尤用于老年、孕妇、产妇的肠燥便秘。

【性能特点】本品甘补、辛行、温通质润，具有良好的补血、活血、止痛作用。其味甘而重，故专能补血。其气轻而辛，故又能行血，补中有动、动中有补，诚血中之气药，亦血中圣药也，适用于血虚诸证。并善调经，又善止痛，尚能散寒，故不特血虚或血滞的月经不调、经闭、痛经等证持为要药，而虚寒腹痛、风湿痹痛、跌打损伤、痈疽疮疡等证，亦因其活血、止痛、温散寒滞之功而可获良效，为外科所常用。此外，既补血，又质润，故善治血虚肠燥便秘。

【用法用量】煎服，6～12g。一般生用，酒炒增强活血通经作用；又通常补血用当归身，破血用当归尾，和血用全当归。

【使用注意】本品甘温补润，故湿盛中满、大便溏泻者忌服。

【现代研究】

1. 主要成分 本品含挥发油，主要为藁本内酯、当归酮、香荆芥酚等。尚含阿魏酸、丁二酸、烟酸、腺嘌呤、豆甾醇－D葡萄糖苷、香荚兰酸、当归多糖、氨基酸、维生素等。

2. 药理作用 本品具有抗贫血、调节免疫功能、抗血栓、抗心肌缺血缺氧、扩张外周血管、降血压、兴奋或抑制子宫平滑肌、松弛支气管平滑肌、降血脂、抗炎、抗癌、保肝、抑菌、抗动脉硬化及护肤美容等作用。

熟地黄　Shudihuang

【来源】为生地黄的炮制加工品。

【处方别名】熟地、大熟地、熟地炭。

【性味归经】甘，微温。归肝、肾经。

【功效应用】

1. 补血滋阴 用于血虚萎黄，眩晕，心悸失眠，月经不调，崩中漏下等证。为养血补虚之要药，常与当归、白芍、川芎等药同用。

2. 益精填髓 用于肝肾精血亏虚所致的腰膝酸软，眩晕耳鸣，须发早白等。能补精益髓，常与制首乌、枸杞子、菟丝子等补精血、乌须发药同用。

此外，熟地黄炭能止血，可用于崩漏等血虚出血证。

【性能特点】本品味甘补微温，质地柔润。功善补血滋阴、益精填髓，为补肝肾阴血之要药，治疗血虚萎黄、肾阴不足、肝肾精血亏虚之证。

【用法用量】煎服，9～15g。宜与健脾胃药如砂仁、陈皮等同用。

【使用注意】本品质黏滋腻，易碍消化。故脾胃气滞、痰湿内阻之脘腹胀满、食少便溏者忌服。

【现代研究】

1. 主要成分 本品含梓醇、地黄素、甘露醇、维生素A类物质、多种糖类、多种氨基酸、磷酸等成分。

2. 药理作用 本品煎剂具有抗衰老、抗甲状腺功能亢进、促凝血、强心、降血糖、抑菌等作用；提取物还有免疫调节作用。

白　芍　Baishao

【来源】为毛茛科植物芍药 *Paeonia lactiflora* Pall. 的干燥根。

【处方别名】芍药、白芍药、炒白芍、杭芍、酒炒白芍、醋白芍。

【性味归经】苦、酸，微寒。归肝、脾经。

【功效应用】

1. 养血敛阴 用于肝血亏虚证及营卫不和证。治肝血亏虚、面色苍白、眩晕心悸、月经不调、崩漏等证，常与熟地黄、当归同用；若治外感风邪、表虚自汗，与桂枝、生姜同用。

2. 柔肝止痛 用于肝脾不和，胸胁脘腹疼痛，四肢挛急疼痛。本品酸敛肝阴、养血柔肝而止痛，治肝脾不调、脘腹疼痛，常与白术、防风、陈皮同用；治手足挛急作痛，常配甘草缓急止痛。

3. 平抑肝阳 用于肝阳上亢证。肝肾之阴亏于下、阴不制阳、肝阳亢于上，见头痛眩晕。以本品养血敛阴、平抑肝阳，常与牛膝、代赭石、龙骨、牡蛎同用。

【性能特点】 本品甘补酸敛，苦泄微寒。功善养血敛阴止汗，可用于血虚萎黄、月经不调、自汗、盗汗。盖"肝为刚脏"，主藏血，血虚阴亏则肝阳偏亢、肝失柔和，故可治头晕目眩、胁肋疼痛。亦可用于肝脾失调之脘腹四肢拘挛作痛、泻痢腹痛及阴虚有热的月经不调等证。其善养血敛阴、平肝止痛，故治之每奏良效。且能敛阴和营而止汗，常用治阴虚盗汗及营卫不和之表虚自汗证。

【用法用量】 煎服，6~15g。平肝敛阴多生用；养血调经多炒用或酒炒用。

【使用注意】 本品对阳衰虚寒之证不宜单独应用。反藜芦。

何首乌 Heshouwu

【来源】 为蓼科植物何首乌 *Polygonum multiflorum* Thunb. 的干燥块根。

【处方别名】 生首乌、赤首乌、干首乌、炙首乌、制首乌。

【性味归经】 苦、甘、涩，微温。归肝、心、肾经。

【功效应用】

1. 制用补益精血 用于肝肾精血亏虚，腰酸脚弱，头晕眼花，须发早白及肾虚无子。常与熟地黄、当归、枸杞、菟丝子、酸枣仁等药同用。

2. 生用截疟解毒，润肠通便 用于体虚久疟，痈疽瘰疬，肠燥便秘。治瘰疬、痈疮、皮肤瘙痒，可与夏枯草、当归等药同用；治年老体弱之血虚肠燥便秘，常与肉苁蓉、当归、火麻仁等药同用；治久疟，常与人参等药同用。

【性能特点】 本品制用甘涩微温，性质温和，不燥不腻。有补肝肾、益精血、强筋骨、乌须发之效。是一味补肾精血的良药，常用治肝肾精血亏虚之眩晕耳鸣、须发早白、腰膝酸软以及遗精、崩带等证。生用性寒，补益力弱，能截疟、解毒；润肠通便，可用治久疟、痈疽瘰疬及肠燥便秘等证。

【用法用量】 煎服，生首乌3~6g，制首乌6~12g。补肝肾益精血用制首乌。截疟、解毒，润肠通便宜用生首乌。

【使用注意】 本品生用能滑肠，故脾虚便溏者慎服。

【现代研究】

1. 主要成分 本品含蒽醌类及卵磷脂、淀粉等成分。尚含脂肪。

2. 药理作用 本品富含卵磷脂。具有促进造血功能、增强免疫功能、降血脂、抗动脉粥样硬化、增加冠脉血流量、抗心肌缺血、抗衰老、保肝及抗菌、抗病毒作用。

拓展阅读

何首乌的相关知识

1.生首乌经炮制后，糖含量增加，结合蒽醌衍生物的含量降低，游离蒽醌衍生物含量显著增加，故泻下作用不再出现。何首乌所含的卵磷脂，是构成神经组织，特别是脑脊髓的主要成分之一，也是血细胞和细胞膜所必须需的原料，且能强心，降低胆固醇。

2.何首乌作为抗衰老良药，在我国古代唐朝时期开始药用。宋初《开宝本草》

记载，何首乌外用，对脂溢性皮炎、头屑过多、头皮瘙痒均有一定作用，具有减缓白发生长和防止脱发的作用。西医学证明，特别是对头发损伤（如烫发）后引起的头发变硬、变黄、易断等具有保护功效。

阿　胶　Ejiao

【来源】　为马科动物驴 Equus asinus L. 的干燥皮或鲜皮经煎煮、浓缩制成的固体胶。

【处方别名】　驴皮胶、陈阿胶、阿胶珠、蛤粉炒阿胶。

【性味归经】　甘，平。归肺、肝、肾经。

【功效应用】

1. 补血　用于血虚诸证。本品甘平质润，为补血要药，多用治血虚证，尤以治疗出血所致的血虚为佳，单用本品即效，亦常与熟地黄、当归、芍药等药同用。

2. 止血　用于多种出血证。本品味甘质黏，为止血要药。可单味炒黄为末服或配伍。

3. 滋阴润燥　用于阴虚证及燥证。

【性能特点】　本品甘补性平，质地滋润。为唯一的补血止血药，亦为血肉有情之品，用治血虚眩晕、心悸或阴虚心烦、失眠及多种出血证，对出血兼血虚者尤为适宜，还为补血的佳品。此外，还能滋阴润燥，入肾补阴、入肺润肺，又可治疗阴虚证和肺燥证，特别对失血而兼见阴虚、血虚者尤宜。用蛤粉烫制成珠后，其止血作用尤佳。

【用法用量】　煎服，3~10g；烊化兑服或烊化后与煎好的药液合兑。止血常用阿胶珠，或用蒲黄炒；润肺常用蛤粉炒。

【使用注意】　本品性滋腻黏滞，故脾胃不健、纳食不佳、消化不良及胃弱便溏者慎用。

【现代研究】

1. 主要成分　本品含骨胶原及其部分水解产生的多种氨基酸。尚含钙、硫等。

2. 药理作用　本品具有强壮、耐疲劳、抗辐射能力、扩张血管、升高血压、抗休克、改善体内钙平衡、促进淋巴细胞转化等作用；还能预防和治疗进行性肌营养障碍，阿胶补血作用优于铁剂。

拓展阅读

阿胶的相关知识

阿胶服用后可增加体内钙的摄入量，有效地改善因缺钙导致的骨钙丢失、钙盐外流、骨质疏松、骨质增生及各类骨折；阿胶还有抗疲劳、耐缺氧、耐寒冷、健脑和延缓衰老等作用，并有改善男女生育的作用。

第四节　补阴药

北沙参　Beishashen

【来源】　为伞形科植物珊瑚菜 Glehnia littoralis Fr. Schmidt ex Miq. 的干燥根。

【处方别名】 沙参、辽沙参、白沙参、解沙参、炙北沙参。

【性味归经】 甘、微苦，微寒。归肺、胃经。

【功效应用】

1. 养阴清肺 用于肺阴虚所致的肺热燥咳或痨嗽久咳。本品甘润而偏于苦寒，能补肺阴，兼能清肺热，适用于阴虚肺燥有热之干咳少痰或咽干音哑等证。

2. 益胃生津 用于胃阴不足诸证。本品能补胃阴而生津止渴，兼能清胃热。胃阴虚有热及胃痛、胃胀、干呕等证，常与养阴生津之品同用；胃阴脾气俱虚者，宜与养阴、益气健脾之品同用。

【性能特点】 本品味甘能补，微寒清凉。入肺胃经，为凉补之品。善清肺热、养肺阴、益胃阴、生胃津，治肺胃阴虚有热诸证。

【用法用量】 煎服，5～12g。鲜品用15～30g。

【使用注意】 本品甘寒，故感受风寒而致咳嗽及肺胃虚寒者忌服。反藜芦。

黄 精 Huangjing

【来源】 为百合科植物滇黄精 *Polygonatum kingianum* Coll. et Hemsl.、黄精 *P. sibiricum* Red. 或多花黄精 *P. cyrtonema* Hua 的干燥根茎。

【处方别名】 生黄精、黄精姜、甜黄精、制黄精、熟黄精、酒炙黄精。

【性味归经】 甘，平。归脾、肺、肾经。

【功效应用】

1. 滋肾润肺 用于阴虚燥咳，劳嗽久咳，肾虚精亏，消渴。本品不仅能补益肺肾之阴，而且能补益脾气脾阴，有补土生金、补后天以养先天之效。但作用缓和，难求速效，适宜用作慢性久病及病后之充填调补药，多单用熬膏服用；亦可与滋养肺肾、化痰止咳药同用。

2. 补脾益气 用于脾胃虚弱证。本品既补脾阴，又益气。可治脾胃乏力、食欲不振、脉象虚软，及治脾胃阴虚而致的口干食少、饮食无味、舌红无苔。

【性能特点】 本品甘补质润，平而不偏。作用缓和，为平补气阴之品。既能滋阴润肺，又补肾而精，还能补脾阴、益脾气，为滋补良药。

【用法用量】 煎服，6～12g。或入丸散。

【使用注意】 本品易助湿邪，故脾虚有湿、咳嗽痰多及中寒便溏者均忌服。

玉 竹 Yuzhu

【来源】 为百合科植物玉竹 *Polygonatum odoratum*（Mill.）Druce 的干燥根茎。

【处方别名】 葳蕤、姜蕤、肥玉竹、明玉竹、制玉竹。

【性味归经】 甘，微寒。归肺、胃经。

【功效应用】

1. 养阴润燥 用于肺阴虚燥咳证。本品能养肺阴，并略能清肺热，对阴虚肺燥有热之干咳少痰、咳血、声音嘶哑等证常用。

2. 生津止渴 用于热病伤津，消渴。本品又能养胃阴、清胃热。

此外，本品还能养心阴，亦略能清心热，可用于热伤心阴之烦热多汗、惊悸等证。

【性能特点】 本品甘补生津，微寒质润。入肺经，能滋肺阴而润肺止咳；入胃经，能养胃阴而生津止渴。古名葳蕤，不滋腻恋邪。与解表药同用，可收滋阴解表而不恋邪之功。

【用法用量】 煎服，6～12g；或入丸散。

【使用注意】 本品柔润多液，故脾虚有湿痰者忌服。

枸杞子　Gouqizi

【来源】为茄科植物宁夏枸杞 *Lycium barbarum* L. 的干燥成熟果实。

【处方别名】枸杞、宁夏枸杞、甘枸杞、西枸杞、红枸杞。

【性味归经】甘，平。归肝、肾、肺经。

【功效应用】

滋补肝肾，益精血明目　用于肝肾不足，精血亏虚诸证。如视力减退、腰膝酸软、头晕目眩、遗精滑精、耳聋耳鸣、牙齿松动、须发早白、失眠多梦。并且在肝肾阴虚之潮热盗汗、消渴等证的方中颇为常用。可单用，或与补肝肾、益精补血之品配伍。因其还能明目，故尤多用于肝肾阴虚或精血亏虚之两目干涩、内障目昏，常与生地黄、麦冬、山茱萸、山药、菊花等药同用。

【性能特点】本品甘平，质滋润，入肝肾经。为滋补肝肾、养血补精、明目之良药，善治肝肾不足之头晕目眩、腰膝酸软、视力减退、遗精及消渴等证。且能滋阴润肺而止咳，用治肺肾阴虚之虚劳咳嗽。

【用法用量】煎服，10～15g。亦可熬膏、浸酒或入丸散。

【使用注意】本品对外有表邪，内有实热及脾虚便溏者慎用。

【现代研究】

1. 主要成分　本品含甜菜碱、多糖、粗脂肪、氨基酸、烟酸、胡萝卜素、抗坏血酸、微量元素。

2. 药理作用　本品具有增强和调节免疫功能、促进造血功能、降血糖、降血脂、抗肿瘤、保肝、降压、抗衰老、抗缺氧、抗疲劳、抗氧化和抗辐射等作用。

拓展阅读

枸杞子的相关知识

　　古人认为常食枸杞可以"留住青春美色""与天地齐寿"，因此，枸杞花被称为"长生花"。枸杞一年四季皆可服用，冬季宜煮粥，夏季宜泡茶。枸杞既可作为坚果食用，又是一味功效卓著的传统中药材，有延衰抗老的功效，所以又名"却老子"。有酒味的枸杞已经变质，不可食用。

百　合　Baihe

【来源】为百合科植物卷丹 *Lilium lancifolium* Thunb.、百合 *L. brownii* F. E. Brown var. *viridulum* Baker 或细叶百合 *L. pumilum* 的干燥肉质鳞叶。

【处方别名】野百合、药百合、苏百合、炙百合。

【性味归经】甘，寒。归心、肺经。

【功效应用】

1. 养阴润燥　用于肺阴虚燥咳，劳嗽咳血。本品微寒，作用平和，能补肺阴，兼能清肺热，润肺清肺之力虽不及北沙参、麦冬等药，但其兼有一定的止咳祛痰作用。

2. 止咳祛痰　用于劳嗽久咳。常与生地、川贝母等药同用。

3. 清心安神　用于心肺阴虚内热证，或热病余热未清，虚烦惊悸。本品既能养心肺之阴，又能清心肺之热，还有一定的安神作用。

此外，本品尚能养阴、清胃热，可用治胃阴虚有热之胃脘疼痛。

【性能特点】本品甘润而补，微寒清凉，入肺、心经。既能养阴润肺止咳，又善清心安神。适用于肺燥或阴虚之久咳、痰中带血等，尤以治热病余热未清之心烦失眠为常用。

【用法用量】煎服，6~12g。清心宜生用，润肺蜜炙用。

【使用注意】本品为寒润，故风寒咳嗽或中寒便溏者忌服。

拓展阅读

百合的相关知识

1.百合病：是以神志恍惚、精神不定为主要表现的情志病。因其治疗以百合为主药，故名百合病。病因：伤寒大病之后，余热未解，或平素情志不遂，而遇外界精神刺激所致。

2.百合鲜品富含黏液质及维生素，对皮肤细胞新陈代谢有益，常食百合，有一定的美容作用。百合对多种癌症均有较好的防治效果。

麦 冬 Maidong

【来源】为百合科植物麦冬 *Ophiopogon japonicus*(L. f)Ker-Gawl. 的干燥块根。

【处方别名】麦门冬、筧麦冬、寸冬、朱麦冬。

【性味归经】甘、微苦、微寒。归心、肺、胃经。

【功效应用】

1. 养阴润肺 用于肺阴虚燥咳，劳嗽咳嗽。本品阴虚肺燥有热之鼻燥咽干，干咳痰少、咳血，咽痛音哑等证，宜与润肺清肺及对症之品配伍。

2. 益胃生津 用于胃阴虚证。本品长于滋养胃阴，兼清胃热，多用于胃阴虚有热者。

3. 清心除烦 用于心阴虚，心烦不眠。本品常与生地黄、酸枣仁、黄连等药配伍。

【性能特点】本品甘补质润，苦微寒而清泄，入心肺胃经。既能养肺胃之阴而生津润燥，又能清心而除烦热。对此三经，无论是阴虚有热，或温病邪伤及其阴所致之证，皆为常用要药。尤以养胃阴、生津液之功殊长。此外，还可用于热病伤阴之肠燥便秘，有滋阴润肠通便之功。而润燥生津，又可清心而除烦安神。用治阴伤有火之证。

【用法用量】煎服，6~12g。清养肺胃之阴多去心用，滋阴清心多连心用。

【使用注意】本品性凉滋润，故感冒风寒或痰饮咳嗽，以及脾虚便溏者均忌服。

天 冬 Tiandong

【来源】为百合科植物天冬 *Asparagus cochinchinensis*(Lour.)Merr. 的干燥块根。

【处方别名】天门冬、明天冬、炒天冬，炙天冬。

【性味归经】甘、苦，寒。归肺、肾经。

【功效应用】

1. 养阴润燥 用于肺阴虚燥咳或劳嗽咳血。用其养肺阴、清肺热，作用强于麦冬、玉竹等同类药物。

2. 清火生津　用于肾阴不足，阴虚火旺诸证。

【性能特点】　本品甘润补，苦泄降，寒能清。能清热养阴生津、润肺滋肾、润肠，为清滋滑润之品，用之可以养阴清肺、润燥止咳，治肺肾阴不足、阴虚火旺之潮热盗汗、遗精、劳热咳嗽、咯血吐血或内热消渴等症；还可以滋肾降火、生津止渴；此外，还可以滋阴润燥、润肠通便，用治热伤津液之肠燥便秘。

【用法用量】　煎服，6～12g。亦可熬膏或入丸散。

【使用注意】　本品大寒滋润，故脾胃虚寒，食少便溏者慎服。

石　斛　Shihu

【来源】　为兰科多年生草本植物金钗石斛 *Dendrobium nobile* Lindl. 、鼓槌石斛 *D. chrysotoxum* Lindl. 或流苏石斛 *D. fimbriatum* Hook. 的栽培品及其同属植物近似种的新鲜或干燥茎。

【处方别名】　黄草、林兰、金石斛、金钗石斛、川石斛、乾石斛、细石斛。

【性味归经】　甘，微寒。归胃、肾经。

【功效应用】

1. 益胃生津　用于热病伤津，低热烦渴，口燥咽干，舌红苔少。本品滋养胃阴、生津止渴，兼能清胃热，常与天花粉、鲜生地黄、麦冬、黄芩等药同用。

2. 养阴清热　用于肾虚目暗，视力减退，内障失明及肾虚痿痹，腰脚软弱。

【性能特点】　本品甘能滋养，微寒清凉，以清滋为用，入胃肾经。功善养阴、生津液、退虚热，鲜品作用尤强，为治胃阴不足之佳品，兼虚热证者用之尤宜。且能滋肾阴而养肝明目、强筋骨。鲜用药力较强。

【用法用量】　煎服，6～12g。鲜用用15～30g。干品入汤剂宜后下。

【使用注意】　本品甘补恋邪，故温热病不宜早用；又能助湿，故湿温尚未化燥者忌服。

【现代研究】

1. 主要成分　本品含石斛、石斛胺、石斛酮碱、石斛高碱等生物碱，以及豆甾醇、多糖等成分。

2. 药理作用　本品能促进消化液分泌，对胃肠运动有兴奋或抑制作用。此外，尚有镇痛、解热等作用。

拓展阅读

附药与石斛的相关知识

1. 石斛对一切阴虚之证者，有极佳的调整作用，以及提高免疫力、消除疲劳、恢复青春活力、润肺提神、补充人体生理活动基础物质等作用；适用于烟酒过量、神疲心烦、术后或产后体质虚弱、饮食睡眠不佳者，或妇女更年期，生活方式不良疾病者，及工作压力大、加班熬夜、用脑过度者，也可用于运动员训练疲劳者及中老年人体功能衰退等人群。此外，还具有清嗓利咽、恢复嗓音、改善焦躁情绪等保健作用；对白内障、青光眼、视神经炎等各类眼疾患者也可起着滋阴清热、退翳明目的作用。

2. 铁皮石斛：为兰科植物铁皮石斛的新鲜或干燥茎。功效优于石斛。

龟　甲　**Guijia**

【来源】　为龟科动物乌龟 *Chinemys reevesii*（Gray）的腹甲及背甲。

【处方别名】　生龟板、下甲、败龟板、烫龟板、炒龟板、玄武板、炙龟甲、醋炙龟板。

【性味归经】　甘，咸，寒。归肝、肾、心经。

【功效应用】

1. 滋阴潜阳　用于肝肾阴虚内热证。本品长于滋补肾阴，故适用于阴虚阳亢、阴虚内热、阴虚风动诸证。兼能潜阳，对阴虚阳亢之头晕目眩之证，常与滋阴潜阳之品配伍使用；阴虚内热、骨蒸潮热、盗汗遗精者，宜与滋阴降火之品配伍；阴虚风动、手足蠕动者，常与滋阴养液之品配伍，以柔肝息风。

2. 益肾健骨　用于肝肾阴虚，筋骨痿弱，腰膝酸软，步履乏力及小儿鸡胸龟背，囟门不合等。常与熟地黄、知母、黄柏、牛膝等药同用。

3. 固经止血　用于阴虚血热，冲任不固之崩漏，月经过多等证。

4. 养血补心　用于阴血亏虚之惊悸，失眠，健忘。本品养血安神、心肾双补。

【性能特点】　本品甘能滋补，质重镇潜，入肝肾心经。为滋阴益肾、养血补心之佳品。治阴虚内热，用之能滋补肝肾而退虚热；治热病伤阴、虚风内动，用之能滋肾阴、潜降肝阳而息风；治肾虚骨痿、小儿囟门不合，用之能益肾滋阴养血而强壮筋骨；治心虚惊悸、失眠健忘，用之能养血补心而安神智。且性寒清热，还能补肾阴而固经止血，故对阴虚血热之崩漏或月经过多尤为多用。

【用法用量】　煎服，9～30g。宜捣碎先煎。

【使用注意】　本品甘寒，故脾胃虚寒者忌服。又据古籍记载，能软坚祛瘀治难产，故孕妇慎服。

鳖　甲　**Biejia**

【来源】　为鳖科动物鳖 *Trionyx sinensis* Wiegmann 的背甲。

【处方别名】　上甲、团鱼甲、砂烫鳖甲、醋炙鳖甲。

【性味归经】　咸，寒。归肝、肾经。

【功效应用】

1. 滋阴潜阳　用于肝肾阴虚内热证。本品能滋养肝肾之阴，多用于肝肾虚所致的阴虚内热、阴虚风动、阴虚阳亢诸证。对温病后期、阴液耗伤、邪伏阴分、夜热早凉、热退无汗者，常与清热凉血、养阴生津、清虚热之品配伍。

2. 软坚散结　用于癥瘕积聚。本品还长于软坚散结，适用于肝脾肿大、癥瘕积聚。

【性能特点】　本品咸软走肾，质重镇潜，寒可清泄，入肝肾经。既善滋阴清热、潜阳息风，为治阴虚发热、阴虚阳亢、阴虚动风之要药；又善软坚散结，为治癥瘕积聚、久疟疟母之常品。

【用法用量】　煎服，9～30g。宜捣碎先煎。滋阴潜阳宜生用；软坚散结宜醋炙用。

【使用注意】　本品性寒质重，故脾胃虚寒、食少便溏者及孕妇均慎服。

【现代研究】

1. 主要成分　本品含骨胶原、角蛋白、碘质、碳酸钙、磷酸钙、维生素 D 等成分。

2. 药理作用　本品所含中华鳖多糖具有增强免疫、抗应激作用。鳖血清有抗癌作用。

哈蟆油　**Hamayou**

【来源】　为蛙科动物中国林蛙 *Rana temporaria chensinensis* David 雌蛙的输卵管。

【处方别名】　哈士蟆油、田鸡油、林蛙油、哈什蟆油。

【性味归经】　甘、咸，平。归肺、肾经。

【功效应用】

1. 补肾益精　用于阴虚体弱，病后失调，神疲乏力，精神不足，心悸失眠。可单用或配伍枸杞子、党参、阿胶、黄芪等药。

2. 养阴润肺　用于肺虚痨嗽咳血，盗汗不止。本品可养阴润肺止咳，常与冰糖同用。

【性能特点】　本品甘咸补益，性平不偏，药力又够强大，可以强身健体。善补肾益精、养阴润肺，用治肝肾不足、阴虚体弱、病后失调、神疲乏力、心悸失眠、头昏眼花、视力减退、肢软无力或肺虚痨嗽咳血、盗汗不止等证。本药是一味名贵滋补药，被称为"动物人参"。

【用法用量】　煎服，5~15g。用水浸泡，炖汤加糖调服，或作丸剂服。

【使用注意】　本品甘咸滋腻，故外有表邪、内有痰湿者慎服；对严重糖尿病患者、肺胃虚寒者及腹泻者也不宜服用。

【现代研究】

1. 主要成分　本品含蛋白质、核糖核酸、磷脂、激素及多种氨基酸和钾、钠、铁、硒等微量元素。

2. 药理作用　本品具有提高机体免疫力、抗疲劳、延缓衰老及滋阴养颜等作用。

拓展阅读

哈蟆油的相关知识

哈蟆油是珍贵的滋补品，营养成分不亚于人参、燕窝、冬虫夏草等。在烹调中多作主料使用，适宜于氽、蒸、炖等烹调方法。如清汤哈士蟆、木瓜炖雪蛤、冰糖红枣炖雪蛤等。本品含有丰富的雌激素，它具有单向调节作用。现在多适用于生活压力大、内分泌失调、激素分泌紊乱或妇女更年期人群。

女贞子　**Nüzhenzi**

【来源】　为木犀科植物女贞 *Ligustrum lucidum* Ait. 的干燥成熟果实。

【处方别名】　女贞实、冬青子、熟女贞、酒炙女贞子。

【性味归经】　甘、苦，凉。归肝、肾经。

【功效应用】

补肝肾阴，乌须明目　用于肝肾阴虚之目暗不明，须发早白，视力减退，腰酸耳鸣，及阴虚发热证。常与墨旱莲、熟地、菟丝子、桑椹等滋阴清肝明目之品同用。

【性能特点】　本品甘凉清补，苦泄不腻，入肝肾经，为凉补之品。善滋补补肝肾之阴，并以此而清虚热、明目、乌须发；可用治肝肾阴虚之目暗不明、须发早白及阴虚发热等证。

【用法用量】　煎服，10~15g；或入丸散。

【使用注意】　本品虽补而不腻，但性凉，故脾胃虚寒泄泻及阳虚者忌服。

📎 **拓展阅读**

女贞子的相关知识

1. 补阴药中可治疗须发早白的药物有：墨旱莲、女贞子、桑椹、黑芝麻。

2. 商品女贞子有胖瘦于型果实，实为同一植株所产。胖型者多长在向阳一面的枝条上，商品以瘦者居多，仅一枚种子发育；胖型有2枚种子发育。瘦型者善滋补补肝肾之阴。

3. 明代陈嘉谟曰：女贞子粥治慢性肝炎，花生女贞子茶治白癜风，女贞子脊骨汤治关节炎，女贞子黑芝麻瘦肉汤治早衰白发，女贞子枣茶可用作皮肤保健，女贞子酒可抗衰祛斑，女贞枸杞瘦肉汤适用于肝病恢复期。

表 26 - 2   其他补益中药

类别	品名	来源	性味	功效	主治
补气药	饴糖	米麦粟或玉粟黍发酵糖化制成	甘，温	补脾益气，缓急止痛	劳倦伤脾，腹痛咳嗽
	蜂蜜	蜜蜂科昆虫中华蜜蜂所酿的蜜	甘，平	补中润燥，解毒止痛	脘腹虚痛，肺燥干咳
补阳药	核桃仁	胡桃科植物胡桃的成熟种子	甘，温	补肾温肺，润肠通便	阳痿腰酸，肠燥便秘
	海狗肾	海豹科动物斑海豹阴茎和睾丸	咸，热	温肾壮阳，益精补髓	阳痿精冷、腰膝酸软
	仙茅	石蒜科植物仙茅的根茎	辛，热	补肾强骨，祛湿止泻	筋骨痿软，阳痿冷泄
	韭菜子	百合科植物韭菜的成熟种子	辛，甘	温补肝肾，壮阳固精	肝肾亏虚，腰膝酸痛
	胡芦巴	豆科植物胡芦巴的成熟种子	苦，温	温肾助阳，祛寒止痛	肾阳不足，下元虚冷
	阳起石	硅酸盐类矿物角闪石族透闪石	咸，温	温肾壮阳，祛寒暖元	肾虚阳痿，早泄宫冷
补血药	龙眼肉	无患子科植物龙眼的假种皮	甘，温	补益心脾，养血安神	气血不足，失眠健忘
补阴药	南沙参	桔梗科植物杏叶沙参的根	甘，微	养阴清肺，化痰益气	肺热燥咳，气阴不足
	明党参	伞形科植物明党参的根	甘苦，寒	润肺化痰，养阴和胃	肺热咳嗽，呕吐反胃
	银耳	银耳科真菌银耳的子实体	甘，平	补肺益气，养阴润燥	病后体虚，肺虚久咳
	桑椹	桑科植物桑树的成熟果穗	甘，寒	滋阴补血，生津润肠	阴亏血虚，眩晕耳鸣
	墨旱莲	菊科植物鳢肠的全草	甘，酸	滋阴益肾，凉血止血	头晕目眩，须发早白
	黑芝麻	脂麻科植物脂麻的种子	甘，平	滋补肝肾，益精补血	头晕眼花，耳鸣便秘

📊 **重点小结**

一、药物功用比较

（一）补气药

本类药物性味多属甘温或甘平，能补益脏腑之气，尤以对脾肺气虚的疗效最为显著。

人参、黄芪、党参、太子参　均能益气生津，适用于气津两伤之证。人参、黄芪、党参尚能益气生血，常用于气血两亏之证；人参、黄芪且可补气摄血。但人参补气力最大，独用能大补元气、复脉固脱；总之，凡气血津液不足或阴虚之证皆可应用，为治虚劳内伤之第一要药。然黄芪温升之性较大，补中益气之中，善升举阳气，为治中气下陷诸证之主药；并善补肺气以固表止汗，且能利水消肿；尚可补气托毒生肌、行滞通痹。而党参善补中气、益肺气，性质平和，不燥不腻，虽补气之力不及人参、黄芪强峻，但为治脾肺气虚最常用之品。至于太子参则性属寒凉，最宜于虚而有热之证，为清补佳品。

白术、山药　均为补脾益气之品，是治疗脾胃虚弱的常用药。但白术味苦甘、性温燥，善补气健脾而助阳，宜用于脾胃阳气虚弱而寒湿内盛者；并能燥湿利水，固表止汗而安胎。然山药，甘平质润，不寒不燥，既补气，又养阴，为平补气阴之品；且性兼涩，既补脾肺之气，又益肺肾之阴，并能固津止带，可用于肺虚或肺肾两虚之久咳久喘，肾虚不固之遗精、尿频，或带下清稀、绵绵不止；尚善益气养阴生津而止渴，为治消渴证之良药。

白术、苍术　均具健脾燥湿之攻，每相须为用，以治脾虚湿困之证。然白术味甘而性缓，善补气健脾而助阳，故脾胃阳气虚弱而水湿内盛者多用；且能补气健脾而固表止汗、利水消肿、安胎。而苍术辛散苦燥性烈，燥湿运脾功胜，故寒湿阻滞中焦多用之，尚能发汗解表、祛风湿、明目。

（二）补阳药

本类药物性味多属甘温、咸温或辛热，能温补人体之阳气，尤以温补肾阳虚证。

鹿茸、肉苁蓉、锁阳　既能补肾阳，又能益精血，凡肾阳不足、精血亏虚之证，均可应用。然鹿茸补益力最峻，为温肾壮阳、补督脉、益津血之要药。且能补肝肾津血而强筋骨，又可温补精血而托毒生肌；尚善补肝肾、调冲任而固崩止带。而肉苁蓉、锁阳虽补肾阳、益精血之力弱于鹿茸，但质润多液，善能润肠通便，为治肾阳不足、精血亏虚之肠燥便秘的良药。

巴戟天、淫羊藿　均能肾阳、强筋骨、祛风湿，适用于肾阳虚之阳痿、不孕及肝肾不足之筋骨痿软、风湿久痹等证。然淫羊藿补肾阳之中尤善益精其痿，为治肾虚精少不育之良药；且可用于肾阳虚之咳嗽及妇女更年期的高血压等有较好疗效。但巴戟天性质柔润，其壮阳益精之力和温燥之力均不及淫羊藿，故只适用与阳虚有寒之证。

补骨脂、益智仁　补肾阳之中既善固精缩尿，又能温脾止泻，适用于肾阳不足、命门火衰之遗精、遗尿、尿频及脾肾虚之泄泻等证。而补骨脂补脾肾阳之中尤善补肾阳，且兼能强腰膝，又能补肾阳而纳气平喘。然益智仁温脾之力较胜，为温脾止泻摄唾之常品。

菟丝子、沙苑子　均能补益肝肾、固精明目，适用于肾虚阳痿、遗精早泄、尿频或带下过多、腰痛及肝肾不足之眩晕目昏等证。然菟丝子补肾助阳力较大，长于固精止遗，并能安胎；尚能温肾补脾而止虚泻。而沙苑子善于养肝益精明目。

杜仲、续断　均能补肝肾、强筋骨、安胎，每相须为用，以治肝肾不足之腰膝酸痛、下肢痿软及肝肾亏虚、下元虚冷、冲任不固之胎动不安、胎漏下血、频惯堕胎等证。然杜仲温补肝肾而助阳之力胜于续断，且有可靠的降血压作用，为治高血压之常品。而续断苦泄辛行，补中有消，补而不滞，能行血脉、消肿止痛而疗伤续折，为治跌打损伤、骨折、肿痛之良药；且能止血，可用治崩漏经多。

蛤蚧、冬虫夏草、紫河车 均能补益肺肾、纳气平喘，既可用于肾虚阳痿，又善治肺肾两虚之久咳虚喘。其中蛤蚧尤善纳气平喘，为治虚喘劳嗽之要药；且能益精血，以治精血亏虚之证。然冬虫夏草补益肺肾、纳气定喘之中，兼能止血化痰，故多用于虚劳咳喘、痰中带血；且常作病后体虚不复，自汗畏寒之食疗品，有补虚扶弱之效。紫河车则善大补气血为治气血不足、虚劳诸证之久服补益的良药。

（三）补血药

本类药物性味多属甘温或甘平，均能补血，以治血虚之证。

熟地黄、阿胶 既善补血，又擅滋阴，血虚、阴虚均为常用。然熟地黄入肾，滋阴之力较大，为滋阴主药；并能益精填髓，常用于肝肾精血亏虚之腰膝酸软、眩晕耳鸣、须发早白等证，而阿胶并能滋肺润燥，适用于阴虚燥咳、阴虚心烦不眠或阴虚动风等证；且善止血，尤宜于虚劳咳血、咯血或出血兼见阴虚、血虚者。

熟地黄、生地黄 熟地黄乃生地黄之炮制品，二者均能滋补肝肾，用于肝肾阴虚之骨蒸潮热、遗精盗汗、眩晕耳鸣、须发早白、消渴等证。然生地黄味苦性凉，善滋阴泄热，治阴虚火旺，骨热潮热，用之功胜熟地黄；且善清热凉血。而熟地黄性偏微温，纯甘不苦，功专补血滋阴，是治血虚、阴虚证之要药，其益精之功远胜于生地黄。

当归、白芍 均能补血、调经，为妇科补血调经之要药。然当归性温，适用于血虚有寒者；白芍性微寒，适用于血虚有热者。二药均能止痛，但当归补血活血止痛，且善养血润肠通便；白芍则养血敛阴、平肝止痛，又能敛阴、和营而止汗。

白芍、赤芍 均有苦寒性味，同具清热、止痛之功。但赤芍苦泄力大，善清热凉血，散瘀止痛；且能清泄肝火。然白芍味兼酸甘，善养血调经，平肝止痛；又能敛阴止汗。

生、制首乌 有生熟之别，制何首乌长于养血，虽滋阴之力不及熟地黄、阿胶，但滋而不腻，温而不燥，且善固肾益精、乌须发、强筋骨，为治肝肾精血亏虚之眩晕耳鸣、遗精、崩带、腰膝酸软、须发早白的佳品，而生首乌功偏截疟、解毒、润肠通便，可用体虚久疟、痈疽、瘰疬以及肠燥便秘等证。

（四）补阴药

本类药物性味多属甘寒，质地柔润，能补阴、滋液、润燥，主治阴虚津伤液亏之证。

北沙参、南沙参、玉竹、银耳、麦冬、天冬、百合、石斛 以养肺阴或益胃为主，主治肺阴不足或胃阴不足之证。

北沙参、南沙参、玉竹、银耳 既能养阴清肺，又能益胃生津，适用于肺阴虚之燥热咳嗽及胃阴虚或热伤胃阴、津液不足及口干咽燥等证。虽南沙参养阴之力不及北沙参、玉竹，但兼能益气、化痰，故气津不足及燥咳痰黏难咯者尤为多用。然玉竹养阴而不恋邪，为治阴虚外感之常品。而银耳性味甘平，营养丰富，为食疗自佳品。

麦冬、天冬 均能养阴润肺生津、润肠通便。每相须为用，以治肺燥阴伤之于咳痰黏、劳嗽痰血及热病伤津口渴、大便秘结等证。然麦冬寒凉性及养阴润燥力均不及天冬，但善益胃生津，为治胃阴虚及热伤胃阴之口渴咽干的良药，且善清心除烦。而天冬甘寒滋腻性大，滋阴降火力较强，善于下滋肾阴、上清肺火而生津润燥。

百合、石斛 养阴清肺、润燥止咳之力似天冬，但清心安神之力不及麦冬，多用于热病余热未清之虚烦惊悸、失眠多梦等证。石斛养胃阴、生津液，且能退虚热，以治阴虚津亏、虚热不退；尚可补肾养肝而明目、强筋骨，适用于肾虚目暗、视力减退、内障失明及肾虚萎痹、腰膝软弱等证。

枸杞子、黄精、桑椹、女贞子、墨旱莲、黑芝麻、龟甲、鳖甲 以滋养肝肾阴为主，主治肝肾阴虚证。

龟甲、鳖甲 同为甲壳质量之品，二药既能补肝肾之阴而退内热，又可潜降肝阳而熄内风，为治阴虚发热、阴虚阳亢及阴虚风动等证之常品。然龟甲滋阴之功胜于鳖甲，善益肾健骨，常用治肾虚骨痿、小儿囟门不合等证；并能养血补心，尚可固经止血。而鳖甲退虚热之功优于龟甲，为治阴虚发热之要药；且善软坚散结。

二、要点归纳

1. 偏于补脾肺之气，且作用较强的药物：人参、党参、黄芪、太子参、西洋参，其中人参补气作用最强，为大补元气救脱之要药；黄芪为治气虚下陷及卫虚不固之要药。

2. 偏于益气健脾的药物是白术、山药、扁豆；偏于补中缓急的药物是甘草、大枣、蜂蜜、饴糖。其中白术功善健脾燥湿，为治脾虚湿盛之常用药。

3. 补气兼能养阴生津的药物：人参、西洋参、太子参、山药。

4. 补阳兼能祛风的药物有巴戟天、淫羊藿、仙茅、胡芦巴；补阳兼能强筋骨的药物有鹿茸、巴戟天、仙茅、杜仲、续断；补阳兼能安胎的药物有杜仲、续断、菟丝子。

5. 补阳兼能补肺肾、纳气平喘的药物：补骨脂、蛤蚧、胡桃肉、冬虫夏草、紫河车。其中蛤蚧为峻补肺肾之品，为肺虚咳嗽、肾虚作喘之要药。

6. 能阴阳并补的药物：紫河车、菟丝子、沙苑子。其中菟丝子、沙苑子并能养肝明目。

7. 补阳药中，兼能益精血的药物有紫河车、鹿茸、蛤蚧，其中鹿茸是温补肾阳、益精血之要药；兼能润肠通便的药物有胡桃肉、肉苁蓉、锁阳；兼能温肾暖脾的药物有补骨脂、益智仁。

8. 补血兼能补阴的药物：熟地黄、白芍、阿胶，并以补肝肾之阴为主。

9. 补血药中，兼能润肠通便的药物有当归、何首乌；兼能调经的药物有当归、白芍；其中当归还能活血，为补血调经之要药。

10. 补阴药中，能补心阴的药物有麦冬、玉竹、百合、生地、阿胶；能养胃阴的药物有北沙参、麦冬、石斛、玉竹；能肺阴的药物有北沙参、麦冬、百合、天冬、阿胶；补肝阴的药物有枸杞子、白芍、山茱萸、制首乌、熟地黄；补肾阴的药物有熟地黄、制首乌、天冬、龟甲、鳖甲。

11. 补阴药中，补肺胃之阴的药物有北沙参、麦冬、玉竹、石斛；而补肝肾之阴的药物有山茱萸、枸杞子、墨旱莲、女贞子、龟甲、鳖甲。

12. 补阴药中，兼能补血的药物有龟甲、黑芝麻、桑椹；兼能明目的药物有枸杞子、女贞子、石斛；兼能滋阴潜阳的药物有龟甲、鳖甲。其中能乌须发，用治须发早白的药物有熟地黄、制首乌、女贞子、黑芝麻、墨旱莲、桑椹。

13. 以特殊部位入药的是：鹿茸为雄鹿未骨化的幼角；肉苁蓉、锁阳为寄生类植物肉质茎；紫河车为胎盘；冬虫夏草为草菌寄生的虫体；阿胶为驴皮胶；百合为肉质磷叶。其中与动物部位有关的药物有鹿茸、紫河车、冬虫夏草、哈蟆油、阿胶、蜂蜜、海狗肾、海马、海龙、蛤蚧、龟甲、鳖甲。

14. 以特殊煎服的药物：饴糖、阿胶应烊化；人参、西洋参、鹿茸应单煎。

15. 其他章节具有补虚作用的药物：生地黄、玄参、附子、肉桂、干姜、桑寄生、桑螵蛸、鸡血藤、五味子、覆盆子、芡实、莲子、蛇床子、九香虫等。

目标检测

一、单项选择题

1. 补阴药的性味是（　　）
   A. 甘温　　　　　　B. 甘寒　　　　　　C. 辛寒　　　　　　D. 苦寒

2. 治疗气虚欲脱证，宜选用的药物是（　　）
   A. 太子参　　　　　B. 人参　　　　　　C. 党参　　　　　　D. 北沙参

3. 可用黄芪而不可用白术治疗的病证是（　　）
   A. 肺气虚自汗　　　B. 表虚自汗　　　　C. 气虚胎动不安　　D. 气虚水肿

4. 养血调经，平肝止痛，敛阴止汗的药物是（　　）
   A. 当归　　　　　　B. 甘草　　　　　　C. 白芍　　　　　　D. 续断

5. 补肝肾，强筋骨，安胎的药物是（　　）
   A. 五加皮　　　　　B. 怀牛膝　　　　　C. 杜仲　　　　　　D. 狗脊

6. 麦冬、北沙参均具有的功效是（　　）
   A. 补肝肾之阴　　　B. 清心肺之火　　　C. 泻肝胆之火　　　D. 养肺胃之阴

7. 即补气，又补血的药物是（　　）
   A. 人参　　　　　　B. 西洋参　　　　　C. 太子参　　　　　D. 党参

8. 治疗精血不足，视力减退者，宜选用的药物是（　　）
   A. 枸杞子　　　　　B. 墨旱莲　　　　　C. 黄精　　　　　　D. 玉竹

9. 不具有润肠通便功效的药物是（　　）
   A. 麦冬　　　　　　B. 肉苁蓉　　　　　C. 锁阳　　　　　　D. 巴戟天

10. 治疗脾虚湿困泄泻宜首选（　　）
    A. 党参、山药　　　B. 白术、茯苓　　　C. 苍术、黄芪　　　D. 甘草、干姜

二、思考题

1. 使用补益药应注意哪些事项？为什么补益药使用不当，无益反而有害？
2. 结合药性功效，说明甘草何以有"国老"之称？
3. 为什么说黄芪是"补气之长"？为何说当归是"血中圣药"？
4. 试述人参、鹿茸的用量用法和使用注意。
5. 白术、续断、杜仲、桑寄生、砂仁、黄芩、苏梗均能安胎，怎样区别使用？
6. 鹿茸、当归、黄芪、丹参均可治疗疮疡，其机理及应用有何不同？

第二十七章

收涩药

学习目标

知识要求　**1. 掌握**　收涩药的含义、功效、适应证、配伍方法、性能特点和使用注意；5 味药物（五味子、乌梅、山茱萸、莲子、芡实）。

2. 熟悉　6 味药物（诃子、五倍子、肉豆蔻、罂粟壳、桑螵蛸、金樱子）。

3. 了解　5 味药物（麻黄根、浮小麦、赤石脂、覆盆子、海螵蛸）。

技能要求　1. 能利用重点药物的药性与功效进行辨证治疗。

2. 学会对功用相似的药物进行异同比较。

3. 熟记重点药物的性能特点与特殊用法用量。

4. 识别 16 味中药饮片。

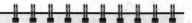

案例导入

案例1：患者，李某，男，43 岁，主诉：晚上睡觉时汗出湿衣已 1 个月，白天也出汗较多，但是比晚上少。伴有腰膝酸冷等症状。查体：舌淡苔白，脉象沉弱。

案例2：患者，王某，男，46 岁，主诉：1 年前出现尿频，每晚小便数十次不等，（大约一小时一次），无尿急，尿痛，尿血。亦无尿失禁。严重影响夜间休息，白天尿频不明显。神疲乏力，腰酸腰痛，性欲减退。饮食尚可，尿清便干不结。查体：面色萎白，舌淡红、苔白薄微腻，脉滑尺弱。

讨论：1. 根据以上两个案例的症状分别进行辨证。

2. 应选用本章哪类及哪些中药治疗？

1. 含义　凡以收敛固涩为主要作用的药物，称为收涩药，又称固涩药。

2. 性能特点　本类药物多酸涩收敛，可收涩固脱。其药性有偏温或偏寒的不同。用其收敛固涩之性敛其耗散、固其滑脱，以治滑脱病证。各药归经因主治不同而互异。治久咳虚喘者，主归肺经；治久泻久痢者，主归大肠经；治遗精尿频者，主归肾经；治汗出者主归心肺经。

3. 分类、功效与适应证

表 27-1　收涩药的分类、功效与适应证

分类	功效	适应证
固表止汗药	固表止汗	气虚自汗、阴虚盗汗
敛肺涩肠药	敛肺止咳，涩肠止泻	肺虚久咳、久泻久痢
固精缩尿止带药	固精缩尿止带	遗精、滑精、遗尿、尿频、带下

4. **配伍应用**　收涩药为治标之品，只能暂时敛其耗散。而滑脱病证的根本原因是正气虚弱，故应用时须与相应的补虚药配伍同用，以标本兼顾。部分收涩药本身又具补虚之功，应加以注意。

（1）气虚自汗、阴虚盗汗者，则应分别配伍补气固表药与滋阴除蒸药。

（2）肺肾虚损、久咳虚喘者，当配伍补肺益肾纳气药。

（3）脾肾阳虚之久泻、久痢者，当配伍温补脾肾药；气虚下陷者，当配伍补气升提药；脾胃虚弱者，当配伍补益脾胃药。

（4）肾虚遗精、滑精、遗尿、尿频者，当配伍补肾药。

（5）冲任不固、崩漏下血者，当配伍补肝肾、固冲任药。

总之，应根据具体证候，寻求根本，适当配伍，标本兼治，才能收到较好的疗效。

5. **使用注意**

（1）收涩药性涩易敛邪，使用时应注意勿使"闭门留寇"。

（2）凡表邪未解所致的汗出，或内有湿热所致的泻痢、带下，血热之出血以及郁热未清者，当以祛邪为主，不宜使用收涩药。

第一节　止汗药

麻黄根　Mahuanggen

【来源】　为麻黄科植物草麻黄 *Ephedra sinica* Stapf 或中麻黄 *E. intermedia* Schrenk et C. A. Mey. 的干燥根和根茎。

【处方别名】　麻黄草根。

【性味归经】　甘、涩，平。归心、肺经。

【功效应用】

敛肺止汗　用于自汗，盗汗。本品可内服，也可外用。治气虚自汗，常与黄芪、白术等药配伍；治阴虚盗汗，可与生地黄、五味子、牡蛎同用；治产后虚汗不止，常与当归、黄芪配伍，如麻黄根散。

此外，治虚汗，以本品配牡蛎，共研细末，外扑身上，也有止汗功效。

【性能特点】　本品甘涩收敛，性平不偏，专入肺经。敛肺止汗作用较为显著，为临床止汗专品，可用于自汗、盗汗。

【用法用量】　煎服，3～9g。内服外用均可。

【使用注意】　本品功专收敛，故表邪未尽者忌用。

拓展阅读
麻黄根的相关知识

1. 盗汗：是以入睡后汗出异常，醒后汗泄即止为特征的一种病征。"盗"有偷盗的意思，古代医家以此来形容该病证具有每当人们入睡，或刚一闭眼而将入睡之时，汗液像盗贼一样偷偷地泄出来。

2. 麻黄与麻黄根两味药同出一源，均可治汗。然麻黄以草质茎入药，主发汗，主治外感风寒表实证；麻黄根以根入药，主止汗，主治各种虚汗。

浮小麦　Fuxiaomai

【来源】 为禾本科植物小麦 *Triticum aestivum* L. 干燥的未成熟的颖果。

【处方别名】 浮麦、浮水麦。

【性味归经】 甘，凉。归心经。

【功效应用】

1. 敛汗益气 用于自汗，盗汗。气虚自汗，阴虚盗汗，可单用炒焦研末，米汤调服；或配伍使用，以益卫固表止汗或养阴敛汗。

2. 养阴除热 用于骨蒸劳热，阴虚发热等证。

【性能特点】 本品甘补凉清，专入心经，甘能益气，凉可除热。善益气阴、养心除热而止汗，既可治疗阳虚自汗、阴虚盗汗，又可疗骨蒸劳热，尤为汗出不止多用。

【用法用量】 煎服，15～30g。研末服，3～5g。

【使用注意】 本品表虚汗出者忌服。

拓展阅读

浮小麦的相关知识

1. 浮小麦：新者性热，陈者性平，故临床以陈者为佳。尤其适合夏季高温天气，针对中老年妇女气虚、潮热汗出、心烦失眠等症状都有很好的调理效果。

2. 小麦：为小麦的成熟颖果。味甘，性微寒，归心经。功效养心除烦，治心神不宁，烦躁失眠及妇人脏躁证。煎服，30～60g。

第二节　敛肺涩肠药

五味子　Wuweizi

【来源】 为木兰科植物五味子 *Schisandra chinensis*(Turcz.) Baill. 的干燥成熟果实。

【处方别名】 五味、北五味、南五味、炙五味子、醋五味子、酒五味子。

【性味归经】 酸、甘，温。归肺、心、肾经。

【功效应用】

1. 敛肺滋肾 用于久咳虚喘。治肺虚久咳者，常与敛肺止咳的罂粟壳同用；治肺肾两虚之喘咳者，常与滋补肺肾之品同用；治寒饮之咳喘者，常与辛温宣散的麻黄、温肺化饮的细辛、干姜等药同用。

2. 生津敛汗 用于津伤口渴，自汗，盗汗。本品甘以益气，酸能生津，最适用于气阴两虚见口渴症状者，常与人参、麦冬等补气生津药同用，如生脉散。

3. 涩精止泻　用于肾虚精关不固的遗精、滑精，或脾肾虚寒的久泻不止。

4. 宁心安神　用于心悸，失眠，多梦。

【性能特点】本品五味俱备，唯酸独胜，性温而不燥。有广泛的收敛固涩作用，上能敛肺止咳，下能滋肾阴而涩精，外能收敛止汗，内能涩肠止泻、益气而生津。故凡肺肾两虚、精气耗伤之证，皆可应用。还可益心气、养心阴、安心神，亦常用于心悸、失眠等证。

【用法用量】煎服，2~6g；研末服，每次1~3g。

【使用注意】本品酸温涩敛，故表邪未解、内有实热，咳嗽初起及麻疹初发者慎服。

【现代研究】

1. 主要成分　本品含挥发油和木脂素类，挥发油主要为 α−蒎烯、莰烯、β−蒎烯等；木脂素类主要为五味素、五味子乙素、五味子丙素等。尚含有机酸、甾醇、鞣质及树脂等。

2. 药理作用　本品能调节免疫功能。还具有抗溃疡、抗衰老、镇静、保肝、镇咳、兴奋子宫等作用。

拓展阅读

五味子的相关知识

　　1. 自汗：是指白天不因疲劳，或无明显诱因而时时汗出，动辄益甚的症状；又称自汗出。自汗多因营卫不和、热炽阳明、暑伤气阴、气虚阳虚等引起。

　　2. 本品常用来泡水、煲汤、煮粥等，是一味日常补益食物，具有滋补强壮之力，有保护五脏、精气神并补之功，能提高大脑皮层的调节及减轻疲劳、改善智力、抗衰老等作用。

乌　梅　Wumei

【来源】为蔷薇科植物梅 *Prunus mume*(Sieb.)Sieb. et Zucc. 的干燥近成熟果实。

【处方别名】熏梅、乌梅肉、醋乌梅、蒸乌梅、乌梅炭。

【性味归经】酸，平。归肝、脾、肺、大肠经。

【功效应用】

1. 敛肺止咳　用于肺虚久咳。本品酸涩收敛，善敛肺气，又能生津，治咳嗽日久，见干咳少痰或无痰。咳声低微证用之最宜，常与罂粟壳、五味子等敛肺止咳药同用。

2. 涩肠止泻　用于久泻久痢。为治久泻久痢常用药。

3. 安蛔止痛　用于蛔厥腹痛，呕吐。本品味酸，有安蛔止痛、和胃止呕之功，治蛔虫引起的腹痛、呕吐、四肢厥冷之蛔厥证，常为君药。

4. 生津止渴　用于虚热消渴。本品味酸生津，止烦渴，治虚热消渴，可单用煎服。

此外，本品炒炭后，涩重于酸，收敛力强，能固冲止漏，可用于崩漏不止、便血等。

【性能特点】本品酸涩收敛，药性平和。可上敛肺气以止咳，下涩大肠以止泻，治疗肺虚久咳、阴虚燥咳、久泻久痢者皆可选用。且味极酸，长于生津止渴、安蛔止痛、和胃止呕，为治蛔虫厥证之要药。

【用法用量】煎服，6~12g。外用适量，捣烂或炒炭研末外敷。止泻止血宜炒炭用，生津安蛔当生用。

【使用注意】本品酸涩收敛，故表邪未解及实热积滞者慎服。

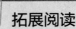

拓展阅读

乌梅的相关知识

1.蛔厥：即蚘厥。症见腹部绞痛，四肢逆冷，痛甚则汗出，或吐涎沫，或吐蛔虫，时发时止，或伴有寒热，胃肠功能紊乱等证候。类似于胆道蛔虫或蛔虫性肠梗阻病。

2.乌梅汤，有增进食欲、通便、保肝、解酒、解暑、抗衰老和消除疲倦等作用。但不宜大量与长期服用，因酸性物质会腐蚀肠胃，易损伤身体健康。尤其小孩、女性月经期间以及分娩前后忌服用。

诃　子　Hezi

【来源】 为使君子植物诃子 *Terminalia chebula* Retz. 或绒毛诃子 *T. chebula* Retz. var. *tomentella* Kurt. 的干燥成熟果实。

【处方别名】 诃黎勒、诃子肉、大诃子、炙诃子、煨诃子。

【性味归经】 酸、涩、苦，平。归肺、大肠经。

【功效应用】

1. 涩肠止泻 用于久泻久痢，脱肛。本品苦酸涩，能涩肠止泻，可单用。治虚寒久泻、久痢或脱肛者，常与干姜、罂粟壳、陈皮同用。

2. 敛肺利咽 用于久咳，失音。本品既能下气止咳，又能清肺利咽开音，治肺虚久咳、失音者，可与人参、五味子等药同用；治痰热郁肺、久咳失音者，常与桔梗、甘草等药同用。

【性能特点】 本品苦降酸涩，平而偏凉。既能入肺而敛肺止咳、下气降火、利咽开音；且又入大肠而有涩肠止泻之效，为肺虚久咳、久咳失音及久泻久痢之常用药。

【用法用量】 煎服，3~10g。涩肠止泻宜煨用，敛肺清热、利咽开音宜生用。

【使用注意】 本品收涩，故外有表邪、内有湿热积滞者忌服。

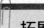

拓展阅读

附药与诃子的相关知识

1.藏青果：又名西青果，为诃子的干燥幼果。呈扁长卵形，略似橄榄，外表黑褐色。有清热生津、利咽解毒之功，用于慢性咽喉炎、声音嘶哑等病。

2.诃子也是最常用的藏药。在藏药学经典著作《晶珠本草》里，被称为"藏药之王"。能治疗多种疾病，是很好的保健食品，其汁有利咽、润肺、降暑、健脾胃之功。

五倍子　Wubeizi

【来源】 为漆树科植物盐肤木 *Rhus chinensis* Mill. 、青麸杨 *R. potaninii* Maxim. 或红麸杨 *R. punjabensis* Stew. var. *sinica*（Diels）Rehd. et Wils. 叶上的虫瘿，主要由五倍子蚜 *Melaphis chinensis*（Bell）Baker 寄生而形成。

【处方别名】 五倍、五棓子、百虫仓、炒五倍子。

【性味归经】 酸、涩，寒。归肺、大肠、肾经。

【功效应用】

1. 敛肺降火　用于肺虚久咳或肺热咳嗽。

2. 涩肠止泻　用于久泻久痢。可与诃子、五味子同用。

3. 固精止遗　用于遗精，滑精。常与龙骨、茯苓等药同用。

4. 敛汗止血　用于自汗，盗汗，或崩漏下血。

【性能特点】　本品酸涩收敛，寒可清降。有敛肺止咳、涩肠止泻、固精止遗、敛汗止血之功，广泛用于肺虚久咳、出血不止等滑脱不禁证。且涩中有清，又能清热降火，对滑脱诸证兼有热者尤宜。

【用法用量】　煎服，3~6g；入丸散服，每次服1~1.5g。外用适量，研末外敷或煎汤熏洗。

【使用注意】　本品酸涩收敛，故外感咳嗽、湿热泻痢者忌服。

【现代研究】

1. 主要成分　本品含五倍子鞣质及没食子酸，尚含羟乙基鸟氨酸、可可莫平以及糖酯、树脂等。

2. 药理作用　本品对蛋白质有沉淀作用。此外，还有收敛、止泻、止血、抗菌、解毒等作用。

拓展阅读

五倍子的相关知识

1. 五倍子收敛作用与所含的鞣酸有关，能使皮肤、黏膜、溃疡等局部的组织蛋白质凝固而起收敛作用，能加速血液凝固而有止血作用；能沉淀生物碱而有解生物碱中毒作用，可用作化学解毒剂。本品还能透入肠壁组织，抑制肠管平滑肌蠕动而起止泻作用。

2. 五倍子为虫瘿类药材，商品分肚倍与角倍。除药用外，还可做染料之用。由于外壳较脆，搬运堆码时应防止重压，减少破碎损失。

3. 五倍子蜂蜜属于中药蜜种，有解毒、止腹泻、杀菌及收敛作用，特别适用于患有虚汗、肺虚、肾虚、久泻久痢、痔血、便血等人群，常作食疗保健之用。

罂粟壳　Yingsuqiao

【来源】　为罂粟科植物罂粟 *Papaver somniferum* L. 的干燥成熟果壳。

【处方别名】　米壳、御米壳、粟壳、炙粟壳。

【性味归经】　酸、涩，平；有毒。归肺、大肠、肾经。

【功效应用】

1. 涩肠止泻　用于久泻久痢。宜用于久泻久痢而无邪滞者。

2. 敛肺止咳　用于肺虚久咳不止之证。可单用蜜炙研末冲服，或与乌梅等药同用。

3. 缓解疼痛　用于胃痛，腹痛及筋骨疼痛。可单用或配入复方中使用。

【性能特点】　本品酸涩收敛。既善敛肺止咳，又能涩肠止泻，还有良好的止痛之功。

【用法用量】　煎服，3~6g；或入丸散。止咳宜蜜炙，止泻止痛宜醋炒用，并可降低其致吐的副作用。

【使用注意】　本品有成瘾性，不宜过量或长期服用。咳嗽及泻痢初起者不宜用。

【现代研究】

1. 主要成分 本品含吗啡、可待因、那可汀、罂粟碱、罂粟壳碱等生物碱，尚含多糖等。

2. 药理作用 本品具有镇痛、催眠、镇咳、呼吸抑制和止泻作用。

拓展阅读

罂粟壳的相关知识

1. 罂粟壳内的"有毒物质"含量不大、纯度不高，但其成分同样包括吗啡、可待因、那可汀、罂粟碱等30多种生物碱。长期食用，容易成瘾。

2. 麻醉药品：是指连续使用后易产生身体依赖性、能成瘾癖的药品。罂粟壳属于麻醉药品管制品种，因此应按麻醉药品进行管理。

肉豆蔻　Roudoukou

【来源】 为肉豆蔻科植物肉豆蔻 *Myristica fragrans* Houtt. 的干燥种仁。

【处方别名】 肉果、玉果、肉蔻、煨肉豆蔻。

【性味归经】 辛，温。归脾、胃、大肠经。

【功效应用】

1. 涩肠止泻 用于脾胃虚寒久泻。本品能暖脾胃、固大肠、止泻痢。

2. 温中行气 用于胃寒胀痛，食少呕吐。常与木香、干姜、豆蔻等药同用。

【性能特点】 本品辛香温燥而涩，有涩而不滞气、行而不破气的特点。能暖脾胃、降浊气、固大肠、止泻痢，为治疗脾胃虚寒之久泻久痢或五更泄泻之要药。

【用法用量】 煎服，3～10g；入丸散服，每次0.5～3g。温中止泻宜煨用。

【使用注意】 本品温中固涩，故湿热泻痢者忌服。

【现代研究】

1. 主要成分 本品含挥发油，主要为 α-蒎烯、d-坎烯。尚含肉豆蔻木脂素、奥斯贝木脂素等。

2. 药理作用 本品具有驱风健胃作用，能刺激胃肠蠕动，增加胃液分泌；对细菌和霉菌还有抑制作用。

拓展阅读

附药与肉豆蔻的相关知识

1. 肉豆蔻衣：为肉豆蔻科植物肉豆蔻的假种皮，气香，味香而微苦。有芳香健胃和中之功。主治脘腹胀满，不思饮食，吐泻。

2. 肉豆蔻是药食两用之品，含蛋白质、糖及维生素等成分。具有祛湿、醒脾开胃、解暑、解酒毒、防癌抗癌等作用。可作调味料，去异味、增辛香。但用量过大可引起大脑兴奋及致幻、昏迷、中毒或致癌等毒副作用。

赤石脂　Chishizhi

【来源】 为硅酸盐类矿物多水高岭石族多水高岭石，主含硅酸铝 $[Al_4(Si_4O_{10})(OH)_8 \cdot 4H_2O]$。

【处方别名】石脂、赤石土、红高岭土、煅石脂。

【性味归经】甘、涩，温。归大肠、胃经。

【功效应用】

1. 涩肠止泻　用于久泻，久痢。

2. 收敛止血　用于崩漏带下，便血。

3. 敛疮生肌　用于疮疡久溃。

【性能特点】本品酸涩收敛，甘温调中，质重沉降，专固下焦。为涩肠止泻、收敛止血之品，常与禹余粮相须用，治下焦不固之久泻久痢、便血、崩漏带下等证。外用能敛疮生肌。

【用法用量】煎服，9~12g，先煎。外用适量，研细末撒患处或调敷。

【使用注意】《别录》有治"难产胞衣不出"的记载，故孕妇慎服。畏官桂。

第三节　固精缩尿止带药

山茱萸　*Shanzhuyu*

【来源】为山茱萸科植物山茱萸 *Cornus officinalis* Sieb. et Zucc. 的干燥成熟果肉。

【处方别名】山萸肉、净萸肉、药枣、枣皮、石枣、酒炙山萸、蒸山萸、制山萸。

【性味归经】酸、甘，微温。归肝、肾经。

【功效应用】

1. 补益肝肾　用于肝肾亏虚证。本品补益肝肾，既能益精，又可助阳，为平补阴阳之要药，如六味地黄丸。

2. 收敛固涩　用于遗精，遗尿尿频，崩漏，月经过多，或虚汗不止。本品既能补益，又能固涩，善治上述肾虚不固诸证，常为方中主药；也常与黄芪、白术、五味子等药同用。

【性能特点】本品酸涩收敛，温而不燥，补而不峻。既能补肝肾，又能温肾阳；且在补益中又善固肾涩精，用治肝肾亏虚之滑脱证，为阴阳双补之品，堪称补敛并俱之佳品。凡肝肾不足之证，无论有无滑脱之证，均常使用。

【用法用量】煎服，6~12g。大量可用至30g。

【使用注意】本品温补收涩，故命门火炽，素有有湿热及小便不利者慎服。

【现代研究】

1. 主要成分　本品含山茱萸苷、莫罗忍冬苷等苷类；尚含皂苷、鞣质、挥发油以及熊果酸等有机酸。

2. 药理作用　本品具有调节免疫功能、升高白细胞、降血糖作用。还有强心、保肝、抑制血小板聚集、抗血栓、抗菌、抗氧化、抗肿瘤及增强记忆力作用。

拓展阅读

山茱萸的相关知识

山茱萸是药食两用之品，是一味收敛性的补血剂及强壮剂；以山茱萸为原料可以加工成绿色保健食品，如饮料、果酱、蜜饯及罐头等。常饮用可提神补血，乌发驻颜，益寿延年。

覆盆子　FuPenzi

【来源】　为蔷薇科植物华东覆盆子 *Rubus chingii* Hu 未成熟的干燥果实。

【处方别名】　覆盆、复盆子、酒蒸覆盆子。

【性味归经】　甘、酸，温。归肝、肾、膀胱经。

【功效应用】

1. 固精缩尿　用于肾虚不固之遗精滑精，遗尿尿频。

2. 益肾养肝　用于肝肾不足，目暗不明。

【性能特点】　本品酸敛甘补，微温质润。既能固精缩尿，又能补肾助阳、滋养肝肾、明目，为涩敛兼补阴阳之品，适用于肾虚所致的遗精滑精、遗尿尿频，及肝肾不足之目暗不明等证。

【用法用量】　煎服，5～10g；或入丸散。

【使用注意】　本品性温固涩，故肾虚有火之小便短涩者忌服。

桑螵蛸　Sangpiaoxiao

【来源】　为螳螂科昆虫大刀螂 *Tenodera sinensis* Saussure、小刀螂 *Statilia maculata*(Thunberg)或巨斧螳螂 *Hierodula patellifera*(Serville)的干燥卵鞘。

【处方别名】　桑蛸、螳螂子、螳螂卵、盐桑螵蛸。

【性味归经】　甘、咸，平。归肝、肾经。

【功效应用】

1. 固精缩尿　用于遗精滑精，遗尿尿频。本品补肾收敛之功较强，为治疗肾虚遗尿、遗精之良药。治小儿遗尿，可单用为末，米汤送服。

2. 补肾助阳　用于肾虚阳痿。常与补阳药同用。

【性能特点】　本品甘咸入肾，平而偏温。重在补肾助阳、固涩下焦，为补肾助阳、固精缩尿之良药，而尤常用于遗尿尿频，又可用于肾虚阳痿。

【用法用量】　煎服，5～10g；或入丸散。

【使用注意】　本品助阳固涩，故阴虚火旺之遗精及膀胱湿热所致尿频者忌服。

海螵蛸　Haipiaoxiao

【来源】　为乌贼科动物无针乌贼 *Sepiella maindroni* de Rochebrune 或金乌贼 *Sepia esculenta* Hoyle 的干燥内壳。

【处方别名】　乌贼骨、乌鲗骨、墨鱼骨、煅乌贼骨、炙乌贼骨、醋乌贼骨。

【性味归经】　咸、涩，温。归肝、肾经。

【功效应用】

1. 固精止带　用于遗精，带下。常与补肾固精药共用，治男子遗精、妇女赤白带下。

2. 收敛止血　用于崩漏下血，肺胃出血，创伤出血。治崩漏下血，常与茜草、棕榈炭等药同用，如固冲汤；治肺胃出血，常与白及等份为末服，如乌及散；治创伤出血，可单用本品研末外敷。

3. 制酸止痛　用于胃痛吐酸。本品有制酸作用，可缓解因胃酸过多所致的胃痛，单用或与浙贝母同用。

4. 收湿敛疮　用于湿疮，湿疹，溃疡不敛。

【性能特点】本品咸入血分，温涩收敛。功长收涩，尤善止血止带，治崩漏带下效佳，堪称妇科之良药。此外，内服又善制酸止痛，外用又能收湿敛疮。

【用法用量】煎服，5～10g；研末吞服，每次1.5～3g。外用适量，研末撒敷或调敷。

【使用注意】本品能伤阴助热，故阴虚多热者忌服，大便秘结者慎服。

【现代研究】

1. 主要成分　本品含碳酸钙、壳角质、17种水解氨基酸，尚含锰、钙、铁等多种元素。

2. 药理作用　本品能中和胃酸，促进溃疡面愈合，降低胃蛋白酶活性。所含的胶质与胃中的有机质和胃液作用可在溃疡面上形成保护膜，而起到止血作用。

金樱子　Jinyingzi

【来源】为蔷薇科植物金樱子 *Rosa laevigata* Michx. 的干燥成熟果实。

【处方别名】金英子、金樱子肉、炒金樱子、盐金樱子。

【性味归经】酸、涩，平。归肾、膀胱、大肠经。

【功效应用】

1. 固精缩尿　肾虚遗精滑精，遗尿尿频，白带过多。可单用熬膏或与芡实同用，如水陆二仙丹，或与其他补肾固涩之品同用。

2. 止带止泻　久泻，久痢。

【性能特点】本品酸涩收敛。功专固涩，有固精缩尿、涩肠止泻之功，适用于肾虚下焦不固之遗精滑精、遗尿尿频、白带过多，以及久泻久痢等证。

【用法用量】煎服，6～12g；或入丸散。

【使用注意】本品功专收敛，凡有实火、实邪者忌服。

莲　子　Lianzi

【来源】为睡莲科植物莲 *Nelumbo nucifera* Gaertn. 的干燥成熟种子。

【处方别名】莲实、藕实、莲子肉、白莲肉、湘莲肉。

【性味归经】甘、涩，平。归脾、肾、心经。

【功效应用】

1. 益肾固精　用于肾虚遗精，遗尿，带下。本品能补肾固肾，但药力和缓，须配伍其他补肾健脾药同用。

2. 补脾止泻　用于脾虚泄泻。本品能补脾涩肠，善治脾虚所致慢性腹泻者。

3. 养心安神　用于心悸，失眠。本品能养心血、益肾气、交通心肾，治心肾不交虚烦失眠者，常与酸枣仁、茯神、远志等药同用。

【性能特点】本品味甘补涩敛，平而不偏，补虚与固涩之功兼备；性平力缓，为药食两用之佳品。入脾、肾、心三经，既善补心脾肾之虚，又能涩肠固精、止带，用治脾虚久泻、肾虚遗精滑精及心肾不交之虚烦失眠，有标本兼治之效。

【用法用量】煎服，6～15g，去心打碎用。

【使用注意】 本品甘涩，故便秘或湿热泻痢者慎服。

【现代研究】

1. 主要成分 本品含有丰富的蛋白质，还有茶叶碱、多糖、脂肪、烟酸、钾、钙、镁等营养元素等。

2. 药理作用 本品具有收敛、镇静、防癌抗癌、降血压、强心安神、滋养补虚和抗衰老等作用。

拓展阅读

附药与莲子的相关知识

1. 莲子心：清心安神、交通心肾、涩精止血。

2. 荷叶：清暑利湿、升阳止血。

3. 莲须：固肾涩精。

4. 莲房：止血化瘀。

5. 莲子，南方各地均产，习惯以湖南所产者品质最佳，称为湘莲子；福建产者品质亦佳，称为建莲子。

芡　实　Qianshi

【来源】 为睡莲科植物芡 *Euryale ferox* Salisb. 的干燥成熟种仁。

【处方别名】 芡实米、鸡头米、南芡实、麸炒芡实。

【性味归经】 甘、涩，平。归脾、肾经。

【功效应用】

1. 益肾固精 用于肾虚遗精滑精，遗尿尿频。

2. 健脾止泻 用于脾虚久泻。本品能脾肾双补，富含营养成分，也可作食品服用，用作久病体虚者营养调补药服用。治脾肾两虚久泻，宜与补益脾肾、利水渗湿之品同用。

3. 除湿止带 用于带下病。

【性能特点】 本品味甘补益，涩能收敛，性质平和，为药食两用之佳品。既能补脾益肾，又固精止遗、涩肠止泻；尚可除湿止带。

【用法用量】 煎服，10~15g；或入丸散。

【使用注意】 本品甘涩，故便秘或湿热泻痢者忌用。

拓展阅读

芡实的相关知识

1. 带下病：是指带下绵绵不断，量多腥臭，色泽异常，并伴有全身症状者，带下病症见从阴道流出白色液体，或经血漏下挟有白色液体，淋漓不断，质稀如水者，称之为"白带"，还有"黄带""黑带""赤带""青带"。

2. 芡实为药食两用之品，在民间被誉为"水中人参"，具有"补中、除暑疾、益精气、强志、令耳目聪明、久食延龄益寿"等作用。

表 27 - 2　其他收涩中药

类别	品名	来源	性味	功效	主治
止汗药	糯稻根	禾本科植物糯稻的须根	甘，平	止汗退热，益胃生津	自汗盗汗、虚热不退
敛肺涩肠药	石榴皮	石榴科植物石榴的果皮	酸涩，温	涩肠止泻，杀虫	久泻久痢，脱肛虫积
	禹余粮	斜方晶系褐铁矿的矿石	甘涩，平	涩肠止泻，收敛止血	久泻久痢，崩漏带下

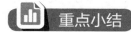 **重点小结**

一、药物功用比较

（一）止汗药

麻黄根、浮小麦　均能止汗，治自汗、盗汗。其中麻黄根性平，专入肺经，功善走表而专于收敛止汗。然浮小麦性凉入心，又可益气、除热，尤宜于气阴不足之虚汗证，亦治阴虚发热，骨蒸劳热等证。

（二）敛肺涩肠药

五味子、乌梅、五倍子、罂粟壳、诃子　均能敛肺止咳、涩肠止泻，治肺虚久咳，久泻久痢。其中五味子、乌梅还能生津止咳，治津伤口渴。但五味子酸甘性温，滋补收敛之功兼备，既入肺肾经而敛肺滋肾、涩精，治肺肾两虚之咳喘，以及滑脱证，可收标本同治之效；又入心经而宁心安神。而乌梅酸涩性平，虽无补益之功，但长于生津止咳，又能安蛔止痛，为治蛔厥腹痛之要药；炒炭还可止血止崩。然五倍子性寒，酸收降火并俱，治肺虚久咳、肺热痰嗽皆有效；虽收敛固涩有多方面应用，治滑脱证兼热者尤宜；外用还能解毒消肿、收敛止血。罂粟壳则功专收涩，止咳止泻之功均佳，又善止痛。但本品有毒，易成瘾，不宜常用。而诃子生用尚可清肺下气、利咽开音。

肉豆蔻、赤石脂　均能涩肠止泻，治久泻久痢。其中肉豆蔻辛温而涩，涩肠止泻之中又有温中行气之功。而赤石脂又能收敛止血，外用还可敛疮生肌。

（三）缩尿止带药

覆盆子、金樱子　均能固精缩尿，治肾虚遗精滑精、遗尿尿频等证。其中覆盆子还能益肝肾明目。而金樱子虽无补益作用，但长于收敛，且能涩肠止泻。

桑螵蛸、海螵蛸　均有固精缩尿作用，治遗精滑精、遗尿尿频等证。但桑螵蛸固涩之中尚能补肾助阳；而海螵蛸固涩力强，并能收敛止血、止带、收湿敛疮，又善制酸止痛，为治胃痛反酸之常品。

莲子、芡实　皆甘涩性平，主入脾肾经，均能益肾固精、补脾止泻，常治肾虚遗精滑精、带下、脾虚久泻等证，同为药食两用佳品。其中，莲子补脾力较强，有"脾果"美称，还常用于脾虚食少；又能养心安神。而芡实补脾力较弱，善祛湿止带，为治带下病之常品。

二、要点归纳

1. 具有敛汗作用的药物：麻黄根、浮小麦、糯稻根、山茱萸、乌梅。其中，麻黄根为止汗专药。

2. 具有敛肺止汗、涩肠作用的药物：五味子、五倍子、乌梅。其中，乌梅为和胃安蛔之要药。

3. 具有涩肠止泻作用, 用治久泻久痢的药物: 五味子、五倍子、乌梅、罂粟壳、诃子、石榴皮、肉豆蔻、赤石脂、禹余粮、金樱子、椿皮、莲子、荷叶、芡实。其中, 五味子、莲子还可补肾养心; 肉豆蔻为治虚寒性泻痢之要药。

4. 具有补肾止遗作用, 用治遗精遗尿的药物: 山茱萸、覆盆子、桑螵蛸、金樱子、莲子、芡实、海螵蛸、五倍子。其中, 莲子、芡实还可健脾。

5. 具有收涩止痛作用的药物: 罂粟壳、海螵蛸。

6. 具有敛肺止咳作用的药物: 五倍子、乌梅、诃子、罂粟壳。其中, 罂粟壳为敛肺止咳、止痛之良药。

7. 具有固崩止带作用的药物: 山茱萸、桑螵蛸、金樱子、覆盆子、海螵蛸、五倍子、椿皮、赤石脂、禹余粮、莲子等。

8. 其他章节具有收涩作用的药物: 龙骨、牡蛎、白矾、炉甘石、血竭、儿茶、白及、山药、仙鹤草、白果、益智仁、沙苑子、地榆及各炭类止血药等。

目标检测

一、单项选择题

1. 有涩肠敛肺作用的药物是 (　　)
   A. 罂粟壳、肉豆蔻　　　B. 山茱萸、覆盆子　　C. 五味子、诃子　　D. 乌梅、五倍子

2. 金樱子和桑螵蛸的共同功效是 (　　)
   A. 补肝肾　　　　　　　B. 涩肠止泻　　　　　C. 益脾止泻　　　　D. 固精缩尿

3. 下列哪项是五味子的适应证 (　　)
   A. 肺燥咳嗽　　　　　　B. 肺寒咳嗽　　　　　C. 肺虚咳嗽　　　　D. 外感咳嗽

4. 为治疗蛔厥腹痛之要药的是 (　　)
   A. 五味子　　　　　　　B. 金樱子　　　　　　C. 肉豆蔻　　　　　D. 乌梅

5. 治疗气虚自汗, 骨蒸劳热的药物是 (　　)
   A. 浮小麦　　　　　　　B. 白芍　　　　　　　C. 麻黄根　　　　　D. 赤石脂

6. 治滑脱不禁之证时, 收涩药常配伍 (　　)
   A. 清热药　　　　　　　B. 解表药　　　　　　C. 补益药　　　　　D. 理气药

二、思考题

1. 使用收涩药应注意什么? 为什么常与补益药配伍使用?
2. 莲子有何性能特点? 它在什么情况下不宜使用?
3. 治疗心肾不交所致的心悸、失眠, 在配伍收涩药时, 常配用什么药?
4. 乌梅、罂粟壳各具有什么特殊功用?
5. 既能平补阴阳, 又能固精止遗的药物是哪味?

第二十八章

涌吐药

学习目标

知识要求　**1. 掌握**　涌吐药的含义、功效与适应证；1 味药物（常山）。

　　　　　2. 了解　2 味药物（胆矾、瓜蒂）。

技能要求　1. 能利用重点药物的药性与功效进行辨证治疗。

　　　　　2. 学会对功用相似的药物进行异同比较。

　　　　　3. 熟记重点药物的性能特点与特殊用法用量。

　　　　　4. 识别 3 味中药饮片。

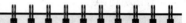

案例导入

案例：林某，女，50 岁。自述 7 天前，忽感胸满气憋，欲食而不能食，欲吐而不能吐，手足厥冷。急往某医院就诊，医生说要做气管切开手术，患者不愿，求治于中医。切其脉滑数，舌淡苔白腻。

讨论：1. 根据本案例的症状进行辨证。

　　　2. 应选用本章哪些中药治疗？

1. 含义　凡以促使呕吐为主要作用的药物，称为催吐药。

2. 功效与适应证　本类药物具有涌吐毒物、宿食、痰涎等作用。适用于误食毒物、停留胃中、未被吸收，或宿食停滞不化、尚未入肠、脘部胀痛，或痰涎壅盛、阻于胸膈或咽喉、呼吸喘促，以及癫痫发狂等证。

3. 使用注意

（1）体质虚弱者及妇女胎前产后均当忌用。

（2）注意用法用量，一般宜以小量渐增的方法，防其中毒或涌吐太过；若呕吐不止，当采取措施及时解救。

（3）中病则止，不可连服、久服。

（4）因本类药物作用峻猛，药后患者反应强烈、痛苦，故现今临床已很少应用。

常　山　Changshan

【来源】 为虎耳草科植物常山 *Dichroa febrifuga* Lour. 的干燥根。

【处方别名】 黄常山、鸡骨常山、炒常山。

【性味归经】 苦、辛，寒；有毒。归肺、肝、心经。

【功效应用】

1. 涌吐痰涎　用于胸中痰饮。本品性善上行，有涌吐作用，配甘草，水煎和蜜温服，以涌吐胸中痰涎、积饮。

2. 截疟 用于疟疾。本品适用于各种疟疾，尤以治间日疟和三日疟效果明显。

【性能特点】 本品辛开苦泄，宣可去壅，善开痰结。能涌吐胸中、胁下痰水，用于胸中痰饮壅聚等证；又苦燥痰湿，有祛痰截疟之功，适用于痰湿内蕴、疟邪内伏所致的多种疟疾，为治疟疾寒热之要药。

【用法用量】 煎服，5～9g。涌吐多生用，截疟宜酒炒用。治疗疟疾宜在寒热发作前半天或2小时服用。

【使用注意】 本品有毒而涌吐，易损伤正气，故用量不宜过大，孕妇及体虚者忌服。

【现代研究】

1. 主要成分 本品含总生物碱约0.1%，主要为常山碱甲、乙，尚含4-喹唑酮伞形花内酯等。

2. 药理作用 本品对疟原虫有较强的抑制作用。此外，尚有降压、催吐、抗阿米巴原虫及解热作用。

拓展阅读

常山的相关知识

1. 疟疾：又名疟、痎疟、疟病。为感染疟原虫引起的，以往来寒热，休作有时，反复发作，日久胁下有痞块为主要表现的病证。俗称打摆子。中医认为多因风寒暑湿之邪，客于营卫所致。

2. 常山具有强烈的致吐作用，可致肝、肾的病理损害。中毒主要表现为恶心呕吐、腹痛腹泻、便血；严重时能破坏毛细血管而导致胃肠黏膜充血或出血；并能引起心悸、心律不齐、紫绀及血压下降，最终可因循环衰竭而死亡。

胆 矾 Danfan

【来源】 为天然的硫酸盐类矿物胆矾的晶体，或为人工制成的含水硫酸铜（$CuSO_4 \cdot 5H_2O$）。

【处方别名】 云胆矾、石胆、石矾、蓝矾、鸭嘴胆矾。

【性味归经】 酸、涩、辛，寒；有毒。归肝、胆经。

【功效应用】

1. 涌吐痰食 用于风痰壅塞，喉痹，癫痫，误食毒物。本品有强烈的涌吐作用，可单用，温水化服，以催吐排毒。

2. 解毒收湿 用于风眼赤烂，口疮，牙疳。本品小量外用，有解毒收湿作用。

3. 祛腐蚀疮 用于肿毒不溃，胬肉疼痛。本品外用治肿毒不溃，可将本品与雀屎同用，研末点疮；治胬肉疼痛，可单用本品煅研，外敷患处。

【性能特点】 本品辛散酸涌，涌吐之功甚捷，能引涎外出而开闭塞，凡风痰所致的癫痫惊狂、风热痰涎壅盛之喉痹阻塞以及误食毒物等，皆可以本品催吐而取效。本品外用又能解毒收湿、祛腐蚀疮。

【用法用量】 温水化服，0.3～0.6g。外用适量。研末撒或调敷；或以水溶化后外洗。

【使用注意】 本品体虚者忌服。

瓜 蒂 Guadi

【来源】 为葫芦科植物甜瓜 *Cucumis melo* L. 的干燥果蒂。

【处方别名】苦丁香、甜瓜蒂、香瓜蒂、陈瓜蒂。

【性味归经】苦，寒；有毒。归胃经。

【功效应用】

1. 涌吐痰湿　用于痰热郁于胸中之癫痫及宿食停滞于胃所致的多种病证。

2. 祛湿退黄　用于湿热黄疸，湿家头痛、眩晕、鼻塞而烦。

【性能特点】本品苦泄寒清，力猛有毒。既善涌吐，可用于痰热郁积胸中之癫痫惊狂，或宿食、毒物停聚胃脘而致的胸脘痞硬等证；又能行水湿、退黄疸，用于湿热黄疸。

【用法用量】煎服，2~5g；入丸散，每次0.3~1g。外用小量。研末吹鼻，待鼻中流出黄水即停药。

【使用注意】本品作用强烈，易损伤正气，故孕妇、体虚、失血及上部无实邪者忌服。若剧烈呕吐不止，用麝香0.01~0.15g，开水冲服可解。

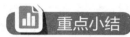 **重点小结**

一、药物功用比较

常山、瓜蒂、胆矾　皆性寒有毒，均善涌吐，治痰涎、宿食、毒物等壅滞于胸膈、咽喉或胃脘之证。其中常山善涌吐胸中痰饮，治胸中痰饮积聚；还能截疟，治疟疾寒热。然瓜蒂善涌吐痰食，治痰郁中之癫痫发狂，以及宿食停滞胃脘胀痛等证；又可祛湿退黄，治湿热黄疸和湿家头痛。而胆矾除有强烈的涌吐作用外，外用还能解毒收湿、祛腐蚀疮，治风眼赤烂、口疮、牙疳以及肿毒不溃、胬肉疼痛等证。

二、要点归纳

1. 善涌吐胸中痰饮，兼有截疟功效的药物：常山。
2. 善涌吐痰食的药物：瓜蒂、胆矾。
3. 兼能祛湿退黄疸的药物：瓜蒂。
4. 兼能解毒收涩、祛腐蚀疮的药物：胆矾。
5. 其他章节中具有涌吐作用的药物：皂荚、明矾。

目标检测

一、单项选择题

1. 具有涌吐痰饮、截疟功效的药物是（　　　）

　　A. 常山　　　　　　　B. 胆矾　　　　　　　C. 瓜蒂　　　　　　　D. 皂矾

2. 具有涌吐痰饮、祛湿退黄功效的药物是（　　　）

　　A. 常山　　　　　　　B. 瓜蒂　　　　　　　C. 胆矾　　　　　　　D. 藜芦

二、思考题

1. 使用涌吐药应注意什么？
2. 为何近代临床上很少使用涌吐药？

第二十九章

解毒杀虫燥湿止痒药

学习目标

知识要求　**1. 掌握**　解毒杀虫燥湿止痒药的含义、功效、适应证、用法与使用注意；
　　　　　　　　　2 味药物（雄黄、炉甘石）。
　　　　　　2. 熟悉　1 味药物（硫黄）。
　　　　　　3. 了解　3 味药物（白矾、蛇床子、硼砂）。
技能要求　1. 能利用重点药物的药性与功效进行辨证治疗。
　　　　　　2. 学会对功用相似的药物进行异同比较。
　　　　　　3. 熟记重点药物的性能特点与特殊用法用量。
　　　　　　4. 识别 6 味中药饮片。

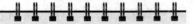

案例导入

案例：郑某，5 天前自觉手指缝间瘙痒，发现有几个小水泡，这几天水泡越长越多。并且家里父母手上也开始起了，症状相似。检查两手指缝间有许多呈粟米样的丘疹和水泡，有抓痕和结痂，舌苔薄白腻，脉缓滑，精神欠佳。

讨论：1. 根据本案例的症状进行辨证。
　　　　　2. 应选用本章哪些中药治疗？

1. 含义　凡以解毒疗疮、攻毒杀虫、燥湿止痒为主要作用的药物，称为解毒杀虫燥湿止痒药。

2. 功效与适应证　本类药物具有解毒疗疮、攻毒杀虫、燥湿止痒的作用。主要适用于疥癣、湿疹、痈疽疔毒、麻风、梅毒、毒蛇咬伤等病证。

3. 用法　本类药物以外用为主，兼可内服。

外用方法分别有：研末外撒，或用香油或茶水调敷，或制成软膏涂抹，或作为药捻、栓剂栓塞，或煎汤洗渍及热敷等。

4. 使用注意　具有毒性的药物，应严格按照剂量服用，且不宜长期服用，以免蓄积中毒；注意用法（包括炮制）。

雄　黄　Xionghuang

【来源】为硫化物类矿物雄黄族雄黄，主含二硫化二砷（As_2S_2）。

【处方别名】明雄黄、雄精、腰黄、石黄、飞雄黄。

【性味归经】辛，温；有毒。归肝、大肠经。

【功效应用】

1. 解毒　用于痈肿疔疮，湿疹疥癣，蛇虫咬伤。本品雄黄温燥有毒，有较强的解毒作用，并能止痒。

2. 杀虫 用于虫积腹痛。

【性能特点】本品辛温，性燥有毒。既能以毒攻毒而有解毒杀虫之效，又具燥湿祛痰之功，且药力颇强，外用治疮痈、疥癣、虫蛇咬伤等；内服治虫积腹痛、哮喘。此外，内服还能截疟、燥湿祛痰、定惊，用于哮喘、疟疾、惊痫等。

【用法用量】入丸散服，每次 0.05~0.1g。外用适量，熏涂患处，或香油调敷。

【使用注意】本品孕妇忌服。切忌火煅，因煅烧后即分解为三氧化二砷(As_2O_3)，即砒霜，有剧毒。外用涂擦本品能从皮肤吸收，故不能大面积及长期持续使用，以免中毒。

硫 黄 Liuhuang

【来源】为自然元素类矿物硫族自然硫或用含硫矿物经加工制得。

【处方别名】石硫黄、黄硇砂、制硫黄、鱼子黄。

【性味归经】酸，温；有毒。归肾、大肠经。

【功效应用】

1. 解毒杀虫止痒 外用治疥癣，湿疹，阴疽疮疡，顽癣瘙痒。本品性温而燥，有解毒杀虫、燥湿止痒的功效。

2. 补火壮阳通便 内服治阳痿，虚喘冷哮，虚寒便秘。硫黄乃纯阳之品，入肾大补命门火而助元阳，可用于肾阳衰微、下元虚冷诸证。症见如肾虚阳痿、肾虚喘促、虚冷便秘、冷泻腹痛等。

【性能特点】本品酸温有毒，归肾、大肠经。外用能解毒杀虫止痒，治疥癣、秃疮、湿疹，尤为治疥疮之要药。内服能补火助阳、温阳通便，用于肾阳不足、命门火衰所致的寒喘、阳痿、便秘等。

【用法用量】炮制后入丸散，1~3g。外用适量，涂搽，或烧烟熏。

【使用注意】本品性温有毒，故孕妇及阴虚火旺者忌服。畏芒硝。

拓展阅读

硫黄的相关知识

1. 疥癣，是"疥"与"癣"的合称。疥与癣，亦特指疥。疥癣病是由于疥癣螨虫的寄生引起的皮炎。是由蚧螨和痒螨引起的高度接触性传染的一种体外寄生虫病，又称螨病、生癞、石灰脚、干爪病等。根据寄生部位不同，分为身癣和耳癣。按临床病损特点不同，有松皮癣、吹花癣、圆癣、蛇皮癣、牛皮癣、鹅掌风、奶癣、股癣等等。

2. 硫黄熏：药材及食物经熏后能起到干燥、杀虫、增白、防腐的作用。其二氧化硫残留，还会破坏消化道、呼吸系统和肝肾等器官。目前已经被国家食品药品监督管理总局明令禁止使用。现证明经炮制其砷含量比生品减少了8~15倍。

白 矾 Baifan

【来源】为硫酸盐类矿物明矾石经加工提炼制成，主含含水硫酸铝钾[$KAL(SO_4)_2 \cdot 12H_2O$]；煅后名枯矾。

【处方别名】 生矾、明矾、矾石、枯矾、煅白矾。

【性味归经】 酸、涩，寒。归肺、肝、脾、大肠经。

【功效应用】

1. 解毒杀虫，收涩止痒 外用治湿疹瘙痒，疮疡疥癣。本品性燥酸涩，而善收湿止痒，尤宜治疮面湿烂或瘙痒者。白矾更是治疗痔疮、脱肛的常用药，如消痔灵注射液。

2. 止血止泻 内服用治吐衄下血，便血，崩漏下血。

3. 清热消痰 内服治痰厥，癫狂痫证。

【性能特点】 本品酸涩，收敛力强，性寒清泄。外用解毒杀虫、收湿止痒，为皮肤科常用之品。内服收敛止血、涩肠止泻、清热消痰。此外，还能祛湿热而退黄疸。

【用法用量】 入丸散，0.6~1.5g。外用适量，研末撒敷；或化水洗患处。

【使用注意】 本品酸寒收敛性强，故体虚胃弱及无湿热痰火者忌服。

蛇床子　Shechuangzi

【来源】 为伞形科植物蛇床 *Cnidium monnieri*(L.)Cuss. 的干燥成熟果实。

【处方别名】 蛇米、蛇床实、蛇常。

【性味归经】 辛、苦，温；有小毒。归肾经。

【功效应用】

1. 杀虫止痒 用于阴部湿痒，湿疹，疥癣。本品辛苦温燥，有杀虫止痒、燥湿诸作用，为皮肤及妇科病常用药。

2. 祛风燥湿 用于寒湿带下，湿痹腰痛。

3. 温肾壮阳 用于肾虚阳痿，宫冷不孕。本品温肾壮阳之功亦佳。

【性能特点】 本品辛散能祛风，苦能燥湿。外用祛风燥湿、杀虫止痒；内服兼可温肾壮阳。

【用法用量】 煎服，3~10g；外用15~30g，煎汤熏洗，或研末敷。

【使用注意】 本品性温，故下焦有湿热，或肾阴不足，相火易动以及精关不固者忌服。

炉甘石　Luganshi

【来源】 为碳酸盐类矿物方解石族菱锌矿石，主含碳酸锌($ZnCO_3$)。

【处方别名】 甘石。

【性味归经】 甘，平。归肝、脾经。

【功效应用】

1. 解毒明目退翳 用于目赤翳障，烂弦风眼兼收湿止泪止痒。为眼科外用之要药。

2. 收湿生肌敛疮 用于溃疡不敛，皮肤湿疮。可配龙骨研细末，干掺患处，再用膏药外贴；或与青黛、黄柏、煅石膏等研末外用。

【性能特点】 本品甘平无毒，药力和缓，刺激性小。既能解毒明目退翳，又能收湿止泪止痒，为眼科外用要药；还有收湿生肌敛疮。

【用法用量】 外用适量，水飞点眼；研末外撒或调敷。

【使用注意】 本品宜炮制后使用，专作外用，不作内服。

【现代研究】

1. 主要成分 本品含碳酸锌($ZnCO_3$)，另含铁、钙、镁、锰、钴的碳酸盐；煅炉甘石主要含氧化锌。

2. 药理作用　本品能部分吸收创面分泌液；有中度防腐、保护、收敛、抑制局部葡萄球菌的生长作用。

硼　砂　Pengsha

【来源】　为天然硼酸盐类硼砂族矿物硼砂提炼精制而成的结晶体，主含四硼酸钠。

【处方别名】　生硼砂、白硼砂、月石、西月石、煅硼砂。

【性味归经】　甘、咸，凉。归肺、胃经。

【功效应用】

1. 清热解毒　外用治咽喉肿痛，口舌生疮，目赤翳障。为五官科之常用药。

2. 清肺化痰　内服治肺热咳嗽。

【性能特点】　本品甘咸凉，入肺、胃经。外用有清热解毒、消肿、防腐等功效，且局部刺激性小，为五官科外治常用之品。内服能清肺热而化痰浊，用治肺热咳嗽，但现代少用。

【用法用量】　入丸散服，每次 1～3g。外用适量，研末外撒或调敷；或外洗；或配制成眼剂外用。

【使用注意】　本品多作外用，内服宜慎。

表 29－1　其他解毒杀虫燥湿止痒中药

品名	来源	性味	功效	主治
蜂房	胡蜂科昆虫果马蜂等的巢	甘，平	攻毒杀虫，祛风止痛	疮疡肿毒，风湿痹痛
土荆皮	松科植物金钱松的根皮或树皮	辛、温，有毒	疗癣止痒，杀虫	疥癣瘙痒
木槿皮	锦葵科植物木槿的茎皮或根皮	甘、苦，寒	清热利湿，杀虫止痒	痢疾白带，湿疹体癣
大蒜	百合科植物大蒜的鳞茎	辛，温	解毒消肿，杀虫止痢	痈肿疮疡，疥癣痢疾
大风子	大风子科植物大风子的种子	辛、热，有毒	祛风燥湿，攻毒杀虫	麻风疥癣，杨梅诸疮

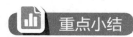　**重点小结**

一、药物功用比较

本章药物均具有攻毒杀虫、燥湿止痒等功效，主要用于疥癣、湿疹、痈疮肿毒、麻风、梅毒、毒蛇咬伤等病证。

雄黄、硫黄　均性温有毒，外用能解毒杀虫，治恶疮疥癣。然雄黄毒性较强，长于解毒，善治痈疽疮疖、虫蛇咬伤；内服能燥湿祛痰、截疟、定惊。而硫黄毒性较小，长于杀虫止痒，为治疥癣瘙痒之要药；内服能温肾壮阳通便。

白矾、蛇床子　均能杀虫止痒而治湿疹、疥癣。但白矾酸涩性寒，长于解毒燥湿止痒，善治湿疹、湿疮；内服尚能止血、止泻、清热消痰。而蛇床子苦温燥湿止痒，善治阴部湿痒，既可外用，亦可内服；内服又有温肾壮阳、散寒祛风之功。

炉甘石、硼砂　均能解毒、明目，为眼科常用药，治目赤翳障。但炉甘石性平，解毒力小，又能收湿敛疮生肌，治溃疡不敛、皮肤湿疮等；且只供外用，不作内服。而硼砂解毒力强，亦为喉科要药，治咽喉肿痛、口舌生疮等；内服能清肺化痰，治痰热咳嗽。

二、要点归纳

1. 只供外用，不可内服的药物：土荆皮、炉甘石。其中，炉甘石为眼科外用之要药。

2. 兼能劫痰平喘、截疟的药物：雄黄。

3. 兼能温补肾阳的药物：硫黄、蛇床子。其中，硫黄为疥疮之要药。

4. 兼能止泻的药物：白矾、大蒜。

5. 主要用于皮肤疥癣、湿疹等皮肤病的药物：硫黄、雄黄、土荆皮、白矾、蛇床子、大风子。

6. 主要用于五官科的药物：炉甘石、硼砂。

目标检测

一、单项选择题

1. 可用于下元虚冷、便秘的药物是（　　）
   A. 半夏　　　　　　　B. 硫黄　　　　　　　C. 芒硝　　　　　　　D. 肉桂

2. 外用既有显著的解毒功效，又有止痒燥湿作用的药物是（　　）
   A. 雄黄　　　　　　　B. 硫黄　　　　　　　C. 轻粉　　　　　　　D. 硼砂

二、思考题

1. 何谓解毒杀虫燥湿止痒药？适应证与使用注意分别是什么？

2. 雄黄、黄芪、连翘皆可用治痈肿疮毒，其药性、功效、适应证有何区别？

第三十章

拔毒化腐生肌药

学习目标

知识要求　1. **掌握**　拔毒化腐生肌药的含义、功效与适应证；1 味药物（升药）。
　　　　　2. **熟悉**　1 味药物（砒石）。
　　　　　3. **了解**　2 味药物（轻粉、铅丹）。
技能要求　1. 能利用重点药物的药性与功效进行辨证治疗。
　　　　　2. 学会对功用相似的药物进行异同比较。
　　　　　3. 熟记重点药物的性能特点与特殊用法用量。
　　　　　4. 识别 4 味中药饮片。

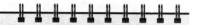

案例导入

案例：范某，男，27 岁。左大腿上部肿痛流脓液，不能行走半年余。自述，半年前左大腿初起局部奇痒，继灼热红肿疼痒，形如粟米粒大小，经用抗生素、局部热敷治疗时轻时重，反复发作，遂来就诊。查：体温 38℃，舌质红苔腻，左腹股沟下缘有一直径 8cm 左右的红肿区，高出皮肤，质软，局部灼热，压痛明显。肿处按之有凹陷，流黄脓水，

讨论：1. 根据本案例的症状进行辨证。
　　　　2. 应选用本章哪些中药治疗？

1. 含义　凡以拔毒化腐、生肌敛疮为主要作用的药物，称为拔毒化腐生肌药。
2. 功效与适应证
（1）拔毒化腐，生肌敛疮。适用于痈疽疮疡、溃后不敛、伤口难以愈合之证。
（2）某些药物兼能解毒明目退翳，可用治目赤肿痛、目生翳膜等。
3. 用法　本类药物多有剧毒，以外用为主。
4. 使用注意
（1）应用时应严格控制剂量和用法。外用时亦不宜过量和持续使用。
（2）剧毒药物，不宜在头面部使用（如升药、轻粉、砒石等），以防中毒。
（3）制剂时严格遵守炮制及制剂法度，确保安全。

升　药　Shengyao

【**来源**】为水银、火硝、明矾各等份混合升华而成，主含氧化汞。
【**处方别名**】升丹、三仙丹、小升丹。
【**性味归经**】辛，热；有大毒。归肺、脾经。

【功效应用】

拔毒化腐 用于痈疽溃后，脓出不畅，或腐肉不去，新肉难生。常配煅石膏研末外用，病情不同，其配伍比例有异。

【性能特点】 本品辛热有大毒，入肺、脾经。功专拔毒化腐排脓，为外科要药，有"仙丹"之称，主治痈疽溃后、脓出不畅，或腐肉不去、新肉难生、伤口难以愈合之证。唯毒性猛烈，故不可用纯品，每与煅石膏配用；且只供外用，不作内服。

【用法用量】 外用适量。不用纯品，多与煅石膏配伍研末外用。

【使用注意】 本品不作内服。其拔毒去腐力强，故不宜长期或大面积涂敷，腐肉已去或脓水已净者忌用。孕妇及体虚患者忌用。

<h2 style="text-align:center">轻　粉　Qingfen</h2>

【来源】 为水银、明矾、食盐等经升华法制成的氯化亚汞(Hg_2Cl_2)结晶性粉末。

【处方别名】 腻粉、银粉、水银粉、汞粉、甘汞。

【性味归经】 辛，寒；有大毒。归肾、大肠经。

【功效应用】

1. 攻毒杀虫敛疮 外用治疥癣，梅毒，疮疡溃烂。

2. 利水通便 内服治水肿臌胀，二便不利。可与甘遂、大戟、大黄同用，如舟车丸。

【性能特点】 本品辛寒，性烈有毒。外用既善攻毒杀虫止痒，又能收湿敛疮，适用于疥癣、梅毒、疮疡溃烂等证。内服走而不守，能通利二便，用于水肿、臌胀、二便不利诸证。但本品毒性甚烈，外用为主，内服宜慎。

【用法用量】 入丸剂或装胶囊，每次 0.1~0.2g，每日 1~2 次。外用适量，研末调涂；或制膏药外贴。

【使用注意】 本品毒性强，外用不可大面积或长久涂敷；内服亦不可过量或久服，以防中毒。体弱者、孕妇及肝肾功能不全者忌服。服后要及时漱口，以免口腔糜烂或损伤牙齿。

<h2 style="text-align:center">砒　石　Pishi</h2>

【来源】 为天然砷华矿石，或由毒砂（硫砷铁矿 FeAsS）、雄黄等含砷矿石加工制造而成的加工品，主含三氧化二砷。

【处方别名】 信石、信砒、人言、白信、红信、白砒、红砒。

【性味归经】 辛，大热；有大毒。归肺、肝经。

【功效应用】

1. 蚀疮祛腐 外用治癣疮，瘰疬，牙疳，痔疮，溃疡腐肉不脱。外用有强烈的攻毒杀虫、蚀疮去腐作用。

2. 劫痰平喘 内服治寒痰哮喘久治不愈。每与淡豆豉为丸服，如紫金丹。

3. 截疟 用于疟疾，内服外用均效。

【性能特点】 本品乃大热大毒之品。外用攻毒杀虫、蚀疮祛腐，作用强烈，可用于瘰疬、疥癣、牙疳、痔疮、恶疮腐肉不脱等证。内服劫痰平喘、截疟，治寒痰哮喘、疟疾等。但本品毒性甚烈，无论内服或外用均应极其慎重，以防中毒。

【用法用量】 入丸散服，每次 0.002~0.004g。外用适量，研末撒、调敷或入膏药中贴之。

【使用注意】本品有剧毒，内服宜慎，不能持续服用，孕妇忌服。不能作酒剂内服。外用也不可过量，以防局部吸收中毒。畏水银。

拓展阅读

砒石的相关知识

1. 三氧化二砷（As_2O_3），俗称砒霜，有剧毒，用之宜慎。口服5mg以上即可中毒，20~30mg可致死。砷剂还可有致癌、致畸、致突变、使肝脏坏死等作用。本品必须主治医师处方签名盖章，才能限量配给。单独存放，专人专箱加锁，按毒药管理规定，严格保存。

2. 临床报道，用砒石或经适当配伍治疗早期宫颈癌、肝癌、白血病、皮肤癌、神经性皮炎、皲裂疮、哮喘、肛瘘、牙痛等多种疾病，均取得良好疗效。

铅　丹　Qiandan

【来源】为纯铅经过加工炼制而成的四氧化三铅（Pb_3O_4）。

【处方别名】黄丹、广丹、红丹、东丹、丹粉。

【性味归经】辛，微寒。有毒。归心、肝经。

【功效应用】

1. 拔毒生肌，杀虫止痒　外用治疮疡溃烂、湿疹湿疮，为外科之常用药。常与煅石膏研末外用，如桃红散。本品常与植物油熬制成膏药，或配入活血止痛、解毒生肌的药物，制成各种不同的膏药，以供外用。

2. 截疟　内服治疟疾。

【性能特点】本品辛寒。外用能拔毒生肌、杀虫止痒，适用于疮疡溃烂、湿疹湿疮等；内服截疟，可用于疟疾。因其有毒，现已极少内服，以外用为主，但不宜长期大面积使用。

【用法用量】入丸散服，每次 0.3~0.6g。外用适量，研末撒敷或调敷；或熬膏贴敷。

【使用注意】本品有毒，故外用不宜大面积或长期涂敷，内服宜慎，不可过量或持续服用，以防蓄积中毒。孕妇忌服。

重点小结

一、药物功用比较

本章药物以拔毒化腐、生肌敛疮为主要功效，主要用于痈疽疮疡溃后脓出不畅，或溃后腐肉不去，伤口难以愈合之证。

升药、砒石　均为辛热有大毒之品，外用均能拔毒化腐而治疮疡溃烂。但升药专供外用，长于拔毒化腐，为外科要药，常根据病情不同与煅石膏按不同比例配伍，治痈疽溃后脓出不畅，或腐肉不去，新肉难生。而砒石外用长于蚀疮去腐，善治恶疮、瘰疬、牙疳、痔疮等；极少量内服能劫痰平喘，治寒痰哮喘。

二、要点归纳

1. 能拔毒化腐，为外科之要药，有"仙丹"之称的药物：升药。

2. 外用治疮疡溃烂、湿疹湿疮，为外科之常用药的药物：铅丹。

3. 轻粉外用治疥癣，梅毒，疮疡溃烂。

4. 兼能劫痰平喘、截疟的药物：砒石、铅丹。

5. 主要用于痈疽疮疥等外科疾患的药物：升药、砒石、铅丹、雄黄、蜂房。其中，升药只供外用，不可内服。

目标检测

一、单项选择题

1. 对于外科溃疡、腐肉不脱，以下哪种药物最宜 （　　）

    A. 轻粉　　　　　　　B. 砒石　　　　　　　C. 明矾　　　　　　　D. 铅丹

2. 升药的功效是 （　　）

    A. 杀虫止痒　　　　　B. 生肌敛疮　　　　　C. 拔毒化腐　　　　　D. 消痈散结

3. 主治疥癣、梅毒、疮疡溃烂的药物是 （　　）

    A. 轻粉　　　　　　　B. 炉甘石　　　　　　C. 升药　　　　　　　D. 硼砂

二、思考题

1. 试述拔毒化腐生肌药的含义、适应证、使用方法及使用注意。

2. 试比较铅丹与密陀僧在功效和适应证方面的异同。

3. 升药与煅石膏按比例配伍应用有几种情况？各自的适应证是什么？

参考文献

［1］国家药典委员会．中华人民共和国药典 2015 版一部．北京：中国医药科技出版社，2015.

［2］戴玉山．中药调剂员（国家职业资格培训教程）．北京：中国中医药出版社，2003.

［3］陈信云．中药学．第 2 版．北京：中国医药科技出版社，2013.

［4］胡小勤，黄丽萍．中药学．西安：西安交通大学出版社，2014.

［5］吕广振．中药学．第 7 版．济南：山东科学技术出版社，2012.

［6］常章富，郭忻．中药学．北京：中国医药科技出版社，2015.

［7］王书林．中药学基础．北京：中国医药科技出版社，2011.

［8］张冰，吴庆光，钱三旗．应用中药学．北京：科学出版社，2005.

［9］王满恩．中医药基础．北京：化学工业出版社，2004.

［10］赵越．中药基础与应用．北京：人民卫生出版社，2004.

［11］张廷模．中药学．北京：高等教育技术出版社，2001.

［12］方泰惠，吴清和．中药药理学．北京：科学出版社，2011.

［13］蔡翠芳．中药炮制技术．第 2 版．北京：中国医药科技出版社，2013.

［14］王均宁．方剂学．北京：中国医药科技出版社，2005.

各章单项选择题参考答案

第一章

1. A 2. C 3. B 4. B 5. A 6. D

第二章

1. B 2. A 3. D 4. A 5. D

第三章

1. D 2. B 3. D 4. D 5. C

第四章

1. D 2. D 3. A 4. D

第五章

1. A 2. C 3. D 4. D 5. B 6. C 7. B
8. A

第六章

1. D 2. C 3. C 4. B 5. B 6. B

第七章

1. A 2. B 3. B 4. B 5. C 6. D 7. B

第八章

1. A 2. D 3. A 4. B 5. A 6. C

第九章

1. B 2. B 3. C 4. C

第十章

1. C 2. B 3. B 4. B 5. A 6. C 7. B

第十一章

1. C 2. C 3. B 4. D 5. C 6. C 7. A
8. C 9. C 10. D

第十二章

1. D 2. B 3. A 4. D 5. A 6. D 7. C

第十三章

1. A 2. D 3. A 4. C 5. C 6. D 7. D
8. C

第十四章

1. B 2. D 3. D 4. A 5. B 6. C

第十五章

1. D 2. B 3. A 4. D 5. D 6. B 7. A

第十六章

1. A 2. B 3. C 4. A 5. C 6. B

第十七章

1. B 2. A 3. A 4. C 5. B 6. C 7. D
8. B

第十八章

1. C 2. B 3. A 4. A 5. A 6. D

第十九章

1. A 2. D 3. C 4. C 5. D 6. C

第二十章

1. B 2. D 3. A 4. A 5. B 6. A 7. B
8. D

第二十一章

1. B 2. B 3. C 4. A 5. D 6. B 7. A
8. D 9. C 10. B

第二十二章

1. B 2. D 3. B 4. C 5. A 6. B 7. A

第二十三章

1. C 2. B 3. D 4. A 5. A 6. C

第二十四章

1. C 2. D 3. D 4. B 5. B 6. D

第二十五章

1. B 2. A 3. C 4. B

第二十六章

1. B 2. B 3. A 4. C 5. C 6. D 7. D
8. A 9. D 10. B

第二十七章

1. C 2. D 3. C 4. D 5. A 6. C

第二十八章

1. A 2. B

第二十九章

1. B 2. B

第三十章

1. B 2. C 3. A

教学大纲

（供中药学专业用）

一、课程任务

《中药学》是根据全国高职高专院校药学类"十三五"规划总体要求和人才培养方案，并结合我国中药行业市场的实际情况而修订编写，本课程定位于中药学专业的核心课程，在中药学专业的知识结构中起着承前启后的重要桥梁作用，在中医药理论体系中占有重要的地位。本课程是主要研究中药的基本理论和各种中药的来源、采制、性能、功效、临床应用、用法用量、使用注意等内容的一门学科。其主要任务是使学生掌握中药学基础理论知识、性能特点、临床应用和用药指导技能，同时也为学生职业技能与就业能力的提升奠定良好的基础。

二、课程目标

1. 熟悉中药学含义与基本理论。
2. 能熟练掌握 131 种常用中药的分类、性能特点、功效应用、配伍规律和特殊用量用法及使用注意等知识。
3. 熟悉 98 种一般中药的分类、功效、特殊用法及使用注意等知识。
4. 了解 76 种少常用中药的功效、特殊用法和 32 种附药的来源与功效等知识。
5. 能熟练使用药品标准等工具书，自学 116 味列表中中药知识，解决实际问题。
6. 学会用药指导能力和查阅相关文献能力。
7. 了解中药健康用药知识与现代中药最新发展动态。
8. 具备识别常用中药饮片的能力。
9. 具有中药学专业所应有的良好职业道德，科学工作态度，严谨细致的专业学风。

三、教学时间分配

教学单元	学时数		
	理论	实训	合计
第一章　中药的起源和中药学的发展	1		1
第二章　中药的产地与采集	1		1
第三章　中药的炮制	1.5		1.5
第四章　中药的作用	1.5		1.5
第五章　中药的性能	4		4
第六章　中药的配伍	1.5		1.5
第七章　用药禁忌	1		1
第八章　中药的用法	2		2
第九章　用药剂量	1		1
第十章　解表药	4		4
第十一章　清热药	6		6
第十二章　泻下药	2		2
第十三章　祛风湿药	2		2

续表

教学单元	学时数		
	理论	实训	合计
第十四章 化湿药	2		2
第十五章 利水渗湿药	2		2
第十六章 温里药	2		2
第十七章 理气药	2		2
第十八章 消食药	1		1
第十九章 驱虫药	1		1
第二十章 止血药	2		2
第二十一章 活血化瘀药	4		4
第二十二章 化痰止咳平喘药	4		4
第二十三章 安神药	2		2
第二十四章 平肝息风药	2.5		2.5
第二十五章 开窍药	1.5		1.5
第二十六章 补益药	6		6
第二十七章 收涩药	2		2
第二十八章 涌吐药	0.5		0.5
第二十九章 解毒杀虫燥湿药止痒药	0.5		0.5
第三十章 拔毒化腐生肌药	0.5		0.5
用药指导实训		6	6
中药饮片识别		2	2
合计	64	8	72

四、教学内容与要求

单元	教学内容		教学要求	教学活动设计	参考学时	
					理论	实训
第一章 中药的起源和中药学的发展	第一节	中药的起源	了解	理论讲授	1	
	第二节	中药学的发展	熟悉	多媒体演示		
第二章 中药的产地与采集	第一节	中药的产地	了解	理论讲授	1	
	第二节	中药的采集	了解	多媒体演示		
第三章 中药的炮制	第一节	炮制目的	掌握	理论讲授	1.5	
	第二节	炮制方法	熟悉	多媒体演示		
第四章 中药的作用	第一节	中药的基本作用	熟悉	理论讲授	1.5	
	第二节	中药的功效	了解	多媒体演示		
第五章 中药的性能	第一节	四气	掌握	理论讲授	4	
	第二节	五味	掌握	多媒体演示		
	第三节	升降浮沉	掌握			
	第四节	归经	掌握			
	第五节	毒性	了解			

单元	教学内容		教学要求	教学活动设计	参考学时	
					理论	实训
第六章 中药的配伍	一、单行 二、配伍关系 三、君臣佐使		掌握 掌握 理解	理论讲授 多媒体演示	1.5	
第七章 用药禁忌	一、配伍禁忌 二、妊娠用药禁忌 三、服药食忌		掌握 掌握 熟悉	理论讲授 多媒体演示	1	
第八章 中药的用法	一、给药途径 二、应用形式 三、煎煮方法 四、服药方法		掌握 掌握 熟悉 熟悉	理论讲授 多媒体演示	2	
第九章 用药剂量	一、古今计量单位及换算 二、确定剂量的依据		掌握 熟悉	理论讲授 多媒体演示	1	
第十章 解表药	第一节 第二节	发散风寒药 发散风热药	掌握品种 11 味 熟悉品种 8 味 了解品种 4 味 自学品种 5 味	理论讲授 案例分析 多媒体演示 中药饮片	4	
第十一章 清热药	第一节 第二节 第三节 第四节 第五节	清热泻火药 清热燥湿药 清热解毒药 清热凉血药 清虚热药	掌握品种 18 味 熟悉品种 15 味 了解品种 9 味 自学品种 17 味	理论讲授 案例分析 多媒体演示 中药饮片	6	
第十二章 泻下药	第一节 第二节 第三节	攻下药 润下药 峻下逐水药	掌握品种 4 味 熟悉品种 4 味 了解品种 3 味 自学品种 2 味	理论讲授 案例分析 多媒体演示 中药饮片	2	
第十三章 祛风湿药	第一节 第二节 第三节	祛风湿散寒药 祛风湿清热药 祛风湿强筋骨药	掌握品种 7 味 熟悉品种 2 味 了解品种 5 味 自学品种 13 味	理论讲授 案例分析 多媒体演示 中药饮片	2	
第十四章 化湿药	化湿药		掌握品种 4 味 熟悉品种 2 味 了解品种 2 味	理论讲授 案例分析 多媒体演示 中药饮片	2	
第十五章 利水渗湿药	第一节 第二节 第三节	利水消肿药 利尿通淋药 利湿退黄药	掌握品种 7 味 熟悉品种 5 味 了解品种 4 味 自学品种 8 味	理论讲授 案例分析 多媒体演示 中药饮片	2	

单元	教学内容		教学要求	教学活动设计	参考学时 理论	参考学时 实训
第十六章 温里药	温里药		掌握品种4味 熟悉品种2味 了解品种1味 自学品种6味	理论讲授 案例分析 多媒体演示 中药饮片	2	
第十七章 理气药	理气药		掌握品种4味 熟悉品种5味 了解品种1味 自学品种12味	理论讲授 案例分析 多媒体演示 中药饮片	2	
第十八章 消食药	消食药		掌握品种3味 熟悉品种1味 了解品种2味	理论讲授 案例分析 多媒体演示 中药饮片	1	
第十九章 驱虫药	驱虫药		掌握品种2味 熟悉品种2味 了解品种1味 自学品种3味	理论讲授 案例分析 多媒体演示 中药饮片	1	
第二十章 止血药	第一节 第二节 第三节 第四节	收敛止血药 凉血止血药 化瘀止血药 温经止血药	掌握品种6味 熟悉品种5味 了解品种4味 自学品种5味	理论讲授 案例分析 多媒体演示 中药饮片	2	
第二十一章 活血化瘀药	第一节 第二节 第三节 第四节	活血止痛药 活血调经药 活血疗伤药 破血消癥药	掌握品种10味 熟悉品种7味 了解品种7味 自学品种7味	理论讲授 案例分析 多媒体演示 中药饮片	4	
第二十二章 化痰止咳平喘药	第一节 第二节 第三节	温化寒痰药 清化热痰药 止咳平喘药	掌握品种11味 熟悉品种9味 了解品种6味 自学品种10味	理论讲授 案例分析 多媒体演示 中药饮片	4	
第二十三章 安神药	第一节 第二节	重镇安神药 养心安神药	掌握品种3味 熟悉品种4味 了解品种2味 自学品种2味	理论讲授 案例分析 多媒体演示 中药饮片	2	
第二十四章 平肝息风药	第一节 第二节	平肝潜阳药 息风止痉药	掌握品种6味 熟悉品种4味 了解品种3味 自学品种2味	理论讲授 案例分析 多媒体演示 中药饮片	2.5	

续表

单元	教学内容	教学要求	教学活动设计	参考学时	
				理论	实训
第二十五章 开窍药	开窍药	掌握品种2味 熟悉品种1味 了解品种2味 自学品种2味	理论讲授 案例分析 多媒体演示 中药饮片	1.5	
第二十六章 补益药	第一节　补气药 第二节　补阳药 第三节　补血药 第四节　补阴药	掌握品种20味 熟悉品种14味 了解品种8味 自学品种15味	理论讲授 案例分析 多媒体演示 中药饮片	6	
第二十七章 收涩药	第一节　止汗药 第二节　敛肺涩肠药 第三节　固精缩尿止带药	掌握品种5味 熟悉品种6味 了解品种5味 自学品种3味	理论讲授 案例分析 多媒体演示 中药饮片	2	
第二十八章 涌吐药	涌吐药	掌握品种1味 熟悉品种2味	理论讲授 案例分析 多媒体演示 中药饮片	0.5	
第二十九章 解毒杀虫燥湿药止痒药	解毒杀虫燥湿药止痒药	掌握品种2味 熟悉品种1味 了解品种3味 自学品种5味	理论讲授 案例分析 多媒体演示 中药饮片	0.5	
第三十章 拔毒化腐生肌药	拔毒化腐生肌药	掌握品种1味 熟悉品种1味 了解品种2味	理论讲授 案例分析 多媒体演示 中药饮片	0.5	
实训课一	用药指导	学会辨证用药	多媒体演示 案例分析 辨证用药	6	
实训课二	中药饮片识别	学会识别 中药饮片	中药饮片标本	2	
合计				72	

五、大纲说明

（一）适应专业及参考学时

本教学大纲从中药学实际应用出发，编写以能力为本位、以职业实践为主线，以驱动任务为引领、以项目章节为模块的技术教材，实现"教材与岗位操作规范一体化"。教学中按完成工作任务的逻辑顺序由易到难编排，体现先进性、通用性、实用性、规范性。体现教、学、训一体，文字表述通俗易懂。本教学大纲主要供高职高专院校药学类与食品药品类中药学专业教学使用。总学时为72学时，其中理论教学为64学时，实践教学8学时。

（二）教学要求

1. 理论教学部分具体要求分为四个层次，分别是：掌握，要求学生在掌握中药学基本概念、重点药物的药性和功效主治知识的基础上，通过案例分析、功用比较、归纳总结等方法解决在辨证用药时所遇到的疑难问题，做到学以致用，融会贯通。熟悉，要求学生能够领会中药学的知识要点，熟练运用所学知识进行中药分类、理解个体的性能特点和特殊的用法用量。了解，要求学生能够记住所学过的功效、学会药物给药途径。自学，要求学生自行学习116味列表中中药知识。同时，要求学生要树立起良好的学风，高度负责的科学态度，深刻认识到医药职业道理的重要性。

2. 实训教学部分具体要求分为两个层次，分别是：学会合理应用中药理论知识进行药性分析、辨证施药，独立完成配伍技能和调剂实训操作，并能够在教师指导下学会识别药材饮片，正确书写实训与见习报告。

（三）教学建议

1. 本大纲遵循了职业教育的特点，降低了理论难度，突出了技能实践的特点，并强化与专业课的联系。

2. 借助多媒体课件，辅助实践教学　按照《中药学》教学内容的要求，进一步完善多媒体课件，把大量收集和拍摄到药材饮片作为教学辅佐图片，使枯燥的理论知识变成立体化、形象化和实用化，增强感性认识，进一步实现理性知识的再次升华。

3. 开展第二课堂与社会实践活动，实现角色转换　在课程教学中应以实物为教学基础，把药材直接引入教室，或把课堂设在模拟药房和中药标本室，或利用课余时间进药店见习，多开展中药传统技能竞赛活动，建立兴趣小组，以激发学生的学习兴趣，拓展学生的中药学知识，实现理论与实践相结合，强化中药应用能力，更好地发挥实践教学效果。

4. 多种教学方法相结合，提高教学质量　教学方法上要充分把握有中药学特点和学生的认知特点，建议采用"启发引导法""案例分析法""专题讨论法"和"示教练习法"等教学方法，通过案例教学、示教演示、问题设置、实训互动和课堂讨论，提高学生的观察、分析、比较、概括、演示和动手操作能力和自学能力。

5. 考核方法可采用知识考核与技能考核，集中考核与日常考核相结合的方法，具体可采用：考试、提问、作业、测验、讨论、实训、演练、课堂活动等综合评定等多种方法。